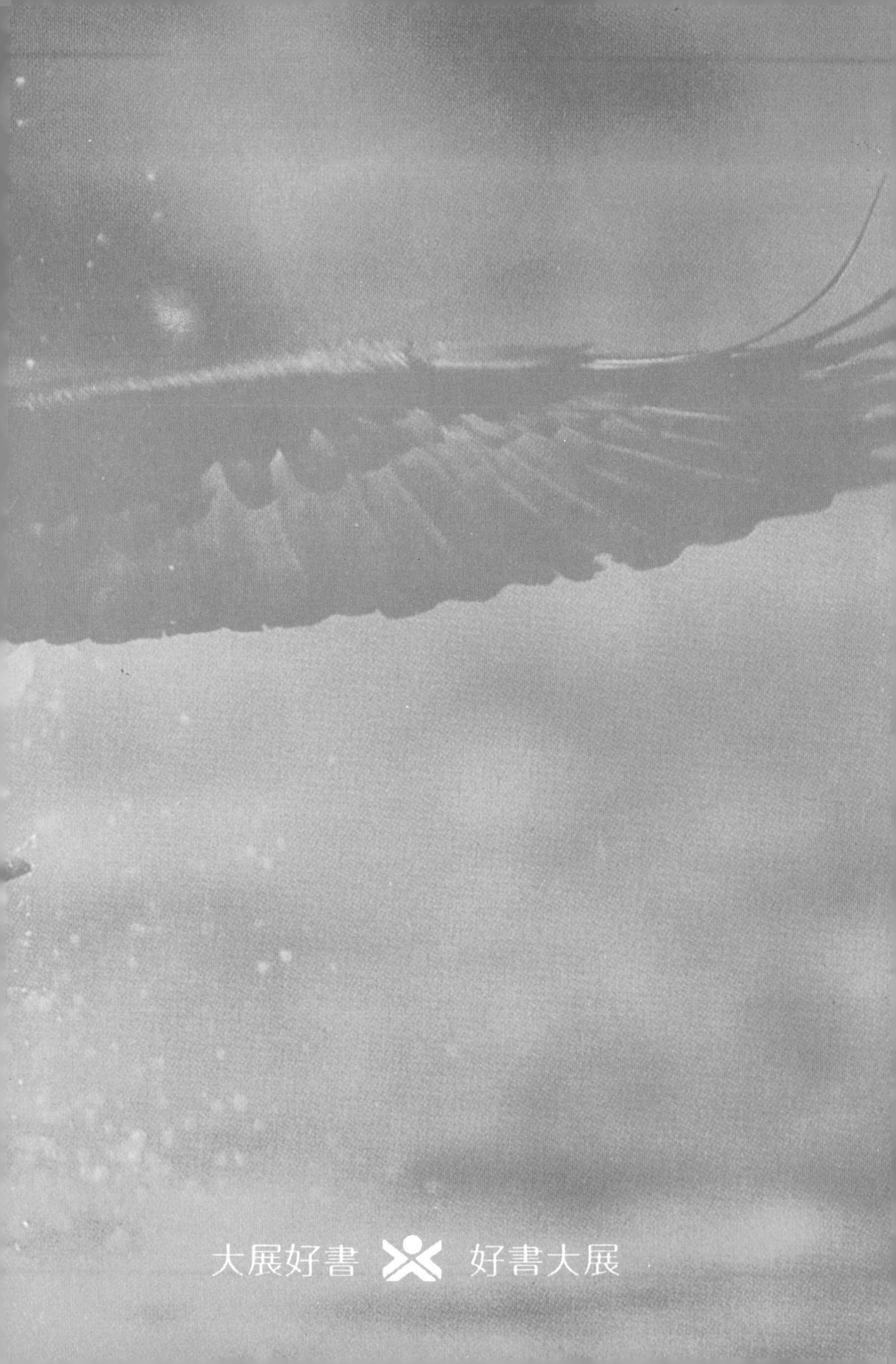
大展好書 好書大展

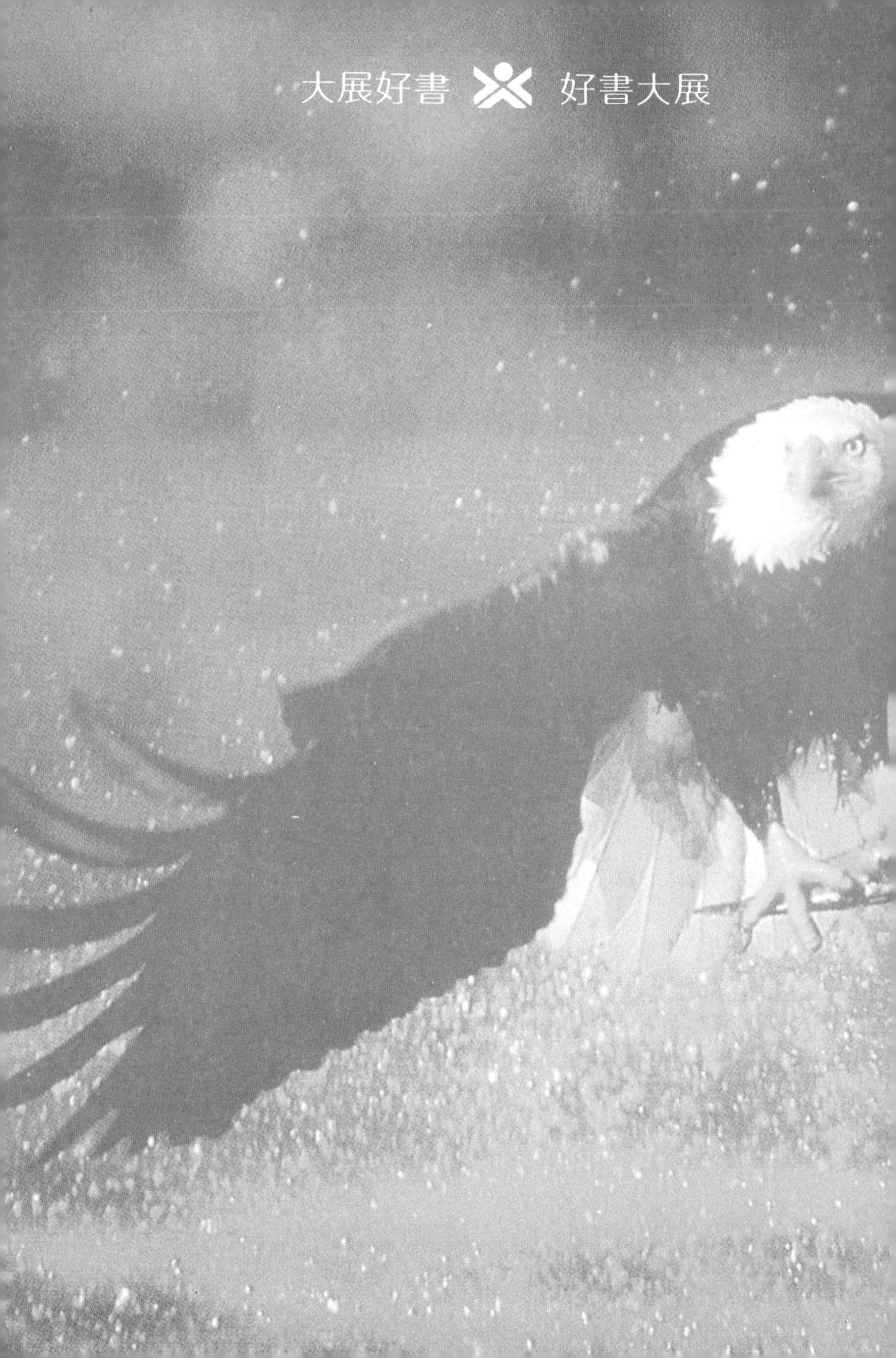
大展好書 好書大展

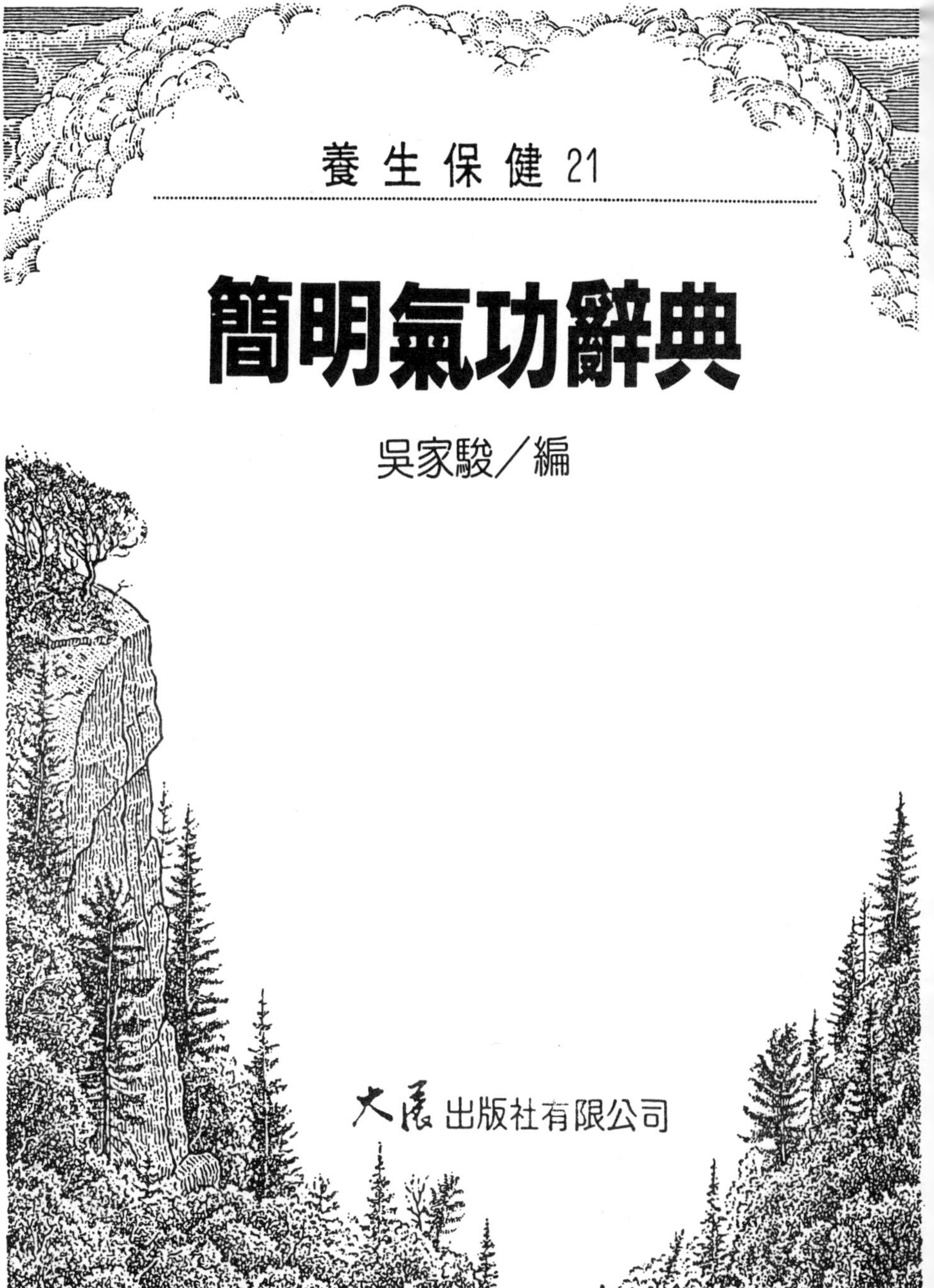

養生保健21

簡明氣功辭典

吳家駿／編

大展出版社有限公司

序

曹雪芹先生曾於《紅樓夢》感慨系之云：滿紙荒唐言，一把辛酸淚，都云作者痴，誰解其中味。對氣功學來講，把曹先生的話移植於用一下，倒極有些相似處。

氣功文獻中「恍兮惚兮」俯拾皆是，「無中生有」令人疑竇滋生。得其三昧者，視為圭寶；望文生義者，嗤為荒唐言。宋代朱熹雖於《參同契》愛不釋手，潛心研究多年，尚有「不得下手處」之憾，何論淺嘗輒止者流！

余幼年體弱多病，得益於此，為求其所以然，鍥而不捨，雖閱經典數百，錄讀書筆記數十冊，猶不敢云得。同書中、求治者，或患高血壓、冠心病、潰瘍病，甚有個別腫瘤患者，於醫藥幾無效而得益於氣功療法，一再敦促我把它整理起來，其熱情之高，真是盛情難卻。初生牛犢不怕虎，納仲鈺、盧貴鼎等人硬是在雞聲燈影中幹起來了。他們還幫助我把稿子修得簡明易讀些。

書寫出來了，不敢敝帚自珍。但願有更多的人對中華民族這份珍貴的遺產多一分理解，少一些盲從。多一些健康長壽，少一些沉疴在抱。

參與本書編寫的人員尚有：袁素英、盧貴鼎、吳塵、納仲鈺、吳疆、資三妹、甄岳武、吳白丁、程聰。

吳家駿　於秀山清涼台

編寫體例

一、本辭典收詞一一一七條，由名詞、術語、功法、人物、著作、名人名著語錄五部份所組成。

二，中國傳統氣功學以「爐鼎、藥物、火候」爲三要，一詞多義，人言言殊，爲其它學科所罕見，本辭典釋義本之經典，力求簡明，老子說「少則得，多則惑」。

三、功法選自古代較有影響的著作中，名稱沿用。古代功法多簡略，重點在掌握其修練原理，原則明確了，「運用之妙，存乎一心」，故有「萬法歸一」之說。

四、氣功學是一門運用性很強的學問，讀者不實踐是很難知其個中三味的，而要運用又非單純之釋疑解惑所能完成，故本辭典設名人名著語錄，目的是讓讀者了解修練之全過程，成竹在胸，群疑冰釋。

五、本辭典按筆畫檢索，目錄上附分類記號。

目錄

名詞、術語＝○
功法＝◉
名著＝△
名人＝※

一畫

二畫

三畫

四畫

五畫

六畫

七畫

八畫

九畫

十畫

十一畫

十二畫

十三畫

十四畫

十五畫

十六畫

十七畫

十八畫

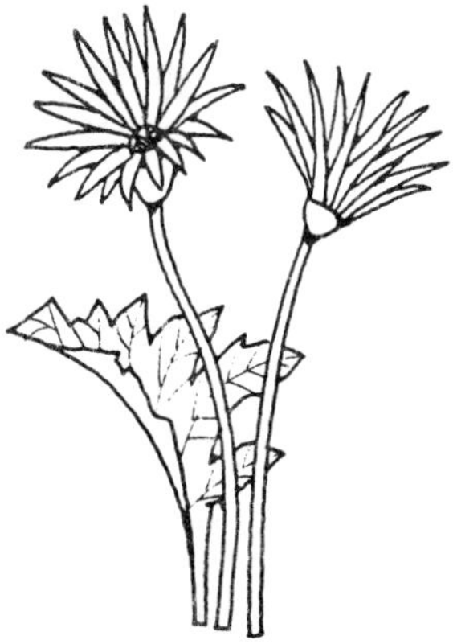

著名氣功家、名著語錄

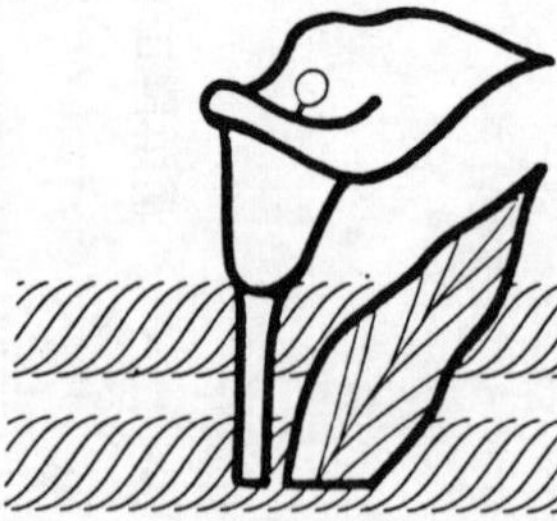

【一】 術語　①指元氣。《元氣論》：「一者，真正至元純陽一氣，與大道同心，與自然同性。」②指內丹。陳致虛《金丹大要•火候妙用說》：「一者，丹也。抱一以空其心，心空則一塵不立。」③精、氣、神合稱。《性命圭旨•龍虎交媾法則》：「大哉一乎！以其流行謂之『氣』，以其凝聚謂之『精』，以其妙用謂之『神』。④指三丹田。《抱朴子•地真》：「子欲長生，守一當明……或在臍下二寸四分下丹田中；或在心下絳宮金闕中丹田也；或在人兩眉間，卻入一寸為明堂，二寸為洞房，三寸為上丹田也。此乃道家所重。」

【一氣】 名詞　①指元氣。《五廚經氣法》「一氣和太和，註：一氣者，妙本衝用，所謂元氣也。」②指水火變化。《玉清金笥青華秘文金寶內煉丹訣》：「水火無過一氣耳！氣之升也，吾以心接之即火也；氣之降也，吾以靜持之，即水也。」③指陰陽未分前之混沌狀態。《孫不二女功內丹次第詩註》：「一氣者，即先天陰陽未判之氣，至於分陰分陽，兩儀既立，則不得名為一氣。」

【一息】 術語　一呼一吸爲一息。

【一念】 術語　即「正念」《張三豐先生全集•道言淺近說》：「丹家云：一念從規中起，即真神，即真念也。」

【一陽初動】 術語　喻神氣相依，元氣初生。《悟真篇》：「一陽才動作丹時，鉛鼎溫溫照幌帷。受氣之初容易得，抽添運火卻防危。」《樂育堂語錄•卷一》：「如生等打坐興工，略用一點神光下照丹田氣穴之中，使神氣兩兩相依，乃是一陽初動之始，切不可加以猛烹急煉，惟以微微外呼吸招攝之足矣。」

【一秤金訣】 見「十六錠金」。

【一撞三關】 術語　指元氣通過尾閭、夾脊、玉枕三關而入腦。《大丹直指・神氣交合、三田既濟圖》：「頂中神水下降，丹田真氣上升，號曰既濟，一撞三關入腦曰：肘後飛金精。」

【二八】 術語　指神氣平勻、協調。《中和集・金丹或問》：「何謂二八？曰：一斤之數也。半斤鉛、八兩汞，非真有斤兩，只要二物平勻，故曰：二八。丹書云：前弦之後後弦前，藥物平平火力全，此喻陰陽平也，亦如二、八月，晝夜停也。」

【二氣】 術語　①指先天氣、後天氣。《天仙正理真論・先天後天二氣直論第一》：「二氣者，先天是元氣，後天是呼吸之氣。」②指陰、陽氣。《樂育堂語錄・卷一》：「到子時坎中有一陽之氣，運行於一身內外；午時離中有一陰之氣，周流於六腑官骸，二氣迭運，無有窒機。」

【二物】 術語　指神與氣。《靈源大道歌》：「本來二物更誰親，失去將何為本柄？」

【二六時】 術語　古人將一天（一晝夜）分為十二時辰，即子、丑、寅、卯、辰、巳、午、未、申、酉、戌、亥。其中子至巳為六陽時，午至亥為六陰時，合稱二六時。《五篇靈文·序》重陽註：「二六時中，逆而修之，不順熟境，動持道念。」

【十二律】 術語　又稱「鐘律」、「律呂」。中國古代分別以：黃鐘、大呂、太簇、夾鐘、姑洗、中呂、蕤賓、林鐘、夷則、南呂、無射、應鐘代表由低到高的十二個音，奇數為陽律，偶數為陰律。聲音優美，必須陰陽律協調，氣功文獻中借喻煉丹需陰陽協調。《周易參同契》：「消息應鐘律，升降據斗樞。」

【十二時辰】 術語　古人將一日分十二時辰，分別以子、丑、寅、卯、辰、巳、午、未、申、酉、戌、亥命名。一個時辰為兩小時，以東經一二〇度為例，十二時辰與現今計時的關係是：子時：二十三～一；丑時：一～三；寅時：三～五；卯時：五～七；辰時：七～九；巳時：九～十一；午時：十一～十三；未時：十三～十五；申時：十五～十七；酉時：十七～十九；戌時：十九～二十一；亥時：二十一～二十三。

【二十八宿】 術語　古人將天上二十八顆星分別指代東、西、南、北四個方位。即東方：角、亢、氐、房、心、尾、箕；南方：井、鬼、柳、星、張、翼、軫；西方：奎、婁、胃、昴、畢、觜、參；北方：斗、牛、女、虛、危、室、壁。氣功文獻中，以二十八宿藉喻不同的練功階段，應當採用不同的練功火候。見「二十四氣」。

【二十四氣】 術語　地球繞太陽公轉，一年中不同的時間處在不同的位置上，因

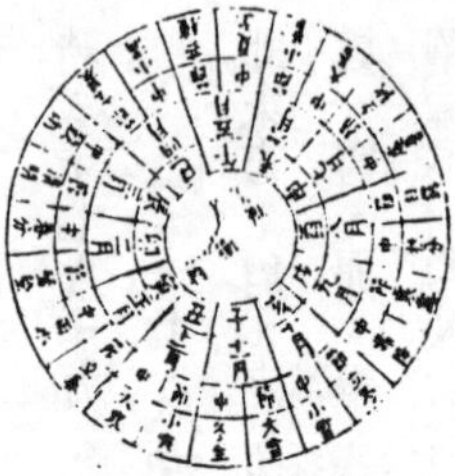

二十四氣圖

而有寒熱溫涼之不同，古人把它分為二十四個位置，分別命名為：立春、雨水、驚蟄、春分、清明、穀雨、立夏、小滿、芒種、夏至、小暑、大暑、立秋、處暑、白露、秋分、寒露、霜降、立冬、小雪、大雪、冬至、小寒、大寒。氣功文獻中，以二十四氣藉喻不同的煉功階段，應當採用相應的火候。《規中指南•火候》：「藥物陽內陰，火候陰內陽，會得陰陽理，火候一處詳。此其義也，後人惑於丹經不能頓悟，聞有二十四氣、七十二候、二十八宿、六十四卦、十二分野、日月合璧、海潮升降、長生三昧、陽文陰武等說。」

【二五之精】 術語　指陰陽五行之精華。《樂育堂語錄•卷四》：「先天之神為離中之空陰，則元神即陰之精也；先天之氣為坎中之空陽，則元氣即陽之精也。……則所謂元精者，即元神元氣醞釀流行之精華也。臟腑配五行之氣，陰陽寓焉，濁氣為粗，清氣為精，所謂二五之精也，而坎離之神氣即寓於其內。」

【十月功夫】 術語　喻神氣經鍛鍊而凝聚於丹田。《張三豐先生全集•玄機直講》：「此時一點至陽之精凝結於中，隱藏於欲淨情寂之時，而有象、有形，到此地位，息住於胎，內外溫養，頃刻無差，又謂之十月功夫也。」

【七十二候】 術語　古代曆法以五日為一候，三候為一節氣，一年二十四節氣，共七十二候。參看「二十四氣」。

【七元之子】名詞　指心。《黃庭內景經・肺部章第九》：「七元之子主調氣」陳攖寧《黃庭經講義・第四章呼吸》：「肺之下有心，心屬火，其數七，故曰：七元之子。肺藏氣，氣藏神，道家貴在以神馭氣，故曰：七元之子主調氣。」

【七般陰物】術語　指涕、唾、精、津、氣、血、液。《樂育堂語錄・卷二》「若非舌之上抵，安得七般陰渣之物化為神水，而成一粒黍珠哉？」

【七般靈物】術語　又稱「七般陰物」。指涕、唾、精、津、氣、血、液。《樂育堂語錄》卷一：「所謂涕、唾、精、津、氣、血、液，七般靈物總皆陰。是惟一念不起，一心內照則七竅俱閉，元精無滲漏之區，久久凝煉則精生有日，如春暖天氣，睡熟方醒，一團溫和熱氣常發於陰腎之中。

【十六錠金】功法　《修齡要旨》。作法：凝神漱津，咽下口中津液，鼻吸清氣，與口中津液一起送至臍下丹田，略存少許時間。隨之呼氣，提肛，令氣沿督脈過尾閭、夾脊、玉枕，直上泥丸。口訣：「一吸便提，氣氣歸臍，一提便咽，水火相見。」功效：精神強旺，百病不生。此功法簡易、效著，故為明清時代之《赤鳳髓》、《勿藥元詮》等書所錄，又名「一秤金訣」、「李真人長生一十六字妙訣」。

【十二消息卦】術語　由一陽復䷗卦、二陽臨䷒卦、三陽泰䷊卦、四陽大壯䷡卦、五陽夬䷪卦（夬音guai）、六陽乾䷀卦、一陰姤䷫卦、二陰遁䷠卦、三陰否䷋卦、四陰觀䷓卦、五陰剝䷖卦、六陰坤䷁卦組成，前六卦表示陰極陽生，後六卦說明陽極陰生，即藉喻練功中陰陽消長變化。

【十五乾體就】 術語 見「八月十五玩蟾輝」。

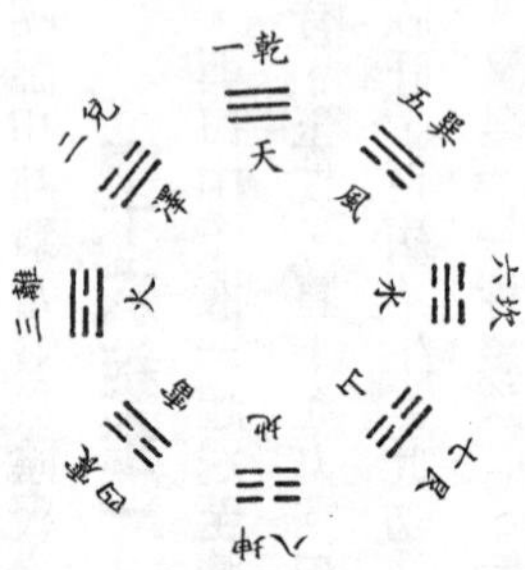

伏羲八卦方位

【丁福保】（一八七三～一九五〇）字仲祜，號梅軒，又號疇隱居士，江蘇無錫人。天資聰慧，博學多能，對經史、醫學、數學、佛學、氣功養生均有研究。編有《丁氏醫學叢書》、《佛學大辭典》、《靜坐法精義》等。

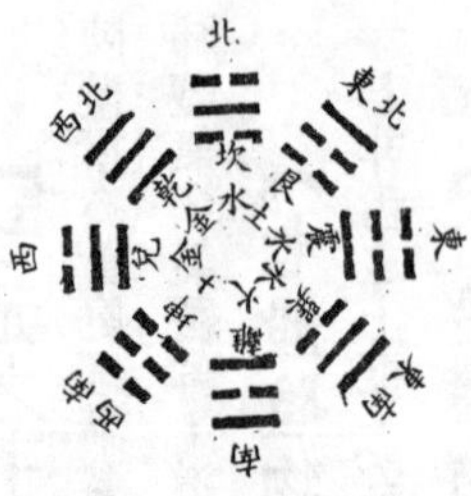

文王八卦方位

【八卦】 術語 由乾☰、坤☷、震☳、巽☴、坎☵、離☲、艮☶、兌☱所組成，分別代表天、地、雷、風、水、火、山、澤。相傳為伏羲氏所創。內丹文獻中多以乾坤喻鼎器，坎離為藥物，借用八卦來闡述煉功中的陰陽變化，「魏伯陽作《周易參同契》似解《周易》，其實借爻象以論作丹之意。」

【八識】 術語　指眼、耳、鼻、舌、身、意、傳送、阿賴耶識。

【八觸】 術語　指禪修中出現的八種感覺，即痛、癢、冷、暖、輕、重、澀、滑。《修習止觀坐禪法要》：「即於定中忽覺身心運動八觸而發者，所謂覺身痛、癢、冷、暖、輕、重、澀、滑等。」

【八段錦】 其名最早見於北宋政和年間，八段錦零星導引記載，見於南北時期陶弘景所著《養性延命錄・導引按摩》中。（托名許遜著的《靈劍子引導子午記》中有「引導訣」：仰托一度理三焦，左肝右肺如射雕，東肝單托西通腎，五勞回顧七傷調，游魚擺尾通心臟，手攀雙足理於腰，次鳴天鼓三十六，兩手掩耳後頭敲。此歌訣明代胡文煥《類修要訣》稱「許真君導引法」。類似上述歌訣中系統討論者，以宋代文獻為多。陶弘景僅記載左右挽弓勢，左右單手托天勢，兩手前築勢及叩齒、咽津閉息導引，且陶弘景明確指出，此導引來源於《內解》、《導引經》，可見八段錦的零星導引淵遠流長）。較系統的八段錦見於《道樞・眾妙篇》：「仰掌上舉，以治三焦者也；左肝右肺如射雕焉；東西獨托，所以安其脾胃矣；返復而顧，所以理其傷勞矣；大、小朝天，所以通其五臟矣；咽津補氣，左右挑其手，擺鱓之尾，所以祛心之疾矣；左右手以攀其足，所以治其腰矣。」現代流行的八段錦歌訣定型於清代，「兩手托天理三焦，左右開弓似射雕，調理脾胃須單舉，五勞七傷往後瞧，搖頭擺尾去心火，背後七顛百病消，攢拳怒目增氣力，兩手攀足固腎腰。」這一套八段錦因行功時採取站式，又稱「立式八段錦」。站勢採取馬步，動作剛勁者稱「武八段」；採取自然站勢，動作柔和者稱「文八段」。前者多流行於北方，後者多流行於南方。還有另一套鍛鍊法，因行功時採取坐式，又稱「坐式八段錦」，《道藏·洞真部》名「鐘離八段錦法」，明代較為盛行，《活人心法》及《遵生八箋·卻病延年箋》中命名為「八段錦導引法」，歌訣內容：「閉目冥心坐，握固靜思神。叩齒三十六，兩手抱崑崙。左右鳴天鼓，二十四度聞。微擺撼天柱，赤龍攪水津，鼓漱三十六，神水滿口勻，一口分三咽，龍行虎自奔。閉氣搓手熱，背摩後精門。盡此一口氣，想火燒臍輪。左右轆轤轉，兩腳放舒伸。叉手雙虛托，低頭攀足頻。以候逆水上，再漱再吞津。如此三度畢，神水九次吞，咽下汩汩（音gǔ）響，百脈自調勻。河車搬運訖，發火遍燒身，邪魔不敢近，夢寐不能昏，寒暑不能入，災病不能侵。子后午前作，造化合乾坤，循環次第轉，八卦是艮因。」清代《壽世傳真》改名「十二段錦」，清代著名壽星李慶遠堅持鍛鍊的就是這套功法，在其著述《長生不老訣》中稱為「八卦行功法」，他說，我雖非仙，活二百五十餘歲而不衰老病死者，行此之功為多也。

【入藥鏡】 全文八十二句，三字一句，共二百四十六字，作者唐末五代崔希范。闡述道家內丹煉養術，簡明扼要，如介紹練功時間說「一日內，十二時，意所到，皆可為。」呂洞賓讀《入藥鏡》後曾寫詩讚譽道：「因看崔公入藥鏡，令人心地轉分明。」流傳較廣，歷代有多人作註。

【九轉丹成】術語　喻神氣合一，內外上下往來經反覆鍛鍊而成丹。見「泰」。

【八卦行功法】功法　見《長生不老訣》。作法：閉目冥心坐：盤足而坐，閉雙目，收心內視，使雜念一掃而光，心地清淨。坐時下用厚墊，頭正脊直，身體不倚不靠。握固靜思神：將雙拳握緊，手心向上，雙拳置於膝蓋上，身體保持平正，靜心存神。叩齒三十六：上下齒輕叩三十六次，使微微作聲，不可叩之過響，叩齒時以徐緩輕微為宜，否則不利於安神。兩手抱崑崙：兩手十指交叉抱頸項，掌心貼在耳根，呼吸宜緩宜細，不要使呼吸有聲。左右鳴天鼓，二十四度聞：抱頸項的食指、中指彈頸項，使耳中發出咚咚聲，彈項部二十四下。微擺撼天柱：轉頸部，兩肩隨頸部左右擺動，左右轉頸二十四次，去心中之煩熱。赤龍攪水津：使舌頭在唇齒間緩緩攪動，使口中產生津液。鼓漱三十六：將口中唾液聚於舌尖部，又咽至舌根，再收於舌尖，如此舌尖至舌根為一次，反覆三十六次。神水滿口勻：神水即此口中唾液，將唾液勻佈滿口。一口分三咽：將口中唾液分三次緩緩咽下。龍行虎自奔：龍虎指神氣，聚津鼓漱，調勻咽下，神氣隨之聚於身內，長期鍛鍊神全氣足。閉氣搓手熱：兩手相合，用力摩擦至手掌發熱。背摩後精門：將擦熱之兩手放在背後腰部，左右反覆搓摩腰部，二十四次以後再將兩拳置於兩膝上。盡此一口氣：斂聚身中之氣。想火燒臍輪：意念集中於臍周，久之臍周溫熱。左右轆轤轉：曲左臂，左肩連臂旋轉三十六次，再曲右臂，右肩連臂也旋轉三十六次。兩腳放舒伸：將盤坐之兩腿，緩緩向前伸直。叉手雙虛托：叉兩手於胸前，反掌向上用力托去，手背對頂門，兩臂伸直後緩緩放下，連作九次，仍置雙拳於膝上。低頭攀足頻：頭身略向前傾，兩臂前伸，雙手挽住足心，緩緩收身起，一俯一起為一次，行十二次。以候逆水上：低頭攀足十二次後，盤膝靜心而坐，以待口中唾液再生。再漱再吞津：重複前述赤龍攪水，鼓漱吞津之法。如此三度畢：鼓漱三十六次，咽津三次為一度。神水九次吞：行前法三度，共咽吞唾液九次。咽下汩汩響，百脈自調勻。河車搬運迄：鼓漱咽津，神氣運行周身。發火遍燒身：神氣運行周身，一身溫暖。邪魔不敢近：凡外界一切足以損害其身心健康者，皆為邪魔。神寧身健，邪魔自遠。夢寐不能昏：心地清淨舒適，自然無夢神清。寒暑不能入：外界之冷熱變化，不足以使人生病。災病不能侵：疾病之生，或因寒暑不適，或以七情六慾，或因食、色之不節。子後午前作：行功時間以夜間十一時至第二天中午一時之間為宜。造化合乾坤，循環次第轉：連續行上述功法六次。八卦是艮因：勤行此功，健身延年，就是古人的還返之道。功效：周行氣血，疾病不生，益壽延年。

【八月十五日玩蟾輝】術語　以十五一團明月喻元氣充盈。《悟真篇》：「八月十五玩蟾輝，正是金精旺盛時。」《樂育堂語錄・卷一》：「上而眉目之間，朗明然如星光點點，其氣機開朗無比，非謂果有星光點點紛飛而可見也。下而丹田中，浩浩然如潮水漫漫，其真氣流動充盈如此，非果有潮水泛流也。此是比喻之法，一切不可著迹以求，有此景到始如十五一團明月，遍滿大千，普照恒河。」《周易參同契》中又謂之「十五乾體就」。

【九幽日月洞虛無】術語　將眼神下藏於丹田氣海中，神志恬淡虛無。《黃庭內景經・天中章第六》：「眉號華蓋覆明珠，九幽日月洞虛無。」《黃庭經講義・第七章致虛》：「眉如華蓋，下覆明珠，明珠者目也。目之光最易外耀，如日月然。日月淪於九幽者，即二目神光下藏於氣海之中，於是呼吸亦隨之而入丹田。呼吸者氣也，氣既歸根，神亦恬淡，皆不離乎虛無作用，然亦非枯坐頑空也。」

【刀圭】指神氣合一。又稱「戊己合一」。《天仙正理直論・火候經第四》：「離坎刀圭採有時，註：離：心中之神，曰：己土；坎，腎中之氣，曰：戊土。上下二土成圭字，戊己合一者稱刀圭，以喻神氣合一」。

【三元】術語　①指三丹田。《周易參同契》：「含養精神，通德三元。」②指精、氣、神。《性命圭旨・三家相見說》：「精、氣、神謂之三元，三元合一者，丹成也。」

【三心】術語　指未來心、過去心、現在心，均為干擾元神之雜念。《樂育堂語錄・卷三》：「三心無著，一塵不染，不謂之神，又誰謂乎？」

【三田】名詞　即上、中、下三丹田簡稱。《道樞・太清養生下篇》：「身有丹田者三，何謂也？腦者，上丹田也；心者，中丹田也；氣海、精門者，下丹田也。」《金丹大成・金丹問答》：「問曰：何謂三田？答曰：腦為上田，心為中田，氣海為下田。」《道樞・指玄篇》：「三田者，氣所生也。氣藏於中田而生神，神藏於上田，既藏而不可失也。」

【三關】術語　①又稱「前三關」，即三丹田。《水洞玉經第十四》引魏華存疏「三關者：上關泥丸，中關絳宮，下關氣海也。」《道樞・洞真篇》：「三關者何也？腦也，心也，臍也。」《玄微心印・卷一》：「上關泥丸，心源性海之竅；中關黃庭，黃中正位之竅；下關水晶宮，丹田氣海之竅。」②指「後三關」，尾閭、夾脊、玉枕。《大丹直指・三田返復、肘後飛金精訣義》：「當時用法自尾閭穴下關搬至夾脊中關，自中關搬至玉京上關，節次開關，已後一撞三關，直入泥丸。」③指煉精、煉氣、煉神。《中和集・趙定庵問答》：「煉精化氣，煉氣化神。煉神還虛，謂之三花聚鼎，又謂之三關。」④指口、足、手。《黃庭內景經・三關章》：「口為天關精神機，足為地關生命扉，手為人關把盛衰。」

【三谷】術語　即三丹田，上丹田天谷，中丹田應谷，下丹田靈谷。《紫清指玄篇・谷神不死論》：「人身中上有天谷泥丸，藏神之府也；中有應谷絳宮，藏氣之府也；下有靈谷關元，藏精之府也。」

【三宮】名詞　即三丹田。《五篇靈文・採藥章第三》重陽註：「少刻，三宮氣滿，二氣衝和，塵情盡絕，神氣泰定。」

【三昧】術語　梵文Samādhi的音譯，又譯作「三摩地」、「三昧地」。①指神志專注而不分散。故又意譯為「定」、「正定」。《大智度論・卷七》：「何等謂三昧：善心一處不動，是名三昧。」《智度論・卷二十八》：「一切禪定，亦名定，亦名三昧。」②指三種修行法，引申為訣竅。《小止觀》：「通稱三昧者，調（調心之暴）、直（直心之曲）、定（定心之散）也。」

【三奇】術語　指精、氣、神。《黃庭內景經·瓊室章第二十一》：「保我泥丸三奇靈，恬淡閉視內自明，物物不干泰而平。」

【三島】術語　指上中下三丹田。《孫不二元君法語》胎息詩：「炁復通三島，神忘合太虛。」

【三調】術語　調心、調息、調身，屬佛家坐禪時「善調五事」（再加「調食、調眠」）中應用最多的三調。其中調心入靜是關鍵，調息、調身以利於調心入靜為準則。調息令自然勻緩，不使粗急；調身令適，不使氣機出入受阻礙，不使入靜受干擾。見《修習止觀坐禪法要·調和》。

【三岔口】名詞　尾閭穴異名。見《性命圭旨·反照圖》。

【三岔骨】名詞　尾閭穴異名。見《性命圭旨·反照圖》。

【三摩地】名詞　①即「三昧」，見「三昧」。②上丹田異名。見《性命圭旨·乾坤交媾圖》。

【三元合一】術語　指精、氣、神經鍛鍊而凝結為內丹。《性命圭旨·三家相見說》：「身、心、意謂之三家，三家相見者，胎圓也；精、氣、神謂之三元，三元合一者，丹成也。」

【三關修煉】術語　《天仙正理直論・道原淺說篇》：「初關煉精化氣，中關煉氣化神，上關煉神還虛，謂之三關修煉。」

【三昧真火】術語　《聽心齋客問》：「客問三昧真火？曰：心為君火，膀胱為相火，大腸為民火。三火薰蒸，神炁乃交。」

【三花聚頂】術語　指精、氣、神經鍛鍊之精華上聚於腦。《金丹大成・金丹問答》：「問三花聚頂？答曰：神、氣、精混而為一也。玄關一竅乃神、氣、精之穴也。」

【三寶心燈】一卷，分金、木、水、火、土五集，作者署名呂洞賓。木集天地樞機，先列呂洞賓之論，次附重陽子、海蟾子、靈陽子、長春子之註述。論述內丹修煉多精闢，如云「若不知返光內照、收拾中黃，則神氣盡馳於外，而塞者反通，通者反塞矣，焉能如水月交光，清流不息耶？」又如對「性命雙修」則說：「今人每以修性為禪家所宗，不知修命即修性，修性即立命。命到終時天地生我陰陽之數已盡，如何挽回？」又如「水集藥火真詮」中討論藥物、火候、鼎爐說：「不知捨先天祖氣而外，別無藥物之可求。……不知捨玄關一竅而外，別無爐鼎之可臨。……不知捨元神妙用而外，別無火候之可憑。」可謂得內丹術之精髓。

【三家相見】術語　精、氣、神經元神鍛鍊，化合為元氣。《樂育堂語錄・卷三

》：「大凡修道，必以虛靈之元神養虛無之元氣。此個元氣，非精、非氣、非神，然亦即精、即氣、即神，是合精、氣、神而為一者也。」《悟真篇》：「三家相見結嬰兒」。

【三洞瓊綱】 見「道藏」。

【大藥】 術語 ①精氣神合稱。《翠虛篇》：「大藥須憑神氣精，採來一處結交成。」②伍柳派丹法，煉大周天所採之藥。《金仙證論・小周天藥物直論》：「行大周天初採藥時，謂之大藥。此處行小周天初採藥時，謂之小藥，或謂之真種子。」

【大源】 名詞 下丹田異名。《諸真聖胎神用訣・玉雲張果老胎息訣》列下丹田異名十個，其五為大源。參看「下丹田」。

【大河車】 名詞。指元氣周流。《鍾呂傳道記・論河車》：「肘後飛金晶，還晶入泥丸，抽鉛添汞而成大藥者，大河車也。」

【大周天】 術語 指煉氣化神。見「大周天火候」。

【大鼎爐】 術語 以上丹田為鼎，下丹田為爐。《性命圭旨・大小鼎爐說》：「乾位為鼎，坤位為爐。鼎中有水銀之陰，即火龍性根也；爐內有玉蕊之陽，即水虎命蒂也。虎在下，為發火之樞機；龍居上，起騰雲之風浪。若爐內陽升陰降無差，則鼎中天魂地魄留戀，青龍與白虎相拘，玉兎與金烏相抱，火候調停，煉成至寶。故青霞子曰：鼎鼎非金鼎，爐爐非玉爐，火從臍下發，水向頂中符，三姓既會合，二物自相拘，固濟胎不泄，變化在須臾。此謂之大鼎爐也。

【大丹直指】二卷，作者署名丘處機。用圖及文字介紹丹術，亦多簡明。「氣入臍為息，神入氣為胎。胎息相合，名曰：太乙含真。此謂龍虎交媾，便是藥物，一才有藥，如母有胎，便覺中宮有物（所謂圓陀陀、活潑潑），當用火符煉煮，方得藥物不散。……若用火候煉之，三百日數足自然凝結，形若彈丸，色同朱橘，號曰內丹，如龍有珠。龍之有珠，可以升舉；人有內丹，自然長生不死矣。」書中多處引用「華陽真人」論述，未見「重陽祖師」（王重陽為丘處機之師）之言，是否為後人偽托之書，待考證。

【大周天功】功法　見《雜病源流犀燭》。作法：坐式，凝神調息，神氣相合，注於丹田，意念令元氣運於臍輪，由小而大，由大而小。上至璇璣穴（位於胸正中線，平第一胸肋關節處），沿左臂內側而下至指尖，再由手背沿手臂外側而至肩，從大椎而下，直達尾閭。再從尾閭沿督脈上泥丸，面部、舌、經胸入腹，至右腿，經膝、入足背，轉湧泉，沿腿內側到尾閭，又上頭腦中。再由面、舌、胸、腹而入左腿，到湧泉，再沿尾閭升泥丸，下入璇璣沿右臂內側而下指尖，由手外側至肩入腦而下歸丹田。功效：協調五臟，疏通四肢百骸。

【大成捷要】作者不詳，一九二九年遼寧太清宮刊印。內容為節取古代多種丹經文獻而成，有不少至理名言，注重實際應用，少用譬喻，是近代所編道家氣功文獻中比較好的著作。

【大周天火候】 術語 指煉氣化神時綿綿不斷之胎息神火。《樂育堂語錄·卷一》：「斯時凡息停而胎息見，日夜運起神火，胎息綿綿，不內不外，若有若無，煉為不二元神，如此煉氣化神適為大周天火候。張祖云：終日綿綿如醉漢，悠悠只守洞中春。」

【大金玄都寶藏】 見「道藏」。

【大宋天宮寶藏】 見「道藏」。

【下不閉】 術語 指肛門未收緊，未凝神於下丹田。《性命圭旨·聚火載金訣法》：「下不閉則火不聚而金不升。」

【下丹田】 名詞 為煉精化氣，神氣生起及歸藏的地方。下丹田的部位衆說紛紜，主要的有①《大丹直指·序》：「臍內一寸三分」②《張三豐先生全集·玄機直講》「臍下一寸三分」。③《修習止觀坐禪法要》：「臍下一寸，名憂陀那，此云丹田」。④《摩訶止觀》：「臍下二寸半處」。⑤《金丹大要·鼎器妙用說》：「內鼎者，即下丹田，在臍之下三寸」。⑥《抱朴子·內篇·地真》「臍下二寸四分」。⑦《道樞·衆妙篇》：「丹田宮臍之下二寸，其名谷立」。⑧《金仙證論·風火經第六》：蓋其穴正在臍後腎前稍下，前七後三，中間空懸一穴，此正是調藥煉精之所。」⑨《三指禪》：「臍下為丹田，有活見之處，而不可以分寸計。」⑩還有指會陰為下丹田。通常說「丹田」，一般指「下丹田」。其異名極多。《諸真聖胎神用訣・玉雲張果老胎息訣》:「夫丹田者,在臍下一寸三分,是元氣之宮位。……丹田者,生氣之源,一名丹田,二名精路,三名氣海,四名守宮,五名大源,六名神室,七名元藏,八名採寶,九名戊己,十名本根,皆是太和元氣居止之處。若存精氣於丹田則得長生久視之道。凡修行之人,行住坐臥常含納真息於丹田,則得元氣成寶,久煉而成仙矣,斯乃真人之胎息者也。」意守下丹田的健身作用,不少丹經均有論述,《道樞・煉精篇》說:「使其心常存於下丹田(行、住、坐、臥常如此存心),久之神氣自住,諸疾不生。若夫怨、怒、憂、懼、煩惱,邪之思慾奔競。修真之大禁也,一動則元氣損矣。」《性命圭旨》一書中列下丹田異名數十,今舉其常見者於後:金華、月魄、靈根、橐龠、氣穴、北海、嬰兒、玄冥、曲江、氣海、土釜、關元、玄竅、生門、死戶、華池、玉兔、蓬壺、育嬰、呆胞、真鉛、水鄉鉛、黑虎髓、多寶藏、造化爐、灝氣門、闔辟處、杳冥府、地黃男、無盡藏、偃月爐、生殺舍、真金鼎、長胎住息之鄉、安身立命之地。

【土釜】 名詞 下丹田異名。見《性命圭旨・普照圖》。

【土內黃芽】 名詞 內丹異名。見「玄珠」。

【上元】 名詞 上丹田異名。見「深淵」。

【上玄】 名詞 上丹田異名。見「深淵」。

【上宮】 名詞 上丹田異名。見「深淵」。

【上京】名詞　上丹田異名。見「深淵」。

【上谷】名詞　上丹田異名。見「深淵」。

【上島】名詞　上丹田異名。見「深淵」。

【上天關】名詞　上丹田異名。見《性命圭旨・乾坤交媾圖》。

【上土釜】名詞　上丹田異名。見「深淵」。

【上丹田】名詞　又名「性根」。為神志思維發源地，《修真十書・卷三》稱為「萬神會集之鄉」，即腦。《金丹大成・金丹問答》：「腦為上田」。異名甚多，《周易參同契發揮・卷中》列異名七十個，見「深淵」。《性命圭旨・反照圖》中列異名四十七個，除去與《周易參同契發揮・卷中》所重複者外，尚有：清虛府、上天關、三摩地、黃房、真際、彼岸、瑤池、泥丸、內院、寥天、帝乙、甑山、天符、摩尼珠、玉京山、太淵池、威光鼎、般若岸、波羅密地、百靈之命宅、津液之山源、圓覺海、中一宮、陀羅尼門、腦血之瓊房、魂精之玉室。

【上不閉】術語　指眼、耳、口處尚有神氣外漏。《性命圭旨・聚火載金訣法》：「上不閉則藥不凝而丹不結。」

【上陽子】即「陳致虛」，見「陳致虛」。

【上朝三元】功法　見《靈劍子導引子午記》。作法：以兩手從額部髮際處始，十指自然分開沿髮根向頂、向後作梳髮動作。功效：固腦，令髮黑不白。

【上清黃庭內景經】 又名《太上黃庭內景經》。全書三十六章，作者不詳，南北朝時代已流傳。書中結合中醫學臟象理論，提出五臟存想修煉法。尤其難得的是，突出了腦在練功中的重要地位，「一面之神宗泥丸」，「保我泥丸三奇靈，恬淡閉視內自明」。

【上清黃庭外景經】 又稱《太上黃庭外景經》。全書分上中下三部，作者及成書年代不詳，現今存為晉•魏華存傳本。為道家氣功學經典，提出「物有自然事不煩，垂拱無為體自安」，「扶養性命守虛無」，「積精累氣」、「漱津」等修煉方法。參看「黃庭經」。

【上鵲橋，下鵲橋，天應星，地應潮】 術語 《孫不二女功內丹次第詩註》：「鵲橋重過處，丹氣復歸爐註：凡煉丹之運用，必先由下鵲橋轉上背脊，撞通玉枕，直達泥丸，再由上鵲橋轉下胸前十二重樓，還歸元海。上鵲橋在印堂山根之裡，下鵲橋在尾閭會陰之間。丹氣轉到上鵲橋時，自覺兩眉之間有圓光閃灼，故曰：天應星。丹氣由下鵲橋上升時，自覺血海之中有熱氣蒸騰，故曰：地應潮。

【山根】 名詞 又稱「祖竅」。位於兩眼間鼻梁上。《樂育堂語錄•卷三》：「人身還有緊要之處，如山根、玄膺二竅，皆是通精氣往來要道。人能存想山根，則真氣自然上下復歸黃庭舊處。……又古云：山根是人初生命蒂。吾人開督閉任，通氣往來，即是此竅。

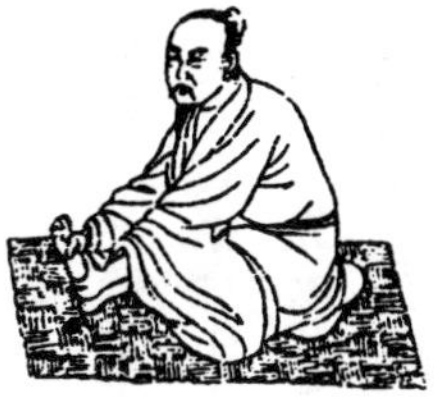

苟能存神於茲，自可長生不老，卻病延年。」

【山圖折腳】功法　見《赤鳳髓》卷二。作法：坐式，兩腳放伸，兩手攀腳心，凝神運氣九口。主治：夜夢遺精。

【山澤通氣】術語　喻神氣交會於泥丸，化為神水，下入絳宮，一片清涼。《樂育堂語錄・卷三》：「須知先天元氣必要先天陰陽水火調養，始能同類相親，古人喻抱雞當用卵，補鍋必需金是矣。由是以我元神引之開關，上泥丸，我頭目之昏暈者被此神火一照，盡化為神水，入於絳宮，一片清涼，此即《易》所謂山澤通氣也。」

【山顛取水】術語　凝神下照，令津液化氣上升。《靈劍子導引子午記》：「水性就下，水歸於海，不能獨升，必以陽配，陽既下臨，陰即上報，故化為雲霧，蒸為甘雨，潤澤枯槁，百骸九竅，無所不達。煙蘿子所謂：火逼水，雲蒙蒙。」

【凡息】術語　指後天之呼吸。《樂育堂語錄・卷二》：「學道人只要停後天凡息則生死之路已絕，能停後天呼吸即見真息。」

【千變萬化之祖】名詞　祖竅異名。見《性命圭旨・安神祖竅圖》。

【子午】術語　①指子時、午時。《大丹直指・五行顛倒、龍虎交媾訣併圖》：「採藥之法，人多以子時腎氣發生，午時心液降下之際行功。若無事牽制則可，若有事又是錯過。」②指活子時、活午時。《大丹直指·五行顛倒、龍虎交媾訣併圖》：「舉腎氣則是子，降心液則是午，不以時刻皆可。」③指上升下降為子午。《金仙證論·風火經》「陰陽運行之際，一吸則自下而上，子升；一呼則自上而下，午降」④指腹、頂為子午。《金仙證論·正道淺說》：「藥氣既承受以歸爐，須當徘徊於子午。註：午屬於頂，子屬於腹。」《金丹大成·金丹問答》「子午乃天地之中也，在天為日月，在人為心腎，在時為子午，在卦為坎離，在方為南北。」

【子時】 術語 ①夜間十一時至凌晨一時（東八區時限），古人認為此時天地陽氣發生，人身腎氣亦於此時發生，煉功在子時天人相應。《大丹直指·五行顛倒龍虎交媾訣併圖》：「採藥之法，人多以子時腎氣發生，午時心液降下之際行功。」《聖濟總錄·卷一百九十九》：夜半子時為少陽之氣生於陰分，修煉之士，於子時修煉。古人一日行持始於子，一歲用功起於復。」②元氣發生之時，又稱「活子時」。《樂育堂語錄·卷三》：「問吾子在何時？不過藥生時節。此藥之生，杳無氣息可尋，忽焉坎離一交，偃月爐中玉蕊生之候也，此為真藥發生。」《五篇靈文·得藥章第四》王重陽註：「所謂坎離交媾，癸花發現，真鉛初露，先天初現，一陽初動之時，如初三日，月出庚方之象，正所謂活子時也。」

【子進陽火】 術語 元氣發生時，調節呼吸使元氣由尾閭上升。《樂育堂語錄·卷三》：「問吾子在何時？不過藥生時節。此藥之生，杳無氣息可尋，忽焉坎離一交，偃月爐中玉蕊生之候也，此為真藥發生，我於此尋得太初元始之氣為首，以元年、元月、元日、元時發火行功，方是天開黃道，大吉良辰。」

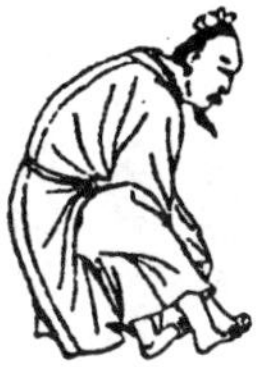

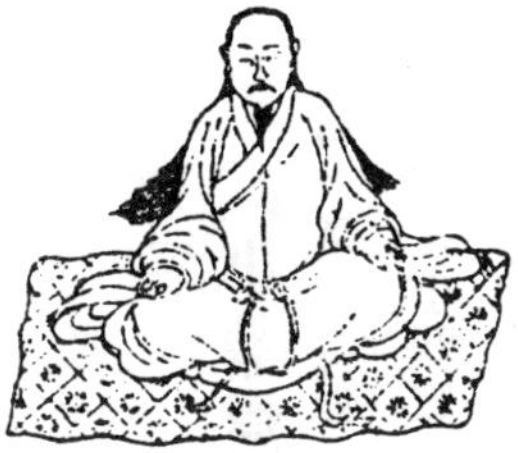

【子英捕魚】 功法　見《赤鳳髓》卷二。作法：自然站立，彎腰。以左手握右腳，右手握左腳，左右各行功十二口。主治：和血脈。

【子主披髮鼓琴】 功法　見《赤鳳髓》卷二。作法：盤膝而坐，精神集中，用兩手擦抹腳心令熱，然後兩手置膝上，開口呵氣九口。主治：理血脈，健身補虛。

【小止觀】 即《修習止觀坐禪法要》，見《修習止觀坐禪法要》。

【小河車】 名詞　指神（龍）氣（虎）相交而生藥。《鍾呂傳道記・論河車》：「五行循環，周而復始，默契顛倒之術，以龍虎相交而變黃芽者，小河車也。」

【小周天】 術語　煉精化氣，氣行任、督脈。《天仙正理直論・道原淺說篇》：「未成後天精質之先天氣名元精者是也。夫此氣雖動，不得神宰之，而順亦不能成精；不得神宰之，而逆亦不返氣。修仙者於此逆修，不令其出陽關，即因身中之氣機合以神機，收藏於內，而行身中之妙運，以呼吸之氣而留戀神氣，方得神氣不離，則有小周天之氣候。」

【小藥生】 術語 元氣初生，氣機萌動力微。《樂育堂語錄・卷四》：「但其始也，天性之自動，氣機之偶萌，亦覺微微有迹，不大顯相耳，吾教所以名為小藥生，又曰：一陽初動。」

【小鼎爐】 術語 以黃庭為鼎，下丹田為爐。《性命圭旨・大小鼎爐說》：「黃庭為鼎，氣穴為爐，黃庭正在氣穴上，縷絡相連，乃人身百脈交會之處，鼎卦曰正位凝命是也，此謂之小鼎爐也。」

【小周天功】 功法 見《勿藥元詮》。作法：盤腿而坐，排除雜念，調息和平，掐無名指，右掌加左掌上置於臍下。叩齒三十六通，舌攪於牙齒內外三十六遍，雙目隨舌轉運，舌舐上腭，唾液滿口時分次緩緩咽下，引丹田氣過肛門到尾閭，徐徐上夾脊中關，閉目上視，吸氣引氣過玉枕，到腦，下口腔，經胸部，下入氣海。連行三次，口中唾液亦分三次咽下。又稱天河水逆流。靜坐片時，將雙手擦丹田，各一百八十次，注意丹田部位保暖。再將大指背擦熱，拭目十四遍，去心火；擦鼻三十六遍，潤肺；擦耳十四遍，補腎；擦面十四遍，健脾；雙手掩耳，鳴天鼓；徐徐雙手向上，同時徐徐呵出濁氣，收入清氣；雙手抱肩，轉動腰身；擦玉枕二十四下；擦腰眼一百八十下，擦足心左右各一百八十下。功效：通任督脈、強身。

【元】 名詞 ①指頭。《性命圭旨•五氣朝元說》：「此謂五氣朝元，皆聚於頂也。」②指先天。《張三豐先生全集•道言淺近說》：「凡丹旨中有先天字、真字、元字，皆是陰陽鼎中生出來的，皆是杳冥昏默後產出來的，就如混沌初開，諸聖真一般，以後看丹經可類推矣。」③封建社會避皇帝之諱，常以「元」字代「玄」字。如張三豐一號「玄玄子」，清代書籍避玄燁諱，改為「元元子」。

【元氣】 術語 見「氣」。

【元神】 術語 見「神」。

【元息】 術語 即「胎息」。《樂育堂語錄•卷一》：「夫元息在丹田，若有若無，不寒不暖，如火種者然，外不見有焰，內不知有火，只覺暖氣融融，熏蒸在抱，斯無形之神火，自然變化無窮，神妙莫測。」

【元精】 術語 見「精」。

【元藏】 名詞 下丹田異名。《諸真聖胎神用訣•玉雲張果老胎息訣》列下丹田異名十個，其七為元藏。參看「下丹田」。

【元元子】 即「張三豐」，見「張三豐」。

【元始祖炁】 名詞 ①祖竅異名。見《性命圭旨•安神祖竅圖》。②先天氣。《入藥鏡》王道淵註：「先天炁者，乃元始祖炁也。此祖炁在人身天地之正中，生門死戶，懸中高起，天心是也。」

【元神煉大藥】術語　神氣合一，胎息發生後使元氣運行於周身。《樂育堂語錄·卷三》：「到得見性之後，一靈炯炯，萬象咸空，於是吾身蓬蓬勃勃，氤氤氳氳，先天至精元氣運行於一身內外，上下往來，即是元神煉大藥。」

【元精產之驗】術語　練功時甘津滿口。《樂育堂語錄·卷二》：「真津滿口，即驗元精之產也。」

【天心】名詞　①上丹田異名。見「深淵」。②指元神。《五篇靈文王重陽註》：「天心者，妙圓之真心也，釋氏所謂妙明真心。心本妙明，無染無著，清淨之體。稍有染著，即名之妄也。」③下丹田異名。《寥陽殿問篇編·第一篇》：「臍輪之後一寸二分，囫地一聲，真元落於此處，號曰天心，一名氣海，又名神爐，乃胎仙元命之根，是故又號天根。為煉精化氣，煉氣上升之地，是故又號坤爐，按即丹書之下田。」

【天門】名詞　①上丹田異名。見「深淵」。②鼻之異名。《大丹直指·五行顛倒、龍虎交媾訣併圖》：「右手掩生門（臍也）塞兌戶（口也），開天門（鼻也，是為玄牝之門）。」

【天田】名詞　上丹田異名。《還丹復命篇·西江月》：「會向我家園裡，栽培一畝天田。」

【天關】名詞 上丹田異名。見「深淵」。

【天君】名詞 心之異名。見《性命圭旨・涵養本原圖》。

【天谷】名詞 指腦。《樂育堂語錄・卷二》「何謂天谷？蓋人頭有九宮，中有一所，名曰天谷。清淨無塵，能將元神安置其中，毫不外馳，則成真證聖。」

【天宮】名詞 上丹田異名。見「深淵」。

【天堂】名詞 上丹田異名。見「深淵」。

【天池】名詞 上丹田異名。見「深淵」。

【天河】術語 指任督脈。《崔公入藥鏡註》：「人身夾脊，此天之銀河也。」《金丹大成・金丹問答》：「若得斗柄之機斡運，則上下循環，如天河之流轉也。」

【天符】名詞 上丹田異名。見《性命圭旨・乾坤交媾圖》。

【天源】名詞 上丹田異名。見「深淵」。

【天軸】名詞 上丹田異名。見「深淵」。

【天根】名詞 ①上丹田異名。見「深淵」。②下丹田異名。見「天心」。

【天輪】名詞 上丹田異名。見「深淵」。

【天魂】術語 指神氣為天魂、地魄，又稱「三魂七魄」。《悟真篇》：「但將地魄擒朱汞，自有天魂制水金。」《張三豐全集・返還證驗說》：「陽裡真陰卻是自家元神，屬三魂；下竅真陽，即是身中元氣，屬七魄。其先後二氣一合則坎離自交，魂魄混合，神氣凝結，胎息自定。」

【天經】 術語　喻任督二脈。《聽心齋客問》：《黃庭經》曰：皆由心內運天經，晝夜存之自長生。天經乃身之黃道，呼吸往來於此，即任督二脈。」

【天玄女】 名詞　心之異名。見《性命圭旨・涵養本原圖》。

【天修子】 生卒不詳，又稱「乾一先生」，清乾隆年間人，祖籍蘇州。據平生健身導引經驗著有《修崑崙證驗》傳世。

【天人合發】 術語　元氣發生時，有天然之無知無覺及人之有知有覺存在。《樂育堂語錄・卷三》「但行功之始，一陽初動，昔人比震雷振動山頭雨，即教人如雷之忽響，突然而覺，即玄關竅開時也。故曰：「靜中陽動金離礦，地下雷鳴火逼金，」是即天人合發。何謂天人合發？從無知無覺時，是純乎天，不雜以人；忽焉有知有覺處，是純乎人，亦不離乎天，故曰：天人合發。

【天台大師】 即「智顗」，見「智顗」。

【天地靈根】 名詞　祖竅異名。見《性命圭旨・安神祖竅圖》。

【天垂寶蓋】 術語　下丹田所發生之元氣上升於泥丸。《樂育堂語錄・卷二》：「吾然後以離宮之元神下照水府，則水府之金自蓬勃氤氳，直從下田鼓蕩，所謂：地湧金蓮是也。我於是收回中宮，再加神火溫養，久之此個元氣倏然而上升泥丸，所謂：天垂寶蓋是也。

【天地交泰】 術語　喻神氣相交，性命合一。見「龍虎交媾」。

【天台白雲子】 即「司馬承禎」，見「司馬承禎」。

【天河水逆流】 術語　指小周天功法中，咽津、運氣由任脈過尾閭，沿督脈入腦，再由任脈回入丹田氣海中。見「小周天功法」。

【天仙正理直論】 簡稱《天仙正理》。二卷，作者明・伍守陽。上卷有本序、道原淺說。下卷有先天後天二氣、藥物、鼎器、火候經、煉己、築基、煉藥、伏氣、胎息九章直論。後附「直論起由」、「後跋」等。直以「神氣」二者解說內丹之修煉，可謂得其要領，「辟邪說，正人心」，極有研究價值。

【天隱子養生書】 又名《天隱子》，唐代司馬承禎述。對練功的要求敍述簡明，要求循序漸進，飲食要適中，練功地點光線強弱要適宜，姿勢或坐或臥，南向而坐，東首而寢，用「存想」、「坐忘」誘導入靜，做到「彼我兩忘，了無所照，」無丹經慣用的隱語，通俗易懂。

【天魂地魄留戀】 術語　喻神氣相戀。又稱「青龍與白虎相拘」、「玉兔與金烏相抱」。《性命圭旨・大小鼎爐說》：「若爐內陽升陰降無差，則鼎中天魂地魄留戀，青龍與白虎相拘，玉免與金烏相抱，火候調停，煉成至寶。」

【太一】 名詞 又作「太乙」、「大一」、「泰一」、「泰乙」。①指先天一氣。《悟真篇》：「太一在爐宜慎守，三田聚寶應三台。」翁葆光註：「太一者，真一之氣也。」②指兩腎間。《脈望》卷七：「太乙者，北方壬癸水，兩腎堂間，上透泥丸，下至湧泉。」③北極星異名。《史記‧封禪書》：「天神貴者太一」宋均云：「天一、太一，北極神之別名。」

【太極】 名詞 宇宙以陰陽合一為太極，練功以神氣合一為太極。《樂育堂語錄‧卷二》：「由無極而忽然偶動即太極，動而生陽，靜而生陰，一動一靜，互為其根。此陰陽氣極之動靜，即萬物之生成肇焉。大修行人將神氣打成一片，於此而動，是太極之動，神與氣兩不相離也；於此而靜，是太極之靜，神與氣自成一致也。」

【太淵】 名詞 ①又名「深淵」。上丹田異名。《周易參同契發揮‧中》：「深淵即太淵也，異名衆多……其名雖衆，其實則一也。」②指臍中。《黃庭內景經‧第二十三章》：「兼行形中八景神」《黃庭內景玉經註》引《玉緯經》：「臍中為太一君，主人之命也。……一名太淵」。③練功所生唾液。《黃庭外景經‧第二十三章》「返還七門飲太淵，通我喉嚨過清靈。」

【太一宮】 名詞 ①上丹田異名。見「深淵」。

【太玄關】名詞　①上丹田異名。見「深淵」。②尾閭關異名。見《性命圭旨・反照圖》。

【太極圖】此圖由上往下示意陰陽五行順生萬物；由下反上，示意逆以煉丹之意。

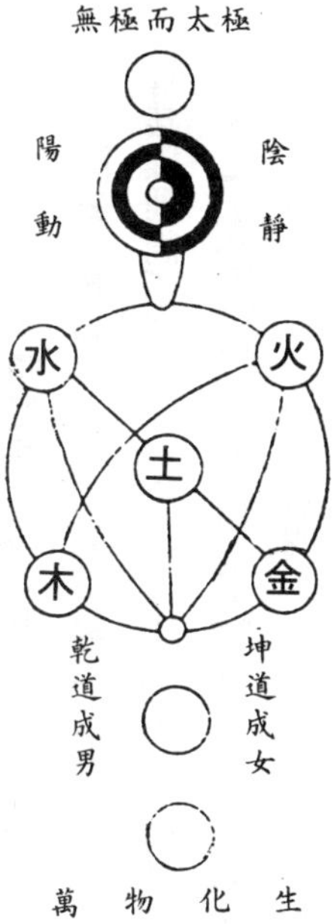

【太極拳】名詞　是古人據形神、動靜、剛柔、虛實相結合而創製的一種融健身、技擊為一體的拳術。關於其創始人有張三豐說，有陳王庭說，有王宗岳說等，廣泛流傳於民間，為海內外健身者所喜愛，流派亦多，著名者有陳、楊、吳、武、孫等家。鍛鍊者要求形神兼備、剛柔相濟、動靜相生、以神行氣、以氣運身。

【太微宮】名詞　上丹田異名。見「深淵」。

【太淵池】名詞　上丹田異名。見《性命圭旨・乾坤交媾圖》。

【太一含真】術語　指神氣合一。《大丹直指・五行顛倒、龍虎交媾訣併圖》：「氣入臍為息，神入氣為胎，胎息相合，名曰太乙含真。」《金丹大成・金丹問答》：「問太一含真。答曰：守真一於天谷，氣入玄元，即達本來天真。」

【太玄散人】 即「羅洪先」，見「羅洪先」。

【太極之蒂】 名詞 祖竅異名。見「祖竅」。

【太清調氣經】 一卷，作者不詳。對服氣、休糧、調氣方法，閉氣治病，注意事項等，介紹詳盡。強調服氣要做到「無思無念……開節臟腑，皆是自然」。介紹閉氣治病時說：「以心念苦處，以意相注，使氣極即吐，吐訖又閉，每閉初吐後氣急即調六七下，氣調順又閉之，想念攻之，或十或二十、三十、四十、五十，攻之所苦處覺汗出通潤即止。」介紹休糧法說：「但依前修行（指服氣、調氣有基礎後）三年後，五臟養成，體實肉滿，百神歸位，血脈通流，氣道宣暢，周遊無疑，輕舉日新，得至如此，漸不用聞五味之氣，常不思食，須絕更無難也。」有研究價值，本書所言服氣、休糧方法為爾後多種著作所採用。

【太清中黃真經】 二卷，作者署名九仙君，中黃真人註，又名《胎臟論》、《胎藏中黃經》。重點是討論存想、辟穀服氣的文獻，主張穀氣盛而元氣衰，通過內服元和清氣，除去五穀腥腐，丹田精盈氣足，五臟安和，精神充沛。是一種極特殊的傳統養生法，儘管其機理尚不清楚，但歷代養生家認為有特殊效果，值得深入研究。

【太清祖師尊真形】 功法 《衛生真訣·下卷》。作法：端坐；以兩手抱臍下，待丹田溫暖，行功運氣四十九口。功效：治腹痛，乍寒乍熱。

【太上九要心印妙經】 一卷，唐代張果老著。全書分九章，中心是討論「神氣

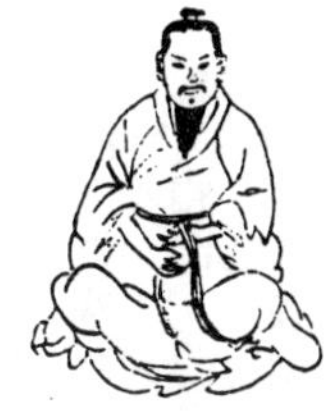

修煉」。「假一神調氣，借一氣定神，神氣調定，方曉動靜。動者氣也，氣者命也；靜者性也，性乃神也。神不離氣，氣不離神，神氣不相離，道本自然。」可謂得內丹修煉之訣竅。

【太上玉軸六字氣訣】 見「六字氣訣」。

【五行】 術語　即金、木、水、火、土。五行之位：東木、西金、北水、南火、中土。五行之色：青木、白金、黑水、赤火、黃土。五行主時：春木、夏火、秋金、冬水，四季末十八日為土主之，稱土旺四季。五行為象：木為青龍，金為白虎，水為玄龜（又稱玄武），火為朱雀，土為勾陳。臟配五行：肺金、肝木、腎水、心火、脾土。五行相生：水生木，木生火，火生土，土生金，金生水。生者為母，所生者為子，如水生木，水為母，木為子，餘類推。五行相剋：水剋火，火剋金，金剋木，木剋土，土剋水。剋者稱夫，被剋者名妻，如水剋火，水稱夫，火名妻，餘類推。見《鍾呂傳道記・論五行》。

【五靈】 名詞　指精、神、魂、魄、意。《性命圭旨・涵養本原，救護命寶》：「四肢不動，使眼、耳、鼻、舌、身之五識各返其根，則精、神、魂、魄、意之五靈各安其位。」

【五行全】 術語　指練功高度入靜後五臟元氣團聚在一起。《性命圭旨・三家相見說》：「意大定謂之五行全。」

【五禽戲】 為東漢名醫華佗所創，傳與其弟子吳普，吳普堅持鍛鍊，年九十餘，耳目聰明，齒牙完堅。華佗根據運動則飲食得以消化，氣血流通，疾病不生的思想，模仿虎、熊、鹿、猿、鳥的活動特點而編製的一整套健身方法。千餘年來一直為我國人民所喜愛。

【五氣朝元】 術語 指經鍛鍊之五臟元氣上會於腦。《金丹大成・金丹問答》：「問五氣朝元？答曰：五臟真氣上朝於天元也。」圖中以五人示意五臟元氣。

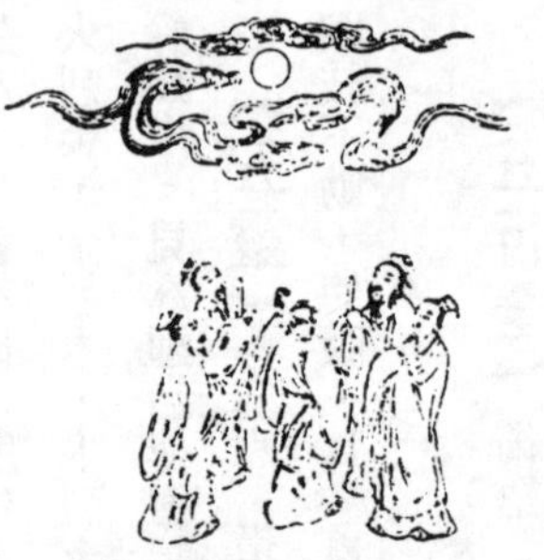

【五篇靈文】 作者不詳，題為「重陽祖師註，清虛道人錄」。內容有序、玉液章、產藥章、採藥章、得藥章、溫養章。將內丹修煉過程闡述極為精闢，下手時凝神下照坤宮，真炁自然發生，熏蒸上騰，河車搬運，周流不息。次則凝神乾宮，結成玄珠，煉成大藥，吞入腹中，點化己身之陰，變為純陽之體。並且一針見血地指出練功「日久而不見其功者，皆因心中雜亂。」又明確提出練功出偏差的原因，「若有妄念採之，必失玄珠，喪卻天真至寶，反成魔狂。」一再強調「欲先天至陽之炁發現，別無他術，只是一靜之功夫耳！靜功之道，只在去妄念上做功夫。」堪稱丹經中之珍品。

【王玠】字介玉，一字道淵，號混然子，宋代長洲人（或云善化人）。對道家內丹術很有研究，給多種丹經作註，註釋明白暢達，融會貫通，所註《丘長春靑天歌》、《崔公入藥鏡註解》流傳較廣泛。

【王重陽】（一一一二～一一七〇）名中孚，字允卿。又易名世雄，字德威。後入道，改名喆，字知名（又作「知明」），號重陽子，元代陝西咸陽人，相傳四十八歲甘河鎮遇純陽祖師（呂洞賓）授口訣，得金丹之道。為道教全真派創始人，授徒馬丹陽、潭處端、劉處玄、邱處機、王處一、郝大通、孫不二等七人，世稱「北七真」。其金丹修煉重在「養性煉神」，《重陽全真集·金丹詩》說：「本來真性喚金丹，四假為爐煉作團。不染不思除妄想，自然袞出入仙壇。」論「本性」詩說：「如金如玉又如珠，兀兀騰騰五色鋪。萬道光明俱未顯，一團塵垢盡皆塗。頻頻洗滌分圓相，細細磨揩現本初。不滅不生閑朗耀，方知卻得舊規模。」著作有《重陽全真集》、《重陽教化集》、《重陽分梨十化集》、《重陽立教十五論》、《重陽金關玉鎖訣》、《重陽授丹陽二十四訣》、《五篇靈文重陽祖師註》。對內丹學之闡述以《五篇靈文重陽祖師註》為系統而精闢。

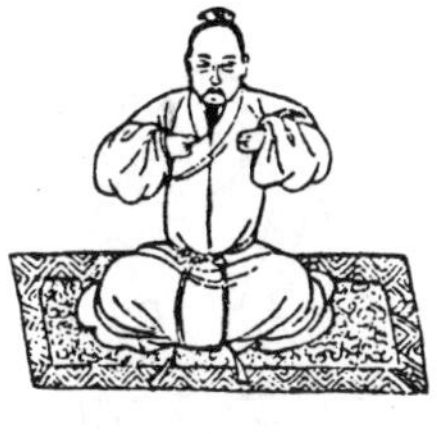

【王子晉吹笙】功法《赤鳳髓》卷二。作法：坐式，兩手捏拿胸傍穴位，（胸傍有周榮、胸鄉、天溪、食竇、大包穴。正中有鳩

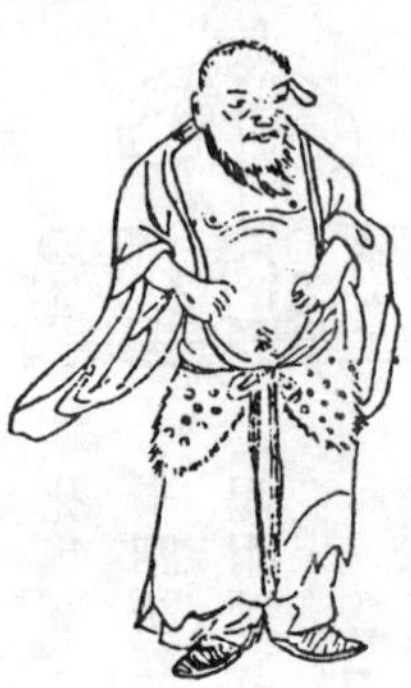

尾穴，屬任脈。編者註））運氣九口。功效：通任脈，預防疾病。

【王玉陽散痛法】 功法 《衛生真訣・下卷》

作法：正身踏定，將左腳向前，右腳向後，兩手握拳拄肚，運氣二十四口，左右行功同。功效：治時氣遍氣作痛。

【不神】 術語 指不執著、不死守。《張三豐先生全集・道言淺近說》：「真神從不神中煉出，學者知之。」

【不二法門】 名詞 祖竅異名。見《性命圭旨・安神祖竅圖》。

【不動道場】 名詞 祖竅異名。見《性命圭旨・安神祖竅圖》。

【不即不離】 術語 指意守丹田時，不可離開丹田，又不宜執著於丹田。《樂育堂語錄・卷二》：「學者下手興功，必將雙目微閉，了照內外二丹田之間，不即不離，勿忘勿助，久之一息去一息來。」

【不識不知之地】 名詞 心之異名。見《性命圭旨・涵養本原圖》。

【夫婦歡合】 術語 喻神氣相交，性命合一。見「龍虎交媾」。

【日】 名詞 又名「金烏」、「離」、「汞」、「龍」。指神（元神）。《五篇靈文・採藥章第三》：「汞氣飛揚，如日之象。」

【日魂】 名詞 ①心之異名。見《性命圭旨·涵養本原圖》。②內丹之異名。《道樞·金液龍虎篇》列「金丹七十二名」之一。③神之異名。《悟真篇註疏直指詳說》列為神代名詞（「陽中陰」之異名八十九個，「日魂」為其中之一）。

【日月同宮】 術語 喻神氣相交，性命合一。見「龍虎交媾」。

【日烏月兔圖】 天地之日月，即喻人身之神氣。神是火，氣是藥。採時謂之藥，藥中有火；煉時謂之火，火中有藥。（見附圖）

【中和】 術語 指節制情志活動才能使元神不受干擾。《中庸》：「喜怒哀樂之未發，謂之中；發而皆中節，謂之和。中也者，天下之大本也；和也者，天下之達道也。致中和，天地位焉，萬物育焉。」

【中黃】 名詞 ①中丹田異名。見《性命圭旨·普照圖》。②指膽氣。《陳先生內丹訣》：「天一生氣，名曰中黃，其氣藏於膽，以為性命之根。」③指脾。《道樞·中黃篇》：「其脾土也，生於火，剋於水，來自中央，其色正黃。」

【中一宮】 名詞 上丹田異名。見《性命圭旨·乾坤交媾圖》。

【中丹田】 名詞 三田之一。①位於心下。《抱朴子·內篇·地真》：「或在心下絳宮金闕，中丹田也。」②指心。《孫不二女功內丹次第詩註》：「帝京即中丹田，又名絳宮、神室，乃心之部位，心為一身君主，故曰：帝京。」

【中和集】六卷，作者元代李清庵師徒，書中主張內丹修煉的原則為「致中和」，即形神要協調。「喜怒哀樂未發，謂之中；發而皆中節，謂之和。」故書名「中和」。融合儒、釋、道三家思想來討論內丹修煉，「釋云：『不思善，不思惡，正憑麼時，那個是自己本來面目』，此禪家之中也；儒曰：『喜怒哀樂未發謂之中』，此儒家之中也；道曰：『念頭不起處謂之中』，此道家之中也。」討論修煉功夫時說：「清心釋累，絕慮忘情，少私寡慾，見素抱樸，易道之功夫也。心清累釋，足以盡理；慮絕情忘，足以盡性，私慾俱泯，足以造道；素樸純一，足以知天。」作者主張「先性後命，性命雙修」。論述略有重複處，仍不失為較好的內丹學著作。

【內丹】名詞，與外丹相對而言，燒煉五金八石為外丹，鍛鍊人體精、氣、神為內丹。內丹一詞最早見於晉代許遜《靈劍子》中，《靈劍子・服氣第三》：「凡服氣調咽用內氣，號曰內丹。」到了唐代內丹術有了較大的發展，明確提出「神氣相合」而結內丹。《胎息經幻真先生註》：「修道者，常伏炁於臍下，守其神於身內，神氣相合而生玄胎。玄胎既結，乃自生身，即為內丹」。內丹、外丹文獻所用名詞術語大致相同，而其含義相差極遠，讀者須加注意。故近代著名學者陳攖寧說：「外丹與內丹，一個是在爐鼎中燒煉的，一個是在人身內變化的，學者先要把這兩條門路認識清楚。鉛汞二物，在外丹中是實體的東西，在內丹中卻是比喻精、氣、神三項」。在丹經文獻中所用異名甚多，《道樞・金液龍虎篇》中列異名七十二個；（個別有重複）神水、杳冥精、還丹、真一、水中金、黑鉛、河車、五彩、五味、坎男、真汞、白金、白虎、金精、五常、地藥、地魄、日魂、月花、鉛黃花、玉華、水虎、玉蟾、黃芽、玉液瓊漿、華池、恍惚、五行精、離女、火龍、木精、青龍、白虎、猛三花、金烏、玉兔、地馬、離宮、夫婦、金液、赤龍、白芽、白雪、月魄、大還、金丹、玉液、龍虎、二氣、四神、五霞、神砂、光明、流珠、返魂、奪命、靈芸、養命、延壽、泔靈、萬靈、絳雪、伏火、素流、快活、延齡、返童、壽仙。《金丹大要・下・紫陽丹房寶鑒之圖》後列內丹異名五十四個：金丹、火丹、內丹、還丹、神丹、大藥、嬰兒、穀神、聖胎、刀圭、七返、玉壺丹、紫金丹、絳雪丹、赤赫金丹、龍虎大藥、金液還丹、玉液還丹、九還丹、紫金霜、真黃芽、真陰陽、真玄牝、真父母、真龍虎、真種子、真主人、真鉛汞、真一、宇宙之主、秋石、河車、金公、金妃、陽丹、金鼎君、黃男、三五一、美金花、摩尼珠、白馬牙、水中鉛、玉液金砂、神符白雪、龜精鳳髓、日魂月魄、壺中日月、先天地精、太乙含真氣。

【內院】 術語　腦之別名。《鍾呂傳道記・論河車》：「及夫採藥於九宮之上，得之而下入黃庭；抽鉛於曲江之下，搬之而上升內院。」

【內景】 術語　指身內景象。《黃庭內庭經・梁丘子註序》：「內者，心也；景者，象也。……心居身內，存觀一體之象也，故曰：內景也。」

【內照】術語　又稱「內觀」、「內視」。指收斂神光於身內。《周易參同契》：「內照形軀」。

【內藥】術語　喻身中元氣。《樂育堂語錄・卷三》：「吾又言外藥、內藥者何？必內藥有形外藥可得而採。內藥，吾身之元氣也；外藥，即太虛中之元氣也。」

【內三寶】術語　又稱「上藥三品」。指精、氣、神。為煉內丹的物質基礎，故道家內丹術稱之為「煉金丹」者，即鍛鍊此精氣神。《五篇靈文》王重陽註：「內三寶者，精、氣、神是也。」《玉皇心印妙經》「上藥三品，神與氣精。」精為丹基，神為主宰，氣為運用。故呂洞賓說「息精息氣養精神，精養丹田氣養身，有人學得這般術，便是長生不死人。」

【內吸呼】術語　即「胎息」。見「胎息」。

【內照圖】出《性命圭旨・元集》中。繪五臟六腑之形態，供內照時存想。（見附圖）

【內功圖說】內容與《衛生要術》相同，清代王祖源於光緒七年（一八八一年）重刊，更名《內功圖說》。

【止觀】術語　佛家收心的一種方法。《維摩詰經》：「繫心於緣謂之止，分別深達謂之觀。」即是說將神志集中以誘導入靜，入靜後進入特定的分析和思維。

住亦徒然。」

【止念】 術語　排除雜念。《規中指南・止念第一》：「大道教人先止念，念頭不

【止其所】 名詞　心之異名。見《性命圭旨・涵養本原圖》。

【止念之正法眼藏】 術語　意守丹田，使神凝氣調是最好的排除雜念的方法。《樂育堂語錄・卷三》：「惟有以神入於丹田，納氣會於規中，此即水火交而為一，到得水火既濟，兩不相刑，則神之飛揚者不飛揚，氣之動蕩者不動蕩，即是止念之正法眼藏。」

【心】 名詞　五臟之一，古人認為心為君主之官，統帥全身，為人身神志思維的器官。在丹經文獻中關於神志思維的器官有主心說，有主腦說，《黃庭經》即主腦說，丹經中言「心源、性海」，實際上概括了腦神的作用。《唱道真言》認為練功自始至終是「煉心」，也就是「煉神」。並且古人已經認識到練功的健身及抗衰老作用，就是通過「煉心養性」來實現的，故有「老遲因性慢，無病為心寬」之說。古代氣功典籍所用「心」之異名甚多，僅《性命圭旨》一書中就有數十之多，今舉其常見異名於後：何思何慮之天、神明之舍、朱砂鼎、秘密藏、不識不知之地、道義之門、赤龍精、腔子裡、玉芝、真汞、日魂、丹元、神水、方寸、主翁、天君、心源、性海、靈台、靈關、靈山、赤水、守靈、姹女、朱汞、靈府、玉液、丹台、乾馬、交梨、金烏、止其所、光明藏、靈明一竅、虛靈不昧之神、色空不二之一、活潑潑地、天玄女、自在處。《道樞・百問篇》：「心有異名乎？正陽子曰：心者，

司南，其干丙丁，其德在火，其卦曰：離，其名曰：朱汞，曰：赤龍之趾，曰：姹女，曰：離女，曰：瑤台，心有血焉，謂之赤鳳之髓，其流入於腦謂之海，其流入於華池謂之神水。」

【心功】 功法　見《內功圖說》。作法：行功時首先要清心息慮，使形體放鬆，以流通氣血，絕情慾，以固守神氣。功效：疏通血脈，養神氣以強心。

【心齋】 功法　又稱「聽息法」，見「聽息法」。

【心源】 名詞　心之異名。見《性命圭旨•涵養本原圖》。

【心息相依】 術語　使神志集中於調息，久之神凝息調，神氣融合。《聽心齋客問》：「客問心息相依？」曰：心依著事物已久，一旦離境，不能自立，所以用調息功夫拴繫此心，使心息相依，調字亦不是用意，只是一呼一吸繫念耳。至心離境則無人無我，更無息可調，只綿綿若存，久之自然純熟。」

【火】 名詞　神志集中於意守部位，意守處產生溫熱感即是火。陳攖寧《為止火問題答覆諸道友》：「吾人當做功夫的時候，將自己的心神注重在身中某一部分，這就是火。世間所傳初步下手功夫，有守印堂者，有守絳宮者，有守臍下一寸三分者，有守頂門者，有守夾脊者，有守兩腎中間者，有守海底者。凡是心神專注之處，都是火力所到之處。心神何故稱之為『火』？因為中國醫書以五臟配五行，心藏神，在五行屬火，無論人身何處，若自己用心神在該處緊緊守定，勿使移動，亦不放鬆，日日如此，經過相當時間，必覺該部發熱發燒，或覺酸麻，或覺膨脹，甚至於有跳躍之狀態，此皆神火集中之力所表現。

【火冷】術語　即「火寒」，見「火寒」。

【火候】術語　指練功過程中神和息的具體運用。《樂育堂語錄・卷三》：「若火候之說，更有說焉。火即神也，候即息也。」《樂育堂語錄・卷一》：「修煉之術別無他妙，但調火候而已。夫煉丹有文火，有武火，有沐浴、溫養之火，有歸爐封固之火，此其大較也。」「火候文武，只有意無意之分焉耳。」《聽心齋客問》：「客問火候？曰：火本無形，安得有候？心即神也，神即火也。行火有過、不及之差，則調而正之，所謂候也。其機在人，用意太緊則火燥，太緩則水濫，全在緩急得中。其曰不傳火者，不可傳也。起火時守虛靜，聽其自然薰蒸，化而為液下降灌溉五官，不可一毫雜念。」

【火燥】術語　指練功中產生雜念，意守過緊。《孫不二女功內丹次第詩註》：「雜念不可起，念起則火燥。」

【火寒】術語　指意守鬆弛。《孫不二女功內丹次第詩註》：「真意不可散，意散則火寒。」

【火逼金】術語　即「火逼金行」，見「火逼金行」。《性命圭旨・聚火載金訣法》：「靜中陽動金離礦，地下雷轟火逼金。」

【火入水鄉】術語　即「神入氣穴」，見「神入氣穴」。

【火逼金行】 術語　火指呼吸，金指元氣，以呼吸助元氣運行。《金仙證論・風火經》：「混然子曰：火逼金行，當起火之初，受氣宜柔。註：火者，呼吸之氣也；金者，元氣也。蓋金不能自升，必假火以逼之，使朝於乾宮。」

【火龍水虎圖】 元氣神（龍）來自離宮（火位），即龍從火裡出；精氣（虎）生自坎（水位）府，即虎向水中生。（見附圖）

【火候崇正圖】 圖中以龍養珠示意溫養火候。《性命圭旨・火候》：「蓋火之寒、燥，全在意念上髮端。陳虛白曰：念不可起，念起則火燥；意不可散，意散則火冷。惟只要一念不起，一意不散，含光默默，真息綿綿，圓明覺照，常自惺惺，此長養聖胎之真火候也。」（見附圖）

【六塵】 術語　佛家把色、聲、香、味、觸、法稱為六塵，以其使人心地不得清淨。《樂育堂語錄・卷二》：「若打坐時，不先將六根、六塵一齊放下，大休大歇一場，驟引凡息上下往來，以希真之一氣，未有能得者也。」參看「六根」。

【六根】 術語　佛家以人身之眼、耳、鼻、舌、身、意為六根，根有生之意，眼視生色，耳聽生聲，鼻嗅生香，舌嘗生味，身生觸，意生法。把色、聲、香、味、觸、法稱「六境」，以其能染污人的情識，又稱「六塵」；因其能令人迷妄，又稱「六妄」；以其令人善衰滅，又名「六衰」；以其「能持劫一切善法」，又稱「六賊」。

【六妄】術語　見「六根」。

【六衰】術語　見「六根」。

【六境】術語　指色、聲、香、味、觸、法六者能為眼、耳、鼻、舌、身、意（六根）所感覺認識的六種境界，六根所起的作用，稱「六識」，即眼能視色，耳能聽聲，鼻能嗅香，舌能嘗味，身有所觸，意能識法。

【六賊】佛家認為眼、耳、鼻、舌、身、意六者，能劫持一切善法。道家認為人身精氣神常因此六者而外耗。《性命圭旨・涵養本原、救護命寶》：「妄念才興神即遷，神遷六賊亂心田。」

【六字氣】術語　又稱「六字訣」。屬古代吐納養生祛病的一種方法。最早見於南北朝時期陶弘景著《養性延命錄》中「凡行氣，以鼻內（通「納」，下同）氣，以口吐氣。微而引之名曰：長息。內氣有一，吐氣有六。內氣一者，謂吸也；吐氣六者，謂吹、呼、唏、呵、噓、呬，皆出氣也。……吹以去熱，呼以去風，唏以去煩，呵以下氣，噓以散滯，呬以解極。……心臟病者，體有冷熱，吹呼二氣出之；肺臟病者，胸膈脹滿，噓出之；脾臟病者，體上游風習習，身癢、疼悶，唏氣出之；肝臟病者，眼疼，愁憂不樂，呵氣出之。」唐代孫思邈《備急千金要方・養性》中繼承了這一療法，並增加「腎臟病者」，體冷陰衰，面目惡痿……用呬氣出。」唐宣宗時代胡愔著《黃庭五臟六腑補瀉圖》中將六氣與臟腑的配屬關係作了調整，改肺噓為肺呬，改心呼為心呵，改肝呵為肝噓，改脾唏為脾呼，改腎呬為腎吹，另增膽病用嘻。後世基本沿用胡氏六氣治臟腑病之配屬關係，改膽為三焦。自宋代《道樞》、《太上玉軸六字氣訣》又將六字氣法與導引相結合，明代的《修齡要旨》、《類修要訣》、《壽世傳真》等書均採用。並命名為「『延年六字總訣』：肝若噓時目瞪睛，肺和呬氣雙手擎，心呵頂上連叉手，腎吹抱取膝頭平，脾病呼時須撮口，三焦客熱臥嘻寧。及『四季祛病歌』：春噓明目木扶肝，夏至呵心火自閑，秋呬定收金肺潤，腎吹惟要坎中安，三焦嘻卻除煩熱，四季長呼脾化餐，切忌出聲聞口耳，其功尤勝保神丹。」陶弘景時代的六字氣訣是「氣聲逐字吹、呼、噓、呵、唏、呬吐之」，後世的六字氣訣是「切忌出聲聞口耳」。由南北朝時期到明、清時代的養生著作中六字氣法均廣為著錄，是呼吸吐納法在健身治病中的具體應用，值得進一步整理發掘。

【六妙法】 術語 指「數、隨、止、觀、還、淨」六種坐禪修煉方法。載於隋代天台大師智顗所著《六妙法門》一書中。每一種修煉方法又分為「修」與「證」兩部分，以「數」為例，有「修數」與「證數」之別，前者為初步階段，後者為深化階段。「數、隨、止、觀、還、淨」六法，循序漸進，由淺入深。不失為坐禪修煉的有效方法。

【六根清淨】 術語 眼、耳、鼻、舌、身、意六根（感官）不受外界各種因素（塵）的干擾。《紫清指玄集·玄關顯秘論》：「藏心於心而不見，藏神於神而不出，故能三際圓通，萬緣澄寂，六根清淨，方寸虛明，不滯於空，不滯於無，空諸所空，無諸所無，至於空無所空，無無所無，淨裸裸，赤洒洒則靈然而獨存者也。」

【文火】 術語　與「武火」相對，意念略和緩些。《樂育堂語錄・卷一》：「迨至神稍凝，氣稍調，神氣二者略略相交，但未至於純熟，此當有文火以固濟之，意念略略放輕，不似前此之死死執著數息，是即文火也。」

【方寸】 名詞　心之異名。見《性命圭旨・普照圖》。

【斗樞】 名詞　自然界中北斗七星為斗樞，內丹術中藉喻元氣之運行，如北斗之運於天。《周易參同契發揮・上》：「消息應鐘律，升降據斗樞。……斗樞於一日十二時之內，每時移一位，一日移遍十二辰。吾身火候之升降亦猶是也，《指玄篇》云：寥寥九地移鐘管，黯黯長天運斗魁。蓋不過取象比喻而已。」

【丹元】 名詞　心之異名。《黃庭內景經・心神章第八》：「心神丹元字守靈。」

【丹田】 名詞　又稱「爐鼎」、「竅」、「氣穴」等。①鍛鍊精、氣、神的場所，三丹田合稱。《鍾呂傳道記・論還丹》：「丹田有三：上田神舍，中田氣府，下田精區。精中生氣，氣在中丹；氣中生神，神在上丹；真水真氣合而成精，精在下丹。」丹田異名最為紛繁，見諸丹經者約近八百個。②指下丹田。《脈望・卷一》：「天機者，臍下一寸三分也，聖人下手養胎仙之處。《難經》註云：臍下腎間動氣者，丹田也，人之性命也。丹田，性命之本，道士思神，比丘坐禪皆聚真炁於臍下，艮由此也。」參看「下丹田」。丹田屬內丹三要之一，既重要，而文獻敍述又紛繁，關鍵是靈活運用，不能執著。《樂育堂語錄・卷五》有精闢論述：「雖古人謂為氣海，謂為祖竅，謂為天地之根，玄牝之門，有其名卻無其實，然亦不可謂全無實也。以為虛也，而萬化生於此；以為實也，究竟尋不著一個物事出來。」又說（卷二）：「此個氣穴非有形有象，肉團子上是神氣合一之氣穴也。神氣聚則有形，神氣散則機息。……雖然金鼎非真有鼎，玉爐非真有爐，亦無非神氣合一，凝聚於人身氣海之旁，即男子媾精之所，女子繫胞之地是。然亦不可死死執著此處烹煉也，不過以人身元氣，自一陽來復，神氣交會於此，歸根復命於此，烹煉神丹、採取歸來亦離不得此。除此而外則無修煉之處，若執著此處未可以成神胎也。須知神氣團聚一區，恍惚若在此，又若不在此，方與虛無之丹相合。」

【丹台】 名詞　心之異名。見《性命圭旨・涵養本原圖》。

【丹頭】 名詞　指先天氣。《悟真篇》：「丹頭和合類相同，溫養兩般作用。」《翠虛篇》：「丹頭只是先天氣，煉作黃芽發玉英。」

【丹扃】 名詞　祖竅異名。見《性命圭旨・安神祖竅圖》。

【丹陽真人】 即「馬鈺」，見「馬鈺」。

【丹華洞主】 即「趙台鼎」，見「趙台鼎」。

【丹陽真人語錄】 金代王頤中輯錄其師馬丹陽言論而成。論述內丹修煉亦多精要：「心不馳則性定，形不勞則精全，神不擾則丹結。」「故道家留丹經子書、千經萬論，可一言以蔽之曰：清淨。清淨者，清為清其心源，淨為淨其氣海。心源清則外物不能撓，故情定而神明生焉；氣海淨則邪慾不能干，故精全而腹實矣。」「夫修此之要，不離神氣。神氣是性命，性命是龍虎，龍虎是鉛汞，鉛汞是水火，水火是嬰姹，嬰姹是真陰真陽，真陰真陽即是神氣。種種名相。皆不可著，只是神氣二字而已。」

【月】 名詞 ①喻一念不生，如一輪明月。《玉清金笥青華秘文金寶內煉丹訣・蟾光圖論》：「元性喻月，性之用也。性之初見如星大，圓陀陀，光爍爍，未足言見性，但氣質之性，稍息而元性略見，如雲開則月見，少頃合則亦然耳！」②喻元氣之生長旺衰，如月之晦朔弦望。《五篇靈文・採藥章第三》：「待其鉛光閃爍，如月之象」參看「月出庚方」。

【月魄】 術語 ①下丹田異名。見《性命圭旨・蟄藏氣穴圖》。②指精（氣）。《金丹四百字》：「日魂玉兔脂，月魄金烏髓。……魄主金，金能生水，故精者，魄藏之」。

【月出庚方】 術語 元氣初生喻如初三之一彎新月。《樂育堂語錄・卷三》：「藥微不升，藥老氣散，此中須得一苗新藥之生，採之取之，以之運行河車不難矣。此無他法，但觀自三十至初一、初二皆是晦暗之候，毫無光華，此即無藥、藥微之象也，迨至初三，月出庚方，一彎新月，現於天表，僅有一線之明，藥之新嫩，亦是如此。故曰：有人問我修玄事，遙指天邊月一痕。」

【月裡捉金烏】術語 喻以氣戀神。丹經中常以月、金、鉛、虎喻元氣，日、木、汞、龍喻元神。《孫不二女功內丹次第詩註》：「丹道有風必有火，氣動神必應，故呂純陽真人云：『鉛亦生，汞亦生，生汞生鉛一處烹。』鉛與月，喻陽氣；汞與金烏，喻陰神。陽氣發生，陰神必同時而應，故曰：月裡捉金烏。」

【勿忘】術語 指練功時意不能散。《張三豐先生全集•道言淺近說》：「神息相依，守其清淨自然曰：勿忘。」

【勿助】術語 指練功時意念不宜過強，其強弱要與練功全過程相適應。《張三豐全集•道言淺近說》：「順其清淨自然曰：勿助。」

【勿藥元詮】作者清代汪昂，成書於一六八二年，附於《醫方集解》下卷後。內容有總論、調息、小周天、道經六字訣、一秤金訣、金丹秘訣、諸傷、風寒傷、濕傷、飲食傷、色慾傷。所介紹之練功方法及氣功治病方法簡便易行，流傳廣泛。

【牛道淳】生卒不詳，號神峰逍遙子，元代人。悟真子李志恆之師，師徒問答，討論內丹修煉，於元貞二年（一二九六年）著《析疑指迷論》。

【牛女相逢】術語 喻神氣相交，性命合一。見「龍虎交媾」。

【反照圖】 圖中標示尾閭、夾脊、玉枕背部三關的位置。圖中最一層列出上丹田（泥丸）常見之異名，圖下部所列異名將尾閭、虛危穴（又稱陰蹺）混列一起。實際上尾閭位於尾椎末節處，虛危穴位於會陰部位。（見附圖）

【反觀內照】 術語 即「迴光返照」，見「迴光返照」。

【化精之驗】 術語 指元氣發生一身有溫暖感。《樂育堂語錄・卷二》：「呂師云：曲江月淡水澄清，沐浴須當定主賓，若到水溫身暖處，便宜進火辨前程。呂師之言水溫身暖的是化精之驗。」

【化精之候】 術語 丹田中元氣發生即是化精。《樂育堂語錄・卷二》：「修士必於打坐時調其呼吸，順其自然，一出一入，不疾不徐，如此調息雖屬凡息，然亦是自在真火。似此烹煉一番，得那後天有形之精，忽然化為元精，到得丹田有氤氳活動之氣現象，即是化精之候。」

【升降】 術語 指元氣沿督脈升於腦，又由腦沿任脈降入下丹田。《天仙正理・小周天藥物直論》：「升謂之進，降謂之退。」

【午時】 術語 ①上午十一時至下午一時，（東八區時限）古人認為此時天地陰氣下降，人身心液亦於此時下降。《大丹直指・五行顛倒龍虎交媾訣併圖》「採藥之法，人多以子時腎氣發生，午時心液降下之際行功。」②元氣升於腦中時，陽極生陰，繼之元氣下行，又稱「活午時」。

【午退陰符】術語　元氣上升於泥丸後引元氣下行。《樂育堂語錄·卷三》：「至於午退陰符又是何狀？古云：問吾午在何時？不過藥朝金闕。顧何以知其朝金闕、上泥丸哉？其必於進火之時輕輕微微，用起後天呼吸將元氣催促上於崑崙頂上。此時雖不見銀浪滔天，金晶灌頂，百脈悚然，九宮透徹之大效。然而藥氣上升，周身踴躍，氣機運轉迴旋無有一毛、一竅之不到者，恍覺身如壁立，意若澄淵，此真陽盛之時，正陰符起手之時，所謂『陽極生陰』斯其旨矣。生等行功至此，須退而向下，不可仍用催迫之力。若再行火，勢必將元氣逐散於外。

【水火】術語　指精氣（水）、神（火）。《道樞·水火篇》：「夫火在心，為性者也；水在腎，為命者也。二者實相須以濟焉。腎之水，非心之火養之則不能上升矣；心之火，非腎之水藏之則不能下降矣。」神與精氣交融則化為元氣。《樂育堂語錄·卷一》：「人身無水火，人身一屍殼而已。日月者，天地之精神；水火者，人身之元氣。」《樂育堂語錄·卷三》：「大凡修道，必以虛靈之元神養虛無之元氣。此個元氣，非精、非氣、非神，然亦即精、即氣、即神，是合精、氣、神而為一者也。」《中和集·金丹或問》：「天以日月為水火，易以坎離為水火，禪以定慧為水火，聖人以明潤為水火，醫道以心腎為水火，丹道以精氣為水火。……種種異名，無非譬喻，使學者自得之也。」

【水火交】 術語　指元精（水）與元神（火）相合。《性命圭旨・三家相見說》：「精合神，謂之水火交。」

【水鄉鉛】 術語　①下丹田異名。見《性命圭旨・蟄藏氣穴圖》。②指元氣。《入藥鏡》「水鄉鉛，只一味」。王道淵註：「修煉之士，欲得其性靈命固，從下手之初，必是採水鄉之鉛者。」

【水中火發】 術語　喻下丹田中元氣發生。《樂育堂語錄・卷一》：「生等於元氣未見時，不妨以神光下照，將此神火去感動水府所陷之金，久久自然水中火發，而真金出礦矣。」

【水中金生】 術語　即丹田元氣發生。又稱「鉛中銀出」、「陰中陽產」。《樂育堂語錄・卷四》：「故人一身上半為天為陽，下半為地為陰。非有神火烹煎則水寒金冷，必沉溺不起，而人之昏者愈昏，昧者長昧矣。吾言以神入氣，即交媾水火之道，水火一交，那其中絪緼之氣蓬蓬勃勃發生起來，即水中金生，又云：鉛中銀出，又云：陰中陽產。」

【水火同鄉】 術語　喻神氣相交，性命合一。見「龍虎交媾」。

【水火既濟】 術語　精氣上升，神火下降，相互協調為用。《中和集・金丹或問》：「或問如何是既濟。曰：水升火降，曰：既濟。《易》曰：山下有澤。損君子以懲忿窒慾，此既濟之方。懲忿則火降。室慾則水升。」

【水府之地】術語　指下丹田。《樂育堂語錄》：「我想迴光返照，一無所知所覺，所思所慮，純純乎就範於規矩之中。即採回陽以為生生之本矣。迨至水府之地忽有一點蓬勃氤氲之氣機，自不識不知，無思無慮而來。」

【水府求玄】術語　指煉精化氣。《性命圭旨・性命說》：「乃玄門專以氣為命，以修命為宗，以水府求玄立教。故詳言命而略言性。是不知性也，究亦不知命。」

【水底玄珠】名詞　內丹異名。見「玄珠」。

【水源至清】術語　指元精發生時，頭腦處在虛靈狀態。《樂育堂語錄・卷四》：「總之，元精無形，惟此萬念齊捐，一靈獨運，炯然朗抱，渾然而知，即為精生，即為水源至清。」

【幻丹】術語　指練功時尚有雜念而盲修瞎練所出的偏差。《玉清金笥青華秘文金寶內煉丹訣・幻丹說》：「丹有幻丹者，蓋學道之士不知正理而妄為採取交會，故成幻丹。幻丹者，未靜心田，遽採一陽。」

【幻境】術語　指妨礙入靜的各種干擾。《孫不二女功內丹次第詩註》：「要得丹成速，先將幻境除。註：幻境，即世間一切困人之環境。……或動人愛戀，或使人恐怖，或起嗔恨，或感悲傷，或令人誤認為神通，或引人錯走入邪路，甚至神識昏迷。自殘身體，偶有見聞，妄稱遇聖，凡此等類，皆是幻境。」

【幻真先生】 生卒姓名不詳，唐代天寶年間人，得羅浮真人傳授吐納秘旨，撰有《幻真先生服內元氣訣》一書傳世。

【幻真先生服內元氣訣】 一卷，唐代幻真先生撰。主要討論服氣、調氣、行氣、休糧等吐納法，內容包括：進取訣、淘氣訣、調氣訣、咽氣訣、行氣訣、煉氣訣、委氣訣、閉氣訣、布氣訣、六氣訣、調氣液訣、飲食調護訣、休糧訣、守真訣、服氣胎息訣。對後世影響甚大，為《赤鳳髓》等書所轉錄。

【以龍嫁虎】 術語 即「神入氣穴」，見「神入氣穴」。

【以性攝情】 術語 即「神入氣穴」，見「神入氣穴」。

【以虎嫁龍】 術語 見「還精補腦」。

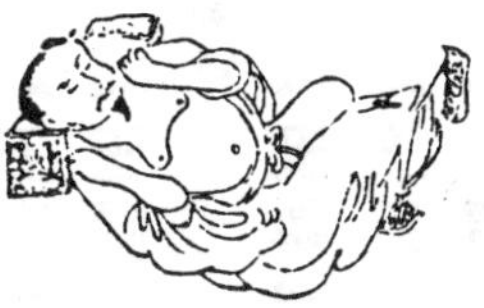

【尹清和睡法】 功法 《衛生真訣・下卷》。作法：仰臥，右則架左腳上放伸，兩手搬肩，肚腹往來行功運氣六口。功效：健胃消食。

【玉芝】 名詞 心之異名。見《性命圭旨・普照圖》。

【玉宇】 名詞 上丹田異名。見「深淵」。

【玉枕】 名詞 位於後頭部枕骨粗隆處。《爹陽殿問答編・第六篇》：「玉枕一關，名曰：鐵壁，居頭凹之處，有一高骨。」

【玉京】 名詞 上丹田異名。見「深淵」。

玉闕。」

【玉室】 名詞 上丹田異名。見「深淵」。

【玉闕】 名詞 指肺。《黃庭經講義・第四章呼吸》：「肺屬金，其色白，故曰：玉闕。」

【玉鼎】 名詞 上丹田異名。見「深淵」。

【玉京山】 名詞 上丹田異名。見《性命圭旨・乾坤交媾圖》。

【玉清宮】 名詞 上丹田異名。見「深淵」。

【玉液還丹】 術語 《黃庭經講義・第五章漱津》：「吾人靜坐工夫已久，口中自然發生一種甘津，清涼爽淡，異乎常時。此亦因身中團聚之熱力蒸動下焦之水氣，循經絡之路而上升，至口中遂化為津。此津由煉氣而生，與常津不同。呑入腹中，大有補益。果能勤加修煉，勿稍間斷，則第一次呑入腹中之津，又為熱力蒸動，化氣上升，仍至口中，復還為津，此為第二次所化，比第一次更覺甘美。其補力亦更大。如是循環不休，直至百千萬次。功同乳轉醍醐，而古人所謂玉液還丹，不外是矣。」

【玉液煉形】 功法 見《性命圭旨・玉液煉形法則》。作法：坐式，神志集中於身內，以舌攪動於口腔內，使唾液滿口，徐徐咽下，以意引到胸中、腹、臍、至氣海而止。從氣海處分為兩路，沿左右大腿、膝、下湧泉。從湧泉上行至尾閭，左右合一，過腎堂、夾脊雙關，至肩、臂、手，入胸，上腦，下鼻入口。功效：流通氣血，通關蕩穢，潤養一身。

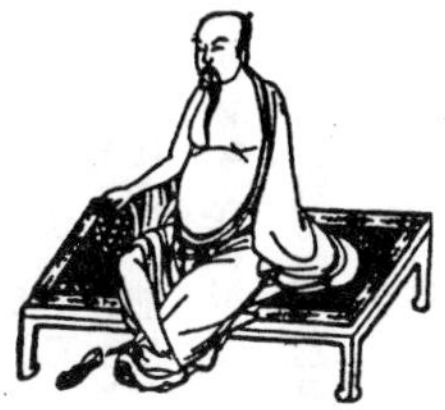

【玉蕊金英】術語　喻神氣。《樂育堂語錄・卷一》：「玉蕊金英，亦非實有其物，不過言坎離交媾，身心兩泰，眼中有智珠之光，內心有無窮之趣，如金玉之清潤縝密，無可測其罅漏者。」

【玉兔與金烏相抱】術語　即「天魂地魄留戀」，見「天魂地魄留戀」。

【玉池清水灌靈根】術語　指練功時所生唾液經反覆鍛鍊，送歸丹田。《黃庭經講義・第四章呼吸》：「學者當呼吸調和之候，口中必有甘涼之津液發生，順而吞之，以意直送下降，復得神火煉之，使津化為氣，潤澤周身，而後歸納於下田，以培植命蒂，故曰：玉池清水灌靈根。」

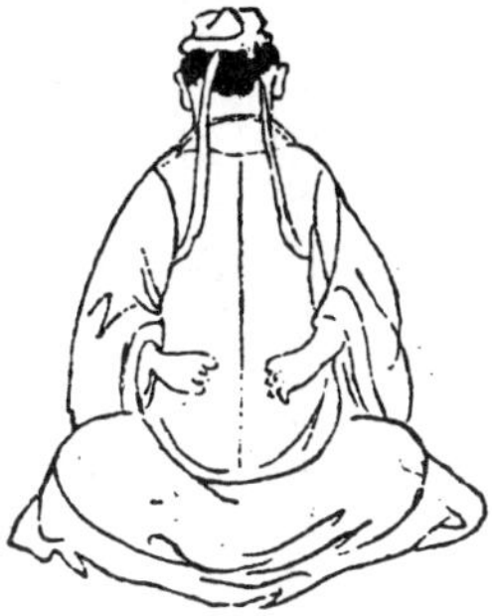

【玉真山人和腎膛法】功法　《衛生真訣・下卷》。作法：盤膝坐，兩手輕握拳，擦兩腰部令熱，運氣二十四口。功效：治腰腿痛。

【玉清金笥青華秘文金寶內煉丹訣】三卷，宋・張伯端著。書中對內丹修煉的方法、步驟、要領、注意事項論述詳明，精、氣、神（藥物）、火候介紹極為周密，並且明確指出精氣神三者，神為主，以氣為用，精依氣生。又將神分為元神（元性）、慾神（氣質之性），練功則是恢復元性，「如雲開則月見」。又闡述「凝神」時說：「凝神者，神融於精氣也。精氣神合而為一，而陽神產矣。」書中提出「幻丹說」：「幻丹者，未靜心田，遽採一陽。」明確指出，練功時心神不清淨，是產生各種幻覺的根源，是較早明確討論練功出現精神障礙的文獻，本書是一份很珍貴的道家煉養術典籍。

【正位】 名詞　祖竅異名。見《性命圭旨・安神祖竅圖》。

【正念】 術語　指練功時排除雜念後頭腦處在虛靈狀態。《張三豐先生全集・玄機直講》：「每日先靜一時，待身心都安定了，氣息都和平了，始將雙目微閉，垂簾觀照心下腎上一寸三分之間，不即不離，勿忘勿助，萬念俱泯，一靈獨存，謂之正念。」《規中指南》：「蓋無念之念，謂之正念。」

【正陽子】 即「鍾離權」，見「鍾離權」。

【正祖宗】 術語　指元氣。《悟真篇》：「不識真鉛正祖宗，萬般作用枉施功。」《悟真直指》：「坎中一陽乃乾家剛健中正之氣，取象為真鉛，乃天一所生，具有先天真一之氣，為生物之祖氣，為金丹之正祖宗。」

【正一先生】 即「司馬承禎」，見「司馬承禎」。

【正統道藏】 見「道藏」。

【戊己】 術語 ①指下丹田。《諸真聖胎神用訣・玉雲張果老胎息訣》列下丹田異名十個，其九為戊己。②又稱「黃婆」、「真意」，指元神。《悟真篇》……「本因戊己為媒娉，遂使夫妻鎮合歡。」③指脾。《黃庭內景經・脾部章第十三》：「脾部之宮屬戊己。」

【戊己門】 名詞 祖竅異名。見《性命圭旨・安神祖竅圖》。

【戊己合一】 術語 即「刀圭」，見「刀圭」。

【石泰】（一〇二二～一一五八）字得之，號杏林，一號翠玄子，為道家南五祖第二代，宋代常州人。精醫藥，常以醫藥濟人，人稱石杏林。張伯端授以內丹術，著《還源篇》。又將金丹秘訣傳薛道光。

【石杏林】 即「石泰」，見「石泰」。

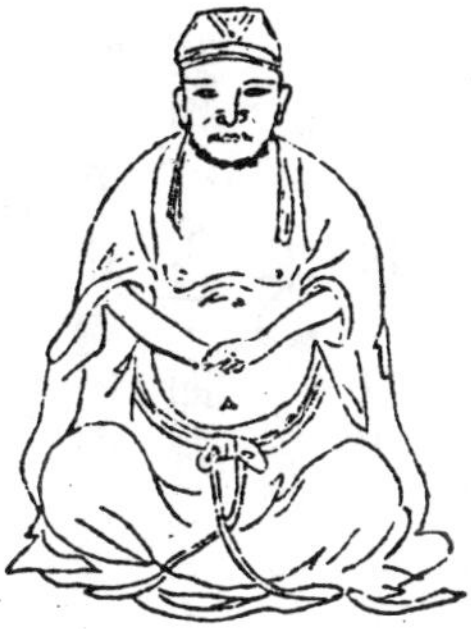

【石杏林暖丹田訣】 功法《衛生真訣・下卷》。作法：端坐，以兩手相搓摩令極熱，復向丹田行功，運氣四十九口。功效：治小腸氣冷疼。

【未濟】 名詞 卦名，☲☵ 上離下坎，喻水火不融，神氣不交。《樂育堂語錄・卷四》：「火日炎於上而不能下，水日潤於下而不能上，水火不融，心腎不交，上離下坎，此未濟之象也。」

【未來心】術語　指元氣未生之時，即有所預感。《樂育堂語錄・卷三》：「吾說玄關一竅隨時隨地都有，只在一點靈機捷發，有如捉霧拿雲憑空而取，不失其候。即顏子知幾其神之意也，即吾道活子陽生，時至神知之語也。倘先時而知，是未來心。」

【功夫】術語　指練功全過程的造詣。《金丹大成・金丹問答》：「問功夫？答曰：知時而交媾，進火而防危，陽生而野戰，刑德而沐浴，以至溫養成丹也。」《中和集・卷一》：「清心釋累，絕慮忘情，少私寡慾，見素抱樸，易道之功夫也。」

【本根】名詞　下丹田異名。《諸真聖胎神用訣・玉雲張果老胎息訣》列下丹田異名十個，其十為本根。參看「下丹田」。

【打坐】術語　即坐功要保持頭腦清淨，否則徒具坐功姿勢而無效。《重陽立教十五論・第七論打坐》：「凡打坐者，非言形體端然，瞑目合眼，此是假坐也。真坐者，須十二時辰住、行、坐、臥一切動靜中間，心如泰山不動不搖，把斷四門眼、耳、口、鼻，不令外景入內，但有絲毫動靜思念，即不名靜坐。」

【甘露】術語　練功時所生之唾液，其味甘甜。又稱「甘津」、「醍醐」。見「四字訣。」

【邛疏寢石】功法　見《赤鳳髓》卷二。作法：右側臥，右手小指掩右鼻孔，左手揑尾閭處，運氣六口。主治：遺精。

【四大】術語　佛家認為萬物由地、水、火、風所組成，故稱四大。《五篇靈文・序》：然人之一身內外，四大上下，皆屬後天陰陽。」

【四字訣】術語　指吸、舐、撮、閉之運用。《樂育堂語錄・卷二》：「伍仙示河車工法，所以有吸、舐、撮、閉之說也。吸者，行功時聚氣凝神於丹田，蘊蓄謹密，不許一絲外漏。舐者。舌抵上腭，使赤龍絞海而真津始生，化為甘露神水而成一粒黍珠哉？撮者，齒牙上下緊緊相黏，口唇上下緊緊相抱，務使內想不出，外想不入，神依於息，息依於神，神氣打成一片，兩兩不分也。閉者，下閉穀道，上閉口鼻，六門緊閉存神。」此法《性命圭旨・聚火載金訣法》中稱「達摩海蟾二祖師吸、舐、撮、閉四字訣」，又名「聚火之法」。

【四大不調】術語　指寒熱飢飽、聲色名利等干擾練功入靜。見「四大」。《懸鸞法師服氣法》：「四大不調有二，或外或內：寒熱飢虛，飽飫疲勞為外起；名利喜怒，聲色滋味、念慮為內起。」

【四氣調神】術語　春夏秋冬四季均根據其季節之不同，調整神志以健身防病。《黃帝內經・四氣調神大論》：「春三月，此謂發陳，……夜臥早起，廣步於庭，被髮緩形，以使志生，生而勿殺，予而勿奪，賞而勿罰，此春氣之應，養生之道也。夏三月，此謂蕃秀，……夜臥早起，無厭於日，使志無怒，使華英成秀，使氣得泄，若所愛在外，此夏氣之應，養長之道也。秋三月，此謂容平，……早臥早起，與雞俱興，使志安寧，以緩秋刑，收斂神氣，使秋氣平；無外其志，使肺氣清。此秋氣之應，養收之道也。冬三月，此謂閉藏，……早臥晚起，必待日光，使志若伏若匿，若有私意，若已有得，去寒就溫，無泄皮膚，使氣極奪，此冬氣之應，養藏之道也。」

【四季卻病歌】 見「六字氣」。

【北海】 名詞 下丹田異名。見《性命圭旨・蟄藏氣穴圖》。

【北七真】 指道家全真派創始人王重陽的七位弟子，即馬丹陽、潭處端、劉處玄、丘處機、王處一、郝大通、孫不二。

【北五祖】 道家對王玄甫、鍾離權、呂洞賓、劉操、王重陽的尊稱。

【玄門】 名詞 ①上丹田異名。見「深淵」。②指道學。《性命圭旨・刻性命圭旨緣起》：「繪圖立論，尤見精工，誠玄門之祕典」。

【玄田】 名詞 上丹田異名。見「深淵」。

【玄牝】 名詞 ①下丹田異名。《胎息經註》：「臍下三寸為氣海，亦為下丹田，亦為玄牝。」②天地、口鼻。《老子河上公註》：「玄，天也，於人為鼻。牝，地也，於人為口。」③指人身正中處，祖竅異名。《馮氏錦囊》：「身中一竅，名曰玄牝，受氣以生，實為神府，三元所聚，精神魂魄會於此穴，乃金丹還返之根，神仙凝結聖胎之地也。」其位置「正在乾之下，坤之上，震之西，兌之東，坎離交媾之鄉，一身之正中，不依形而立，唯體道而生，似有似無，若存若亡，在允執厥中而已」。《性命圭旨》亦主此說，名為「玄牝之門」、「祖竅」。

【玄關】　名詞　祖竅異名。見《性命圭旨・安神祖竅圖》。

【玄谷】　名詞　上丹田異名。見「深淵」。

【玄室】　名詞　上丹田異名。見「深淵」。

【玄宮】　名詞　上丹田異名。見「深淵」。

【玄冥】　名詞　①下丹田異名。見《性命圭旨・蟄藏氣穴圖》。②腎神名。《黃庭內景經・心神章第八》：「腎神玄冥字育嬰」。

【玄都】　名詞　上丹田異名。見「深淵」。

【玄珠】　名詞　神氣融合所結內丹異名。又稱「水底玄珠」、「土內黃芽」。《樂育堂語錄・卷三》：「將藥氣收歸爐中，覺照不息，久之靈光晃發，照於滄溟北海、中央戊己之界，如日月之長懸，此我之元神化為玄珠者也。故曰：水底玄珠，又曰：土內黃芽。」

【玄竅】　名詞　祖竅異名。見「祖竅」。

【玄膺】　名詞　位於舌下金津、玉液穴之間。《樂育堂語錄・卷三》：「人身還有緊要之處，如山根、玄膺二竅，皆是通精氣往來要道。……人能觀照玄膺，則真津自然攝提而上。爾等每行一次，此二穴不可忽也。古云：玄膺氣管受精符。又曰：玄膺一竅生死岸。」

【玄玄子】 即「張三豐」，見「張三豐」。

【玄膚論】 廿論，作者明代陸潛虛。討論內丹修煉，包括三元、內外藥、陰陽互藏、先天後天、鉛汞、元精元氣元神、神統、金液、玉液、性命、質性、神室、河車、澄神、養神、凝神、真息、火符、藥火、抽添、遺言。論述多精粹，神室論云：「吾聞之紫清仙師，人有三谷，乃元神之室，靈性之所存也。其空如谷，又名『谷神』。神存則生，神去則死。日則接於物，夜則接於夢，神不能安居也。《靈樞內經》曰：天谷元神，守之自真。人身之中，上曰『天谷』，泥丸是也；中曰『應谷』，絳宮是也；下曰『靈谷』，關元是也。此三谷者，神皆居之，謂之三田。」（《靈樞》中無說，編者）

【玄玄一竅】 名詞 下丹田異名。《樂育堂語錄・卷一》：「惟於日夜之際，不論有事無事，處變處常，時時以神光直注下田，將神氣二者收斂於玄玄一竅之中。」

【玄關一竅】 名詞 ①指丹田。《聽心齋客問》：「客問玄關一竅？曰：虛極靜篤，無復此身，杳杳冥冥，二氣絪縕交媾處是為神炁之府，即此便是一竅。」②指元神。《規中指南》：「夫所謂玄關一竅者，不過使神識氣，使氣歸根，迴光返照，收拾念頭之法耳！玉溪子曰：以正心誠意為中心柱子者是也。」

【玄關火發】 術語 指意守丹田，丹田中元氣發生。《樂育堂語錄・卷三》：「但下手之初，務要將雜念雜塵一切掃除，庶有混沌之象，所謂無為者是也。忽焉神氣相搏，所謂玄關火發。杳冥沖醒，即無為中生出真消息來。」

【玄關初現】 術語　元氣初生，氣機萌動。《樂育堂語錄·卷三》：「修行人務須心明如鏡，氣行如泉，如堆金積玉人家隨其所欲，可以信手而得。然後一陽初動，始能了了明明，可以探囊而取，此時玄關初現，月露庚方，我即運一點真汞以迎之。」

【玄關竅開】 術語　又稱「氣生之兆」。指精化氣時即是玄關竅開。《樂育堂語錄·卷二》：「此氣生時即玄關竅開時，古云：陽氣始生，此身自然壁立，如岩石之峙高山；此心自然凝定，如秋月之澄潭水，泄泄融融，其妙有不可得而擬議者。故古云：奇哉，怪哉！玄關頓變，了似婦人受胎，呼吸偶然斷，身心樂容腮，神氣真混合，萬竅千脈開。

【玄牝之門】 名詞　下丹田異名。《樂育堂語錄·卷一》：「惟於日夜之際，不論有事無事，處變處常，時時以神光直注下田，將神氣二者收斂於玄玄一竅之中，始則一呼一吸猶覺粗壯，久則覺其微細則少靜矣！又久則覺其若有若無，則更定矣！迨至氣息純返於神，全無氣息之可窺，斯時方為大定、大靜，煉丹則有藥可採，此可悟玄牝之門，此可見生身受氣之初，是即真正玄牝之消息。」

【玄牝門開】 術語　指胎息出現。又稱「玄牝之門現象」。《樂育堂語錄·卷一》：「生自今後須從口鼻之氣微微收斂，斂而至於氣息若無，然後玄牝門開，元息見焉。」

【玄黃相雜】 術語　喻神氣相交，性命合一。見「龍虎交媾」。

【玄都寶藏】見「道藏」。

【玄俗形無影】功法 見《赤鳳髓》卷二。作法：盤膝坐，以手擦左腳心，運氣二十四口，然後擦右腳心，運氣同。主治頭痛頭昏。

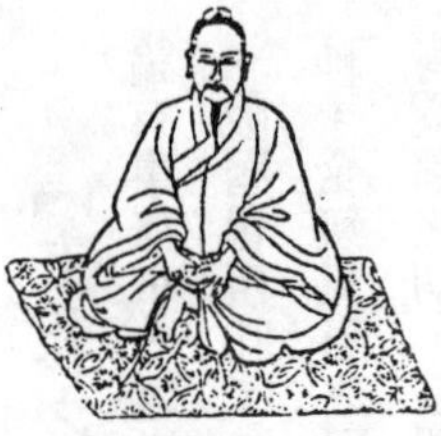

【玄牝之門現象】術語 指胎息出現。《樂育堂語錄・卷一》：「是知玄牝者，從有息以煉至無息，至於大定、大靜之候，然後見其真也。近日用功，雖氣息能調，然未歸於虛極靜篤，則玄牝之門猶不能現象。」

【玄真子嘯咏坐席浮水】功法 見《赤鳳髓》卷二。作法：盤膝坐，兩手上舉托天勢，運氣九口，手放下運氣九口。主治：腹脹。

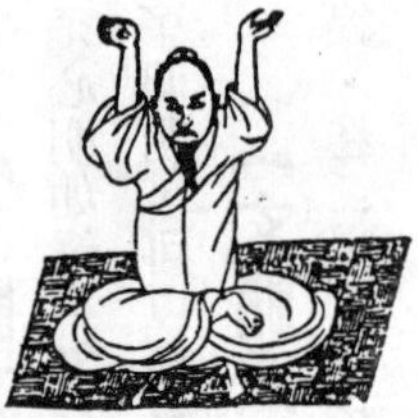

【主客】術語 即「主賓」，見「主賓」。

【主賓】術語 又稱「主客」、「彼我」。均指神氣。《樂育堂語錄・卷四》：「彼者，指坎中之陽也；我者，謂離中之陰也。氣無知，神有知，以有知之神，求無知之氣，以神為主，以氣為賓。主者，我也；賓者，彼也。凡此皆以神煉氣之隱語也。」

【主翁】名詞 心之異名。見《性命圭旨・涵養本原圖》。

【立匡廓】術語 指神氣會合。《樂育堂語錄・卷四》：「生

【立橐龠】術語　指神氣會合。又稱「立匡廓」，見「立匡廓」。

【立禪納氣法】功法　見《性命圭旨・立禪圖》。作法：天清氣朗時，自然站立式，兩手相抱於臍處，凝神調息，鼻引清氣直咽下丹田。功效：煉神調氣，延年益壽。

【外丹】術語　①指燒煉五金八石。《鍾呂傳道記・論丹藥》：「外丹者何也？……八石之中，惟用朱砂，砂中取汞；五金之中，惟用黑鉛，鉛中取銀。」②又稱「外藥」。指先天一氣。《道竅談・內外二藥》：「欲煉外丹者，必先以汞迎鉛，其鉛非結丹之鉛，先天之一氣也。……外丹為外藥，而金丹亦名外藥，因其造化在外也。」

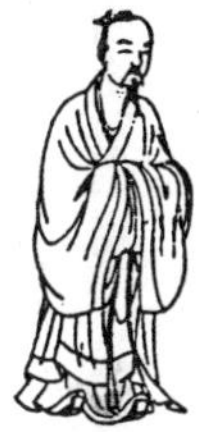

【外藥】術語　①喻自然界中元氣。見「內藥」。②尚未收回丹田鍛鍊之精、氣、神。《天仙正理直論・藥物直論》：「外藥者何也？蓋古云：金丹內藥自外來，以祖氣從生身時雖隱藏於丹田，卻有向外發生之時，即取此發生於外者，復返還於內，是以雖從內生，卻從外來，故謂之外藥，煉成還丹，斯謂之內藥，又謂大藥。」

【外三寶】術語　指耳、目、口。《五篇靈文重陽祖師註》：「外三寶者，耳、目、口是也。」

【外呼吸】 術語 指口鼻呼吸。《樂育堂語錄・卷二》：「學人打坐，必先調外呼吸，以引起真人元息。」

【外黃婆】 術語 動中用意。《樂育堂語錄・卷三》：「丹書所謂外黃婆者，通家之和好，故無位而動。若不知動以採藥，先天元氣如何招攝得回來？此動中用意也。」

【外藥配內藥】 術語 指身中元氣與自然界中元氣相結合。《樂育堂語錄・卷二》：「採外來之靈陽以增吾固有之元氣，故曰：以外藥配內藥。」

【白元】 名詞 指肺神。《黃庭內景經・肺部章第九》：「急存白元和六氣」。《黃庭經講義・第四章呼吸》：白元者，肺神也。」

【白雪】 名詞。①指經鍛鍊之腎液及元氣。《鍾呂傳道記・論還丹》：「腎液隨元氣以上升而朝於心，積之而為金水，舉之而滿玉池，散而為瓊花，煉而為白雪。」②內丹異名。見「內丹」。

【白玉蟾】 （一一九四～一二二九？） 原名葛長庚，過繼白氏後更名白玉蟾，字如晦，號白叟、海瓊子、瓊山道人、蠙庵、武夷散人、神霄散吏，死後詔封紫清真人，世稱紫清先生，瓊州（今海南島瓊山）人，祖籍福建閩清，卒年待考。陳楠授以內丹術，聰明博學，工詩文書畫，著述甚多，有《玉隆集》。《上清集》、《武夷集》等。

【白紫清】 即「白玉蟾」，見「白玉蟾」。

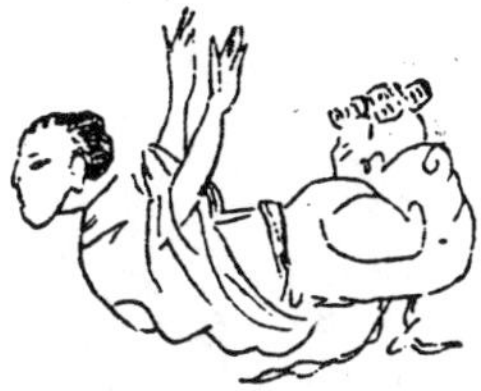

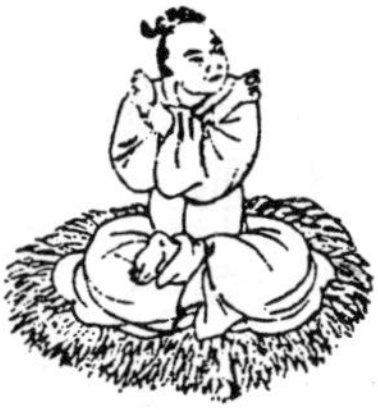

【白玉蟾運氣】 功法　見《赤鳳髓》卷二。作法：盤膝坐，兩手交叉抱兩肩，目左視，運氣十二口。主治：胸腹飽悶。

【白玉蟾虎撲食形】 功法　《衛生真訣．下卷》作法：以肚腹著地，腳手著力朝上，運氣十二口，手足左右搖動三五度，復坐定氣，行功或十四口。功效：治絞腸痧。

【生門】 名詞　指臍。《黃庭內景經．上有章第二》：「上有魂靈下關元，左為少陽右太陰，後有密戶前生門」陳攖寧《黃庭經講義．第一章黃庭》：「幽闕即生門，生門即臍，針灸家名為神闕，又名氣舍。」

【生滅海】 術語　指雜念。《孫不二女功內丹次第詩註》：「掃空生滅海，註：生滅海，即吾人之念頭，剎那之間，雜念無端而至，忽起忽滅，莫能定止。」

【生殺舍】 術語　下丹田異名。見《性命圭旨．蟄藏氣穴圖》。

【生氣之源】 術語　指下丹田。《諸真聖胎神用訣．玉雲張果老胎息訣》：「丹田者，生氣之源。」

【生炁之時】 術語　指子、丑、寅、卯、辰、巳六個時辰。《抱朴子內篇・釋滯》：「夫行炁當以生炁之時，……其從半夜以至日中六時為生炁」。

【生死不相關之地】 名詞　祖竅異名。見《性命圭旨・安神祖竅圖》。

【丘通密】 即「丘處機」，見「丘處機」。

【丘處機】 （一一四七～一二二七）字通密，號長春子，元代登州棲霞（今山東省棲霞縣）人。曾拜王重陽為師學習內丹術，後在龍門山（今陝西省寶雞市東南）修煉七年，創全真龍門派，北七真之一。主張「一念無生即自由，心頭無物即仙佛」。有《大丹直指》、《攝生消息論》等書均署名丘處機。

【丘長春攪轆轤法】 功法　《衛生真訣・下卷》。作法：坐椅子上（高度略高於膝），將兩腳分開（與肩寬）呈外八字，兩手按膝，行功運氣十二口，每日三至五次。功效：治背膊疼痛。

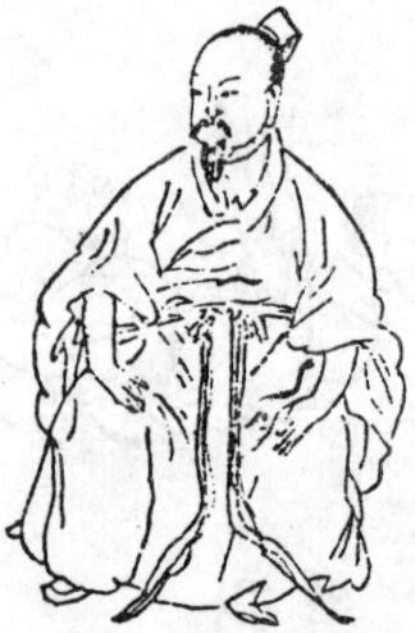

【印堂】 名詞。又名「山根」。位於兩腿間鼻梁上。《樂育堂語錄・卷二》：「人能一心靜定，屏除幻妄，迴光返照於印堂鼻竅，自然漸漸凝定，從氣海而上至泥丸，旋復降至中田，何莫非此胎息為之哉？

【卯沐浴】 術語　元氣上升泥丸時，稍稍凝神泥丸。

《樂育堂語錄・卷一》：「卯沐浴是進火進之至極，恐其升而再升，為害不小，因之停符不用，稍為溫養足矣。此時屬然停功，而氣機之上行者猶然如故，上至泥丸，鍛鍊泥丸之陰氣，此其時也。」

【用火之弊】 術語 指火多（意念過緊）火少（意念過鬆）。陳攖寧《為止火問題答覆諸道友》：「若自己用心在該處緊緊守定，勿使移動，亦不放鬆，日日如此，經過相當時間，必覺該部發熱發燒，或覺酸痲，或覺膨脹，甚至有跳躍之狀態，此皆神火集中之力所表現。世人做功夫到如此地步，每每私衷竊喜，以為道在是矣，更加死守不放，拼命用功，長久下去，遂成不治怪症，此皆不善於用火之弊也。譬如煮飯，火太少則飯不熱，火太多則飯變焦，飯不熟尚可添火，飯變焦則無可救藥。此時縱想止火，已嫌其遲，故初做功夫者，寧可不及，切勿太過。

【仙家三秘】 術語 指爐鼎、藥物、火候。又稱為「內丹三要」。《張三豐先生全集・三豐先生輯說》：「仙家有三秘，火候、藥物、爐鼎。」

【仙傳四十九方】 即《衛生真訣》，見「衛生真訣」。

【仙佛合宗語錄】 又稱《仙佛合宗》。為明・伍守陽與弟子討論道家內丹修煉法的言論輯錄而成，重點是道家理法，兼帶以佛家言論為印證。內容有：最初還虛；真意；水源清濁、真丹幻丹；火足候、止火景、採大藥天機；七日採大藥天機；大藥過關服食天機；守中；出神景、出神收神法；末後還虛九部分。（這九部分內容在《道藏輯要》中名《伍真人論丹道九篇》）本書後還有「門人問答」（十問答）及「評古類」（十三問答）。

【邗子入山尋犬】 功法 見《赤鳳髓》卷二。作法：自然站立，以左手指左方，頭轉向右側平視，運氣二十四口，然後換右手，動作運氣同前。主治：肢體行動不便。

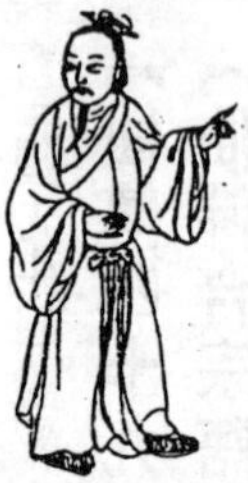

【司馬承禎】（六四七～七三五）字子微，自號天台白雲子，卒贈銀青光祿大夫，謚貞一先生（《道樞．坐忘篇下》稱「正一先生」），唐代河內溫（今河南）人。師事潘師正，學辟谷、導引、服食之術，弟子七十餘人，以李含光、薛季昌為有名。以儒家正心誠意，佛家止觀禪定，道家物我兩忘融會而論修道，著有《天隱子養生書》、《坐忘論》、《服氣精義論》。

【老子】 ①又名《道德經》，春秋時思想家李耳（後世稱老子）著，書中關於「道」、「自然無為」、「長生久視」、「虛心實腹」、「歸根返樸」等論述常為養生家所引用，漢．河上公、宋．張伯端《悟真篇》、白玉蟾《蟾仙解老》、清．黃元吉《道德經註釋》等均有引用及發揮。②春秋時思想家道家學派創始人，姓李名耳，字伯陽，謚聃，楚國苦縣（今河南鹿邑東）人，任周守藏史，辭官西去，應函谷關令尹喜之請，著《道德經》（又稱

《老子》）五千餘言傳世。主張「清淨無為」，「道家無為，又曰無不為，其實易行，其辭難知。其術以虛無為本，以因循為用。無成執，無常形，故能究萬物之情。不為物先，不為物後，故能為萬物主。」

【老嫩】 術語　即「藥老藥嫩」，見「藥老」、「藥嫩」。

【老老恒言】 又言《養生隨筆》。五卷，清代曹庭棟著，成書於一七七三年。老年養生學著作，對老年衣、食、住、行均從養生角度進行了詳細的探討。提出靜坐安眠以治老人難入睡，還特意針對老人之導引鍛鍊，制訂了一套簡便易行的導引動作，分臥功、立功、坐功。

【西方】 名詞　祖竅異名。見《性命圭旨・安神祖竅圖》。

【西南鄉】 名詞　祖竅異名。見《性命圭旨・安神祖竅圖》。

【死戶】 名詞　①下丹田異名。見《性命圭旨・蟄藏氣穴圖》。②祖竅異名。《入藥鏡》王道淵註：「先天炁者，乃元始祖炁也。此祖炁在人身天地之正中，生門、死戶，懸中高起，天心是也。」

【死炁之時】 術語　指午、未、申、酉、戌、亥六個時辰。《抱朴子內篇・釋滯》：「夫行炁當以生炁之時，勿以炁死之時也……，從日中至夜半為死炁，死炁之時，行炁無益也。」

【存神】術語　即集中神志之意。《黃庭經講義・第六章存神》：「存神之義即神自存耳，非依他力而後存也……若夫存神則無所想，不過將神光凝聚於一點，不使散漏之謂也。存神不限於身中一處，亦不限在身內，有時亦存神於身外。丹道步步以存神為用。」

【存真】術語　指存神內守。《黃庭內景經・至道章第七》：「至道不煩訣存真，泥丸百節皆有神。」

【存三守一】術語　又作「存三抱一」。內聚精、氣、神，使元氣充沛。《道樞・崇真篇》：「三者何謂也？精也、氣也、神也，吾所謂真三寶也。抱一者何謂也？抱守元陽真氣也。……夫能知存三守一之道，使氣守精，精守神，神守氣，久而神定氣和，仙道可成矣。」

【存存齋醫話稿】二卷，趙晴初著。書中除討論醫學外，對氣功學亦提出了一些很好的見解。「靜坐內養之法」對虛損證「行住坐臥皆要安神自守，行之半月，即有奇功」。強調練功要自然，「調息法之功效，在行之者自知之，豈容懸揣？若言流弊，則斷斷無之，何也？出於自然，不出於勉強也。」

【地魄】術語　見「天魂」。

【地黃男】名詞　下丹田異名。《性命圭旨・蟄藏氣穴圖》。

【地湧金蓮】術語　意守丹田，丹田中元氣發生。《樂育堂語錄・卷二》：「惟能於大靜之後，真陰真陽方能兆象，吾然後以離宮之元神下照水府，則水府之金自蓬勃氤氳，直從下田鼓蕩，所謂：地湧金蓮是也。」

【耳根不漏】術語　聽而不聞，使神不從耳外馳。《大成捷要》：「凝耳韵切莫外聽，所以耳根不漏。」

【至一真人】即崔希范，見「崔希范」。

【至善之地】名詞　祖竅異名。見《性命圭旨・乾坤交媾圖》。

【百靈之命宅】術語　指上丹田。見《性命圭旨・乾坤交媾圖》。

【呂祖】即「呂洞賓」，見「呂洞賓」。

【呂岩】或寫作「呂巖」。即呂洞賓，見「呂洞賓」。

【呂洞賓】唐末五代人，名岩（或作「巖」）號純陽子，自稱回道人，世稱呂祖及純陽祖師，河中府永樂（今山西永濟）人。宋宣和元年（一一一九）詔封「妙通真人」，元世祖至元六年（一二六九）封「純陽演正警化真君」，至大三年（一三一〇）加封「純陽演正警化孚佑帝君」。精通內丹術，《宋史・陳摶傳》：「百餘歲而童顏，步履輕疾，頃刻數百里，世以為神仙」。署名之作甚多（不少為後人僞托），內丹術影響較大者有「百字碑」、「沁園春詞」、「三寶心燈」等。

【呂純陽行氣】功法　見《赤鳳髓》卷二。作法：自然站立，左手前伸，右手捏左手，由腕至肩，運氣二十二口，然後換手，動作運氣相同。主治：肩背痛。

【呂祖百字碑】 五字一句，共二十句，一百字，傳為呂洞賓著作。討論內丹修煉，強調養神煉氣，性命雙修。流傳較廣，曾有張三豐、陸西星等為之作註。內容參看「呂洞賓語錄」。

【呂純陽任脈詠】 功法 《衛生真訣下卷》。作法：端坐，將兩手按日月兩旁穴，九次，運氣九口。又法，兩手按膝，左右扭身，每運氣十四口，功效：治百病。

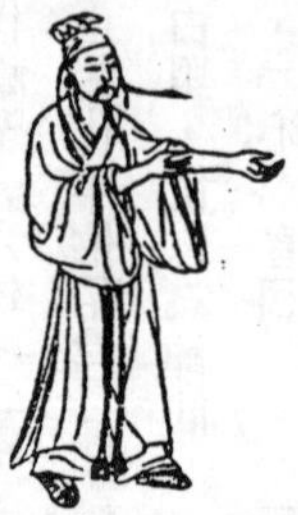

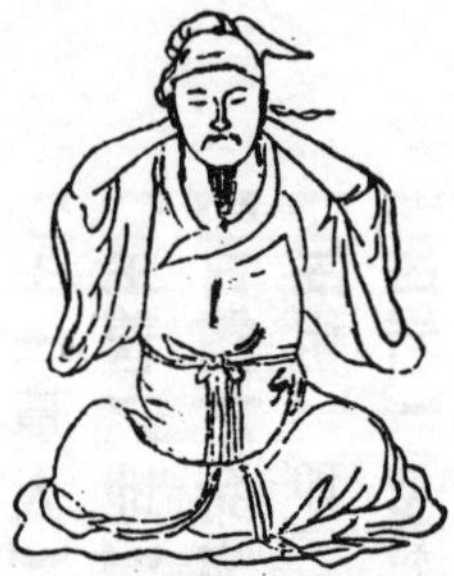

【呂純陽真人沁園春丹詞註解】 一卷。宋末元初俞琰著。俞氏博引丹經名著以註「沁園春丹詞」，作者指出重點是「交媾」與「進火」二者，「雖有先後次序，要皆一片功夫」。

【曲江】 名詞 ①下丹田異名。《性命圭旨・蟄藏氣穴圖》。②下腹。《張三豐先生全集・註呂祖百字碑》：「太極靜而生動，陽產於西南之坤，坤即腹也，又名曲江。」

【光明藏】 名詞 心之異名。見《性命圭旨・涵養本原圖》。

【因緣】 術語。佛學稱事物發生的直接及間接條件。≪性命圭旨・嬰兒現形、出離苦海≫「因緣和合起，離緣緣不生。」

【因是子】 即「蔣維喬」，見「蔣維喬」。

【因是子靜坐法】 作者近人蔣維喬，成書於一九一四年。作者二十八歲時患肺病，按中國傳統養生術練功而獲康復，根據這段時期的練功體驗寫成。

【守一】 術語 ①意守丹田。≪抱朴子・地真≫：「子欲長生，守一當明……一有姓字服色，男長九分，女長六分。或在臍下二寸四分下丹田中；或在心下絳宮金闕中丹田也；或在人兩眉間，卻行一寸為明堂，二寸為洞房，三寸為上丹田也。此乃道家所重。」②即「抱一」，見「抱一」。

【守靈】 名詞 心之異名。≪黃庭內景經・心神章第八≫：「心神丹元字守靈。」

【守宮】 名詞 下丹田異名。≪諸真聖胎神用訣・玉雲張果老胎息訣≫列下丹田異名十個，其四為守宮。參見「下丹田」。

【守城】 術語 喻「文火」。≪悟真篇≫「守城野戰知凶吉，增得靈砂滿鼎紅。」≪樂育堂語錄・卷一≫：「迨至干戈寧靜，烽煙無警，又當安置人民，各理職業，雖不用兵威，然亦不可不提防之耳，此為文火，有意無意者也。」

【守竅】 術語 即將神志集中於身體之某一特定部位上。見「意守丹田」。

【守一壇】 名詞　祖竅異名。見《性命圭旨・安神祖竅圖》。

【守中法】 術語　元氣初生，順其胎息而自然上下，歸藏於中丹田。《樂育堂語錄・卷四》：「玄竅初開，只見離宮元性，所以謂之性陽生，然此是神之偶動，非氣之真動，只可以神火慢慢溫養，聽其一上一下之氣機往來內運，蘊藏於中黃正位，此為守中一法。」

【妄念】 術語　又稱「雜念」。練功中凡干擾入靜的各種思維活動均屬妄念。《五篇靈文・序》重陽註：「靜功之道，只在去妄念上做功夫。」

【交梨】 名詞　心之異名。見《性命圭旨・普照圖》。

【交媾】 術語　指神氣相交。《重陽全真集・問龍虎交媾》：「氣調神定呼交媾。」

【交感宮】 名詞　上丹田異名。《悟真篇》：「依他坤位生成體，種在乾家交感宮。」

【宇宙主宰】 名詞　祖竅異名。見《性命圭旨・安神祖竅圖》。

【安神祖竅】 術語　將視、聽、言、動外馳之神收回身內，注守於心臍之間（身之中位，即祖竅）。《性命圭旨・安神祖竅、翕聚先天》：「若人身一小天地也，而心臍相去亦有八寸四分，而中心之中，適當四寸二分之中處也。此竅正在乾之下，坤之上，震之西，兌之東，八脈九竅經絡聯轃，虛閑一穴，空懸黍珠，是人一身天地之正中，乃藏元始祖炁之竅也。……以此一點之神，而含養於祖竅之中，不得動，不得怠，謂之安神祖竅。」

【安身立命之地】 術語下丹田異名。見《性命圭旨・蟄藏氣穴圖》。

【先天氣】 術語　即元氣。又名「元始祖氣」、「真鉛」，又寫作「先天炁」。《天仙正理直論・先天後天二氣直論第一》：「先天是元氣」。《道法心傳》：「耳目口鼻心，精神魂魄意，攢簇在中宮，化作先天炁。」

【先天主人】 名詞　祖竅異名。見「祖竅」。

【先天地生】 名詞　祖竅異名。見《性命圭旨・安神祖竅圖》。

【先天初現】 術語　見「子時」。

【伏氣】 術語　喻呼吸由有煉至微，由微煉至無，神定息調出現胎息。《樂育堂語錄・卷二》：「然調息非閉氣之謂也，必要慢慢操持，始而有息，久則息微，再久則息無，始是命學之真。故曰：伏氣不服氣，服氣不長生，長生須伏氣。此個伏字，須要認清，不可徒然閉氣數息為也。須心無出入，息亦無出入。」「吾示學人欲求長生，先須伏氣。然伏有二義：一是伏藏此氣歸於中宮，如如不動；一是管攝嚴密、降伏後天凡息，不許內外呼吸出入動搖吾固有之神氣。」

【伏虎】 術語　喻以神煉氣。《樂育堂語錄・卷四》：「即以神煉氣，亦多隱語，龍虎汞鉛諸說是也。……虎者，猛物也，坎中空陽之氣。此氣純陽，陽則易動，有如虎之難防，此氣最剛，剛則性烈，有如虎之難制，惟龍之下降可以伏此虎也。

【自然】術語　指練功自身存在的規律。《五篇靈文・序》：「卻從煉己純熟，方得先天造化，玄珠成象，太乙含真，形神俱妙，與道合真。此皆自然而然，不假一毫作為也。」

【自在處】名詞　心之異名。見《性命圭旨・涵養本原圖》。

【自然體】名詞　祖竅異名。見《性命圭旨・安神祖竅圖》。

【行禪法】功法　見《性命圭旨・行禪圖》。作法：行走時，步履安詳舒緩，心靜息調，神氣常相隨。功效：氣和心定，身心健康。

【朱汞】名詞　心之異名。見《性命圭旨・涵養本原圖》。

【朱砂鼎】名詞　上丹田異名。《悟真篇》：偃月爐中玉蕊生，朱砂鼎內水銀平。」

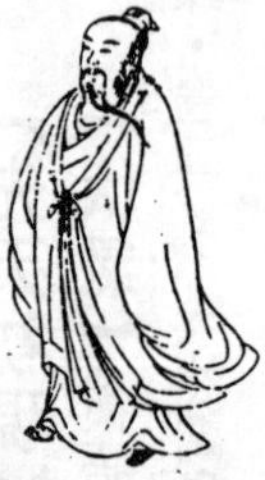

【伍守陽】號沖虛，明・江西南昌人。幼聰慧，早孤，家貧好學，師事曹還陽，學習道家內、外丹法。著有《天仙正理直論》、《仙佛合宗語錄》等，親授柳華陽金丹口訣，師徒共創明清時代很有影響的「伍柳」派。

【伍柳仙宗】為伍守陽《天仙正理直論》、《仙佛合宗》及柳華陽《金仙證論》、《慧命經》四書的合刊本。

【伍真人丹道九篇】 內容即《仙佛合宗語錄》中前九篇。見《仙佛合宗語錄》。

【牝牡】 名詞　雌畜為牝，雄畜為牡。牝牡，泛指陰陽。《周易參同契》：「雄不獨處，雌不孤居，元武龜蛇，蟠糾相扶，以明牝牡，意當相須。」

【牝府】 名詞　指下丹田。《道樞・神景篇》：「神止牡宮」，則氣留於牝府。故神能御乎下，與氣交感，升降不息，自然之道也。」

【牝牡相從】 術語　喻神氣相交，性命合一。見「龍虎交媾」。

【全陽子】 即「俞琰」，見「俞琰」。

【多寶藏】 名詞　下丹田異名。見《性命圭旨・蟄藏氣穴圖》。

【任督脈】 名詞　人身十四經脈中的兩條，為小周天元氣運行的通路。《奇經八脈考》：「任督二脈，人身之子午也，乃丹家陽火、陰符升降之道，坎水離火交媾之鄉。」關於任脈的循行道路，一般認為起於小腹內，下出會陰，向前上行前陰，經過關元，沿腹正中直上，經咽喉，環繞口唇，上入目。督脈的循行道路，起於小腹內，下出會陰，向後沿脊柱裡邊直上，至玉枕入腦，上行巔頂，沿前額正中，到鼻柱下方。《慧命經・張紫陽八脈經第十五》：「任脈在臍前，督脈在臍

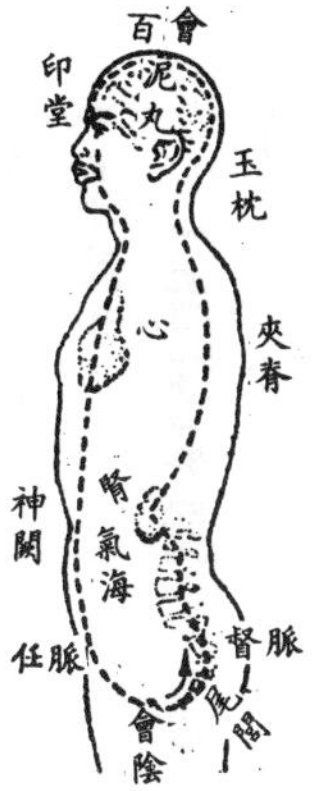

任督脈、練功常用部位圖

後」。氣功文獻一般認為任脈的走向是從上向下，與醫家經絡學說略有不同，對此差異李時珍認為「紫陽《八脈經》所載經脈，稍與醫家之說不同，然內景隧道唯返觀者能照察之，其言必不謬也。」

【舌根不漏】　術語　練功時舌舐上腭。《大成捷要》：「唇齒相合，舌舐上腭，所以舌根不漏。」

【色空不二之一】　名詞　心之異名。見《性命圭旨·涵養本原圖》。

【如意珠】　名詞　祖竅異名。見《性命圭旨·安神祖竅圖》。

【牟尼寶珠】　名詞　內丹異名。見「寶珠」。

【否】　名詞。卦名，䷋上乾下坤，天地不交，喻神不下照，水冷金寒。《樂育堂語錄·卷四》：「地道不能上行，天道不能下濟，上乾下坤，此否之象也。」

【走丹】　術語　精氣神流失之喻。《樂育堂語錄·卷二》：「若行大周天法功，則不似小周天有間斷，所謂無來無去，無進無退，不增減，不抽添，一日一夜惟有綿綿密密，不貳不息，動如斯，靜如斯，行、住、坐、臥，亦無不如斯，而要惟以一個了照心，常常覺照，不稍間斷而已。若稍有間斷，即與走丹無異。」

【扶搖子】　即「陳摶」，見「陳摶」。

【李元植】　（一八〇六～一八五七）清代樂山（今四川省樂山市）人，字平泉，相傳嘗於峨眉山遇呂洞賓及張三豐，改名西月，字涵虛，一字團陽，長乙山人，號圓嶠。輯《張三豐先生全集》，著有《海山奇遇》、《道竅談》、《三車秘旨》等。

【李西月】 即「李元植」，見「李元植」。

【李慶遠】 （一六七九～一九三五）雲南省人，九十多歲時移居四川省開縣，為中外著名壽星。李氏生活儉樸，不嗜煙酒，最注意清潔衛生，每日早晨五點起床，將室內外打掃乾淨後練功。關於養生之道，李氏認為「作息有時，起居有常，無名利之繫其心，無機械之亂其神，渾然天真，如葛天氏之民，故可延年也。……飲食無節，起居無時……狗馬聲色之事亂其神，富貴榮辱之念繫其心，心無片刻寧，神無片刻安，膠擾不休，故足以促壽也。」深得《黃帝內經》養生之旨，常年堅持坐式八段錦之鍛鍊，有《長生不老訣》傳世。

【李時珍】 （一五一八～一五九三）字東壁，號瀕湖，明代蘄州（今湖北蘄春）人。世界著名的文化名人，我國明代傑出的中醫藥學家和科學家。幻年體弱多病，愛好中國醫藥學，花畢生精力研究中醫藥學，著《本草綱目》、《奇經八脈考》等書，駁斥煉五金八石以服食延年的謬論，肯定道家修煉精、氣、神的健身作用，並認為通過練功可以體驗到經絡的途徑，不是對傳統氣功術有精深造詣及實踐者，恐不能得這一結論。

【李涵虛】 即「李元植」，見「李元植」。

【李道純】 字元素，號清庵，又號瑩蟾子，宋末元初都梁（今湖南武岡）人。從學於白玉蟾弟子王金蟾，通黃老，達禪機，融儒、道、釋三家理論以闡述內丹修煉，代表著作為《中和集》，其餘尚有《瑩蟾子語錄》、《清靜經註》、《三天易髓》等。

【李老君撫琴圖】 功法 《衛生真訣・下卷》。作法：默坐，以兩手按膝，盡力搓摩，存想，候氣行遍身，復運氣四十九口，則氣血暢通。功效：治久病黃腫。

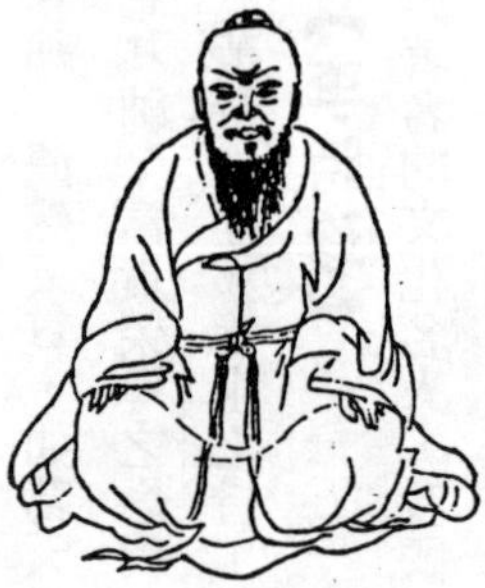

【李棲蟾散精法】 功法《衛生真訣・下卷》。作法：端坐，板起兩腳，搓摩兩腳心令熱，施功運氣，左右各三十口，故精散不走。功效：治精滑夢遺。

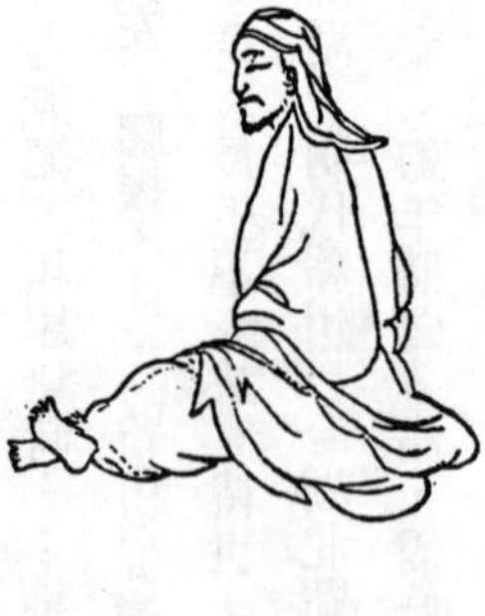

【李野樸童子拜形】 功法 《衛生真訣・下卷》作法：坐式，平伸兩腳，以手按大腿，存想腰部，運氣十二口。功效：治腰痛。

【李弘濟仙人玩月勢】 功法 《衛生真訣・下卷》。作法：兩腳交叉，彎腰，兩手交叉著地，左右行功運氣各十二口。功效：和氣血。

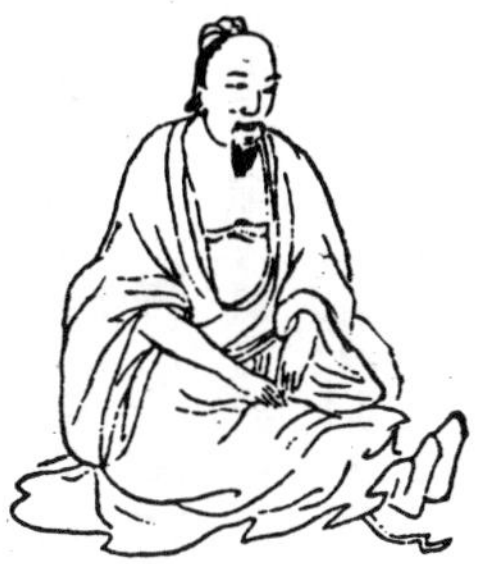

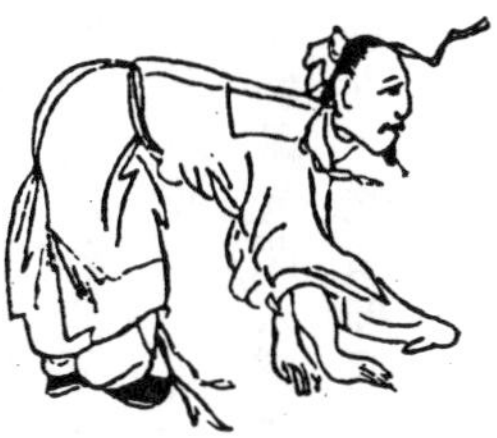

【李真人長生一十六字妙訣】見「十六錠金」。

【赤水】名詞　心之異名。見《性命圭旨・涵養本原圖》。

【赤龍精】名詞　心之異名。見《性命圭旨・涵養本原圖》。

【赤鳳髓】①三卷，明代周履靖輯。卷一內容有：太上玉軸六氣訣、幻真先生服內元氣訣、李真人長生一十六字妙訣、胎息秘要歌訣、祛病延年六字法、五禽戲、八段錦導引訣。卷二內容有：偓佺飛行逐走馬等四十六種導引功法及其主治。卷三內容有：華山十二睡功總訣圖。全書輯前人導引運氣、煉氣治病方法為一集，每一導引均附圖，並說明其導引可以卻某疾。頗切實用。②術語。指心血。《道樞・百問篇》：「心有血焉，謂之赤鳳之髓。」

【赤白相交】術語　喻神氣相交，性命合一。見「龍虎交媾」。

【赤龍絞海】術語　指舌頭攪動在口腔中。《樂育堂語錄・卷二》：「舐者，舌舐上腭，使赤龍絞海而真津始生，化為甘露神水，以伏離中之火。」

【折肱漫錄】七卷，明代黃承昊撰，刊於一六三五年。作者結合自己的醫療、養生心得分養神，養形、醫藥三篇進行討論。在養形篇中曾對氣功養生提出很好的認識，「清淨家尊老氏守中之說，大都心息相依，心神御氣。而守之之處，言人人殊：有主臍下一寸三分者，有主臍上一寸三分者，有主臍內一寸三分者，有主性門腦頂者，有主極陽毛際上空者。總不如臍上一寸三分之說為正，此是中宮，心腎交通處。試凝其際便覺渾身和暖，此其驗也。」

【酉沐浴】術語　將泥丸下行之元氣退於絳宮溫養。《樂育堂語錄．卷一》：「酉沐浴是退符，退之至極，恐其著意於退，反將陰氣收於中宮，使陽丹不就。學人至此，又當停功不用，專氣致柔，溫之養之，以候天然自然，此為酉沐浴也，昔人謂之死之門，是即吾所謂收斂神光，落於絳宮，不似卯門之斂神泥丸也。」

【求神火法】術語　凝神於丹田。《樂育堂語錄．卷二》：「到得意誠心正自然神遊太虛，氣貫於穆，我於此始將神光照入虛無窟中，即求神火法也。……但初興功，清淨其神，即為水，以真意主持即是火。此須神氣二者不相剋賊，水中神火生焉，至於下照，此為火也。」

【求神水法】術語　心地清淨而精生。《樂育堂語錄．卷二》：「學道人欲得神水、神火，先須清心淨意，此清淨二字，即求神水法也。」參看「精生」。

【坎離交】術語　即「守中一法」，見「守中一法」。

【坎離水火】術語　喻神氣。《樂育堂語錄・卷三》：「運起坎離水火，以待氣機之萌動。」《樂育堂語錄・卷四》：「神即離宮之神火，氣即坎中之神水。」

【坎離顛倒】術語　心火（離）下照坎水，元氣直升中宮。《玉清金笥青華秘文金寶內煉丹訣・坎離說》：「坎者腎宮也，離者心田也。坎靜屬水，乃☵也。動屬火，乃⚊也。離動屬火，乃☲也。靜屬火，乃⚋也。交會之際，心田靜而腎府動，得非真陽在下，而真陰在上乎！況意生於心，而直下腎府乎！陽生於腎，而直升於黃庭乎！故曰：坎離顛倒也。」

【坎離交媾之鄉】名詞　祖竅異名。見《性命圭旨・安神祖竅圖》。

【汞鼎】名詞　上丹田異名。見「深淵」。

【汞走鉛飛】術語　喻練功根基不固，遇事干擾則神馳氣散。又稱「爐殘鼎敗」。《樂育堂語錄・卷三》：「夫道之不成者，總由煉己無功。生若不於塵市中煉，猶蓮不於汚泥內栽，焉得中通外直，獨現清潔如玉者乎？世之修士，不知煉己於塵俗，靜時能固能定，一遇事故，不免神馳氣散，貪嗔癡愛，紛紛而起。故當築基之候，行一時半刻之功，幾至爐殘鼎敗，汞走鉛飛。不惟功不能成，性命因之傾喪。」

【汞投鉛不來】術語　指神已清而氣未充，神氣未能融會。《樂育堂語錄・卷二

》：「若心神已快而氣機不甚充滿洋溢者，斯氣未與神合也，所謂：汞投而鉛不來。」

【呆胞】 術語 下丹田異名。見《性命圭旨‧蟄藏氣穴圖》。

【汪昂】 （一六一五～？）字訒庵，清代安徽休寧人。素好調氣養性之學，潛心醫學，博覽各家醫籍及煉性養氣之書，著有《醫方集解》、《本草備要》。於《醫方集解》後附有氣功養生著作《勿藥元詮》。

【谷神】 名詞 腦之異名。見「天谷」。

【冷謙】 字啟敬，號龍陽子，明代初年浙江杭州人。明代洪武年間以善音律，任太常協律郎，擅導引養生，活了一五〇多歲。著有《修齡要旨》傳世。

【初機下手】 術語 指練功之始由煉心入手。《聽心齋客問》：「客問初機下手？曰：把從前所著的酒色財氣，是非人我，攀援愛念，一切擺盡。外無所累則身輕快，內無所累則心輕快，久久純熟。自無妄念，更時時刻刻護持覺照，慎言語、節飲食、省睡眠，表裡相助。」

【沐浴金丹】 術語 即「洗滌塵垢」，見「洗滌塵垢」。

【宋玄白臥雪】 功法 見《赤鳳髓》卷二。作法：仰臥，兩手由胸口按摩至臍，反覆進行，運氣六口。主治：消化不良。

【谷春坐縣門】 功法 見《赤鳳髓》卷二。作法：盤膝坐，兩手按摩，左右轉身

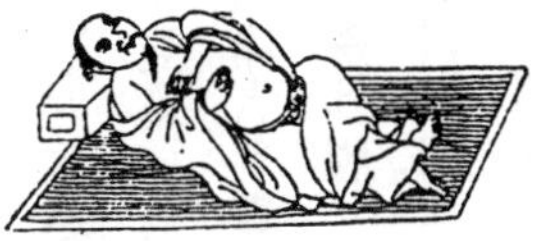

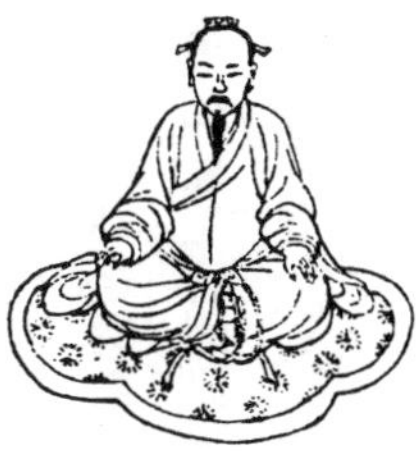

，運氣十四口。主治：雜病。

【沈金鰲】（一七一七～一七六七年）字芊綠，號汲門，又號尊生老人，清代江蘇無錫人。精通中醫學，著有《沈氏尊生書》流傳於世。

【沈氏尊生書】七十二卷，沈金鰲著。全書包括七種：即《脈象統類》、《諸脈主病詩》、《雜病源流犀燭》、《傷寒論綱目》、《婦科玉尺》、《幼科釋謎》、《要藥分劑》。書中除介紹方藥治療外，還推崇氣功導引治療。

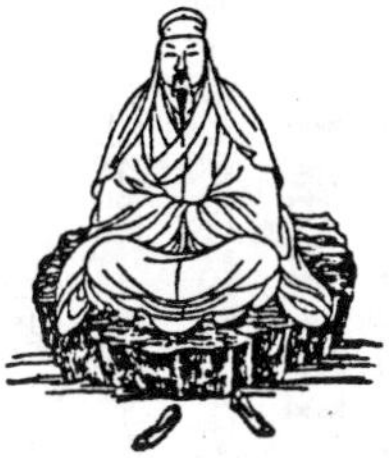

【坐禪】術語　坐禪不拘姿勢，要在神不外馳。《性命圭旨•坐禪圖》：「坐不必趺跏，當如常坐。夫坐雖與常人同，而能持孔門心法，則與常人異矣。所謂孔門心法者，只要存心在真去處是也。……《壇經》曰：心念不起，名為坐；自性不動，名為禪。坐禪妙義，端不外此。」

【坐忘論】一卷，唐代司馬承禎著。內容有敬信、斷緣、收心、簡事、真觀、泰定、得道、坐忘樞翼八篇。所謂「坐忘」，就是

「內不覺其一身，外不知乎宇宙，與道冥一，萬慮皆遣。」實質就是討論煉神入靜，司馬氏認為：「夫心者，一身之主，百神之帥，靜則生慧，動則成昏。」要求「在物而心不染，處動而神不亂，無事而不為，無時而不寂。」「唯滅動心，不滅照心。」也就是要求練功入靜時，要求保持腦子處在「虛靈」狀態。本書對後世靜功之發展意義是深遠的。

【希夷府】 名詞　祖竅異名。見《性命圭旨·安神祖竅圖》。

【希夷先生】 即「陳摶」，見「陳摶」。

【身心無為】 術語　目不妄視，耳不妄聽，口不妄言，六根清淨為身無為；元神於行、住、坐、臥皆收攝於玄關一竅之中為心無為。《五篇靈文·玉液章第一》：「身心無為，而神炁自然有所為。猶無天地無為，萬物自然化育。」

【返本還原】 術語　後天神氣經鍛鍊返還為先天神氣。《樂育堂語錄·卷四》：「學者欲返本還原，必從後天性命下手。後天氣質之累，物慾之私，務須消除淨盡，而後真性真命見焉。真性真命者何？夫心神之融融渾渾，絕無抑菀者，真性也；氣機之活活潑潑，絕無阻滯者，真命也。總不外神氣二者而已。元神、元氣是他，凡神、凡氣亦是他，只易其名，不殊其體。」《樂育堂語錄·卷一》：「學者先採坎中真陽，補離中真陰，復還乾坤本來真面目，即返本還原也。」

【何仙姑簪花】 功法　見《赤鳳髓》卷二。作法：坐式，兩手抱頭，行功運氣十七口。（原書無主治）。

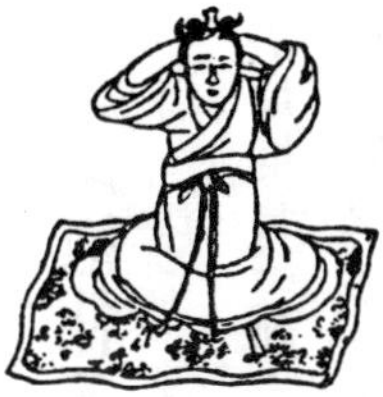

【肘後飛金精】術語　即「一撞三關」，見「一撞三關」。

【何思何慮之天】名詞　心之異名。見《性命圭旨‧涵養本原圖》。

【孚祐帝君拔劍勢】功法　《衛生真訣‧下卷》。作法：丁字立定，以右手揚起，視左。如左手揚起，視右，運氣九口，其轉首回顧並同。功效：治一切心疼。

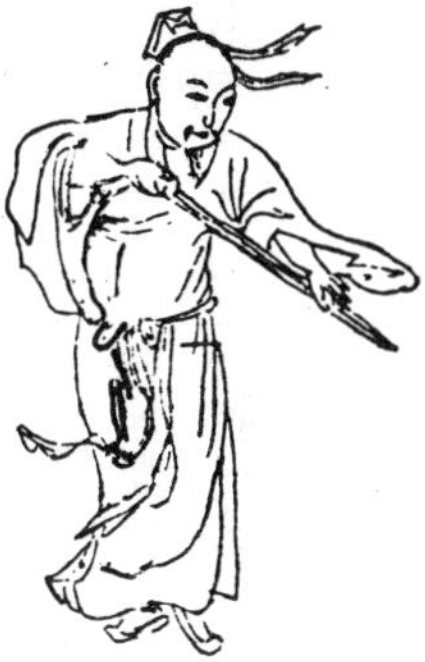

【何仙姑久久登天勢】功法　《衛生真訣‧下卷》。作法：側坐，以兩手抱膝齊胸，左右足各蹬搬九次，運氣二十四口。功效：治腹疼、絞腸痧。

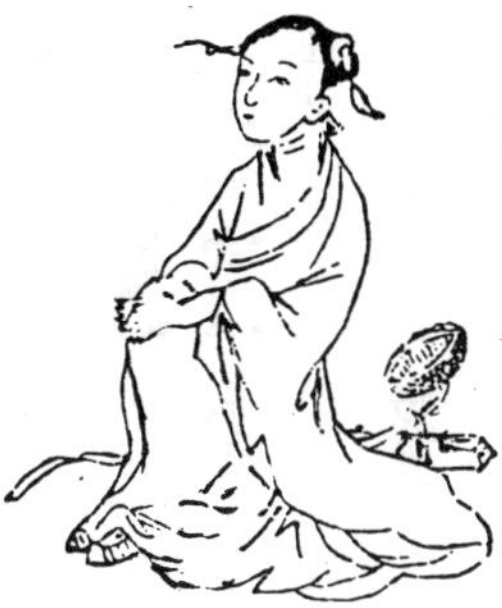

【尾閭】名詞　指脊柱最末一節處。《天仙正理直論‧道原淺說篇》：「待到尾閭界地，註：真陽曰：『尾閭考，二十四椎脊骨下盡處』。參看《任督脈、練功常用部位圖》。」

【陀羅尼門】名詞　上丹田異名。見《性命圭旨‧乾坤交媾圖》。

【見素子】又作「太白山見素子」，即「胡愔」，見「胡愔」。

【把柄】名詞　祖竅異名。見《性命圭旨・安神祖竅圖》。

【炁】名詞　①同「氣」字。《黃庭外景經》「玄膺炁管受精符」。②指元氣。《入藥鏡》：「先天炁，後天氣，得之者，常似醉。」

【坤爐】名詞　即「神爐」，見「神爐」。

【坤宮】名詞　下丹田異名，又稱「坤爐」。《五篇靈文・玉液章第一》重陽註：「純陰用火，謂凝神下照坤宮，杳杳冥冥而得真炁發生，神明自來，謂一陽生而為復也。」

【抱一】術語　又叫《守一》。指集中神志，不使元氣耗散。陳攖寧《道教知識類編・教理教義》：「抱一是道教中最基本的修養工夫，簡單地說，就是靜坐的時候要做到『神氣混然』的境地，所以『一』就是『混然一氣』的意思。……『抱一』在《莊子》和《太平經》中則說成『守一』，他們的意思是大致相同的。」

【抱朴子】①即「葛洪」，見「葛洪」。②葛洪所著書名。七十篇（卷）・內篇二十篇（卷），討論「神仙方藥，鬼怪變化，養生延年，禳邪卻禍之事」，對氣功養生、外丹冶煉均有論述，提出「守一」、「胎息法」，介紹了三丹田的位置，是研究晉代以前道家煉丹術的重要文獻。

【抽鉛】術語　喻煉精化氣。《天仙正理直論・火候經第四》：「而道光薛真人乃有定息採真鉛之旨，既得真鉛大藥服食，正陽謂之抽鉛。註：大藥者，即陽精化氣之金丹也。」

【抽添】術語　指「抽鉛」、「添汞」。見「抽鉛」、「添汞」。《樂育堂語錄・卷五》：「抽添者，即升降往來之用也。」

【抽鉛添汞】術語　即「抽鉛」、「添汞」之合稱，見「抽鉛」、「添汞」。

【武火】術語　①喻意念較緊。《樂育堂語錄・卷一》：「當其初下手時，神未凝，息未調，神氣二者未交，此當稍著意念，略打緊些，即數息以起刻漏者，是其武火也。」②練功中保持頭腦清醒，所謂「奮迅精神」。《樂育堂語錄・卷四》：「武火之說非教之用氣力，切齒牙以為功也。要不過振頓精神，一日十二時中，常常提撕喚醒了照在虛無窟子間耳。」

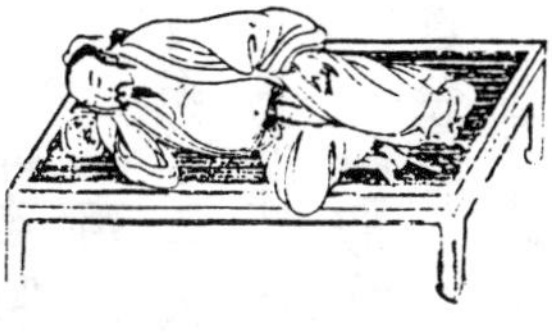

【臥禪法】功法　見《性命圭旨・臥禪圖》。又稱「五龍盤體法」。作法：頭朝東方，右側臥，右手曲肘置於枕邊，右腳伸直，左腳曲膝置於右腿上，左手摩臍。集中於臍，神氣相依，呼吸自然。功效：令精、氣、神充盈。

【青天歌】丘處機著。全文三十二句，每句七言，均係用隱語敘述內丹修煉，有王道淵、陸西星註本傳世。

【杳冥府】術語　下丹田異名。見《性命圭旨・蟄藏氣穴圖》。

【杳杳冥冥】術語　杳音yǎo，冥音míng。指極遠之處。《紫清指玄集・玄關顯秘論》：「太虛太無，太空太玄，杳杳冥冥，非尺寸之可量；浩浩蕩蕩，非涯岸之可測。」杳冥又作「窈冥」。

【取坎填離】術語　喻以意使神氣合一，《性命圭旨・取坎填離說》：「聖人以意為黃婆，引坎內黃男配離中玄女，夫妻一媾，即變純乾，謂之取坎填離，復我先天本體。故《悟真篇》云：取將坎內中心實，點化離宮腹內陰。正此義也。」

【奇經八脈考】一卷，作者明代傑出中醫藥學者李時珍。書中指出，經絡（尤其是任督二脈）是道家煉養術中元氣發生、運行的道路，經過鍛鍊可以收到「身輕體健，容衰返壯」之效，並且極有見地的指出，經絡的發現與練功者的「反觀照察」有關。

【析疑指迷論】一卷，作者元代牛道淳，成書於一二九六年。內容分「析疑」與「指迷」兩部分。對丹經之千譬萬喻，確能正本析疑。如釋「神氣」異名說：「夫神氣二字，呼喚無窮，今略言其大概：或謂動靜、龍虎、水火、坎離、東西、南北、春秋、溫涼、冬夏、寒暑、否泰、窮通、升降、往來、有無、虛實、上下、浮沉、高低、深淺、金木、剛柔、天地、日月、震兌、昏明、夫婦、嬰姹、金翁黃婆、絳雪玄霜、紫芽紅粉、真鉛真汞、其它殊名異呼，不可窮極；種種名相，不可著止。總名神氣而已。」全書文字不多，而論述多得內丹精要。

【青龍與白虎相拘】術語　即「天魂地魄留戀」，見「天魂地魄留戀」。

【明珠】名詞　內丹異名。見「寶珠」。

【明心見性】術語　練功進入靜定時，頭腦自覺虛明空淨。≪樂育堂語錄・卷四≫：「學者於靜定之時，忽然覺得我心光光明明，不沾不脫，，無量無邊，而實一無所有，此即明心見性，實實得先天面目也。」

【易外別傳】一卷，元代兪琰著。以圖、文闡述內丹修煉，論述淸新明白。如論「月受日光」說：「人之心為太陽，氣陰猶太陰。心定則神凝，神凝則氣聚，人能凝神入於氣中，則氣與神合，與太陰受太陽之光無異。」

【呼吸之根】名詞　祖竅異名。見≪性命圭旨・安神祖竅圖≫。

【固精之道】術語　固精包括節性慾、調飲食，及煉性養氣護津養血。≪樂育堂語錄・卷五≫：「固精之道不一，非第色慾一端已也，如節飲食、薄滋味，和臟腑，以及津液血汗行住坐臥隨在皆當保養之，呵護之，庶精不滲漏於外，而精足則氣自足矣。」

【空中】名詞　祖竅異名。見≪性命圭旨・安神祖竅圖≫。

【性根】名詞　上丹田異名。≪大丹直指・棄殼升仙超凡入聖訣義≫：「金丹之秘，在於一性一命而已。性者，天也，常潛於頂；命者，地也，常潛於臍。頂者，性根也；臍者，命蒂也。」

【性海】 名詞 心之異名。見《性命圭旨·涵養本原圖》。

【河車】 術語 指練功時所發生的元氣。《鍾呂傳道記·論河車》:「河車者，起於北方正水之中，腎藏真氣，真氣之所生之正氣，乃曰河車。」

【河車功用】 術語 水火既濟，乾坤交媾，三田返復，神氣合一等均靠河車搬運來完成。《鍾呂傳道記·論河車》:「升天，則上入崑崙;既濟，則下奔鳳闕。運載元陽，直入於離宮;搬負真氣，曲歸於壽府。往來九州，而無暫停;巡歷三田，何時休息?龍虎既交，令黃婆駕入黃庭;鉛汞才分，委金男搬入金闕。玉泉千派，運時止半刻功夫;金液一壺，搬過只時間功迹。五行非此車搬運，難得生成;二氣非此車搬運也，豈能交會?應節順時而下功，必假此車而搬之，方能有驗;養陽煉陰而立事，必假此車而搬之，始得無差。乾坤未純，其或陰陽而往來之，是此車之功也;宇宙未周，其或血氣交通也，是此車之功也。自外而內，運天地純粹之氣，而接引本宮之元陽;自凡而聖，運陰陽真正之氣，而補煉本體之元神，其功不可以備紀。」

【河車搬運】 術語 指元氣沿任、督運行，由尾閭上泥丸，由泥丸復降入丹田。《五篇靈文·產藥章第二》:「若不得真火鍛鍊，則金水混融;若不專心致志，則陽火散漫，大藥終不能生，先天所由而得?鍛鍊之久，水見火則自然化為一氣，薰蒸上騰，河車搬運，周流不息。」

【泥丸】 名詞　即腦。《黃庭內景經・至道章第七》：「腦神精根字泥丸。」

【泥丸宮】 名詞　上丹田異名。見「深淵」。

【育嬰】 術語　①下丹田異名。見《性命圭旨・蟄藏氣穴圖》。②腎神名。見「玄冥」。

【秘密藏】 名詞　心之異名。見《性命圭旨・涵養本原圖》。

【法王城】 名詞　祖竅異名。見《性命圭旨・安神祖竅圖》。

【法輪自轉】 功法　見《性命圭旨・法輪自轉功夫》。作法：坐式，凝神於臍，以臍為中心，引氣旋轉，由內而外，由小而大，口中默念：白虎隱於東方，青龍潛於西位。一句一圈，轉三十六圈。然後由外而內，由大而小，口默念：青龍潛於西位，白虎隱於東方。亦轉三十六圈而止。功效：身心舒適。

【性命雙修】 術語　即煉神養氣。《樂育堂語錄・卷四》：「是以養天之神，謂之修性；養天之氣，謂之修命。所謂性命雙修者，惟在神氣二者而已矣。」

【性命圭旨】 又名《性命雙修萬神圭旨》。作者不詳，據《性命圭旨》書中「刻《性命圭旨》緣起」一文中說「蓋尹真人高弟子所述」。成書年代不明，筆者所見最早刻本為「歙滌玄閣藏版本」，時間

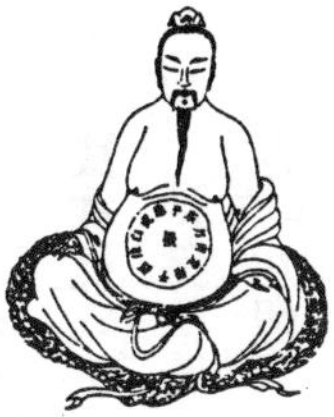

為明・萬曆乙卯（一六一五年）。「繪圖立論，尤見精工，誠玄門之秘典」。全書分元、亨、利、貞四集，將內丹修煉過程歸納為「涵養本原，救護命寶」，「安神祖竅，翕聚先天」，「蟄藏氣穴，衆妙歸根」，「天人合發，採藥歸壺」，「乾坤交媾，去礦留金」，「靈丹入鼎，長養聖胎」，「嬰兒現形，出離苦海」，「移神內院，端拱冥心」，「本體虛空、超出三界」九個層次。尤其難得的是將練功常見的「竅穴」異名繪圖標出，集明末以前諸經典之精萃，融儒、道、釋三家學術思想來討論內丹修煉，「剪除繁蕪，撮其樞要，掃諸譬喻，獨露真詮，標摘正理，按圖立像。不可施於筆者，筆之；不可發於語者，語之。」書中引述明以前數十位著名氣功家之練功名言、口訣、警句，很有啟發人處。如「涵養本原、救護命寶節中引張無夢云：心在靈關身有主，氣歸元海壽無窮。」等，比比皆是。其主要學術思想來自俞琰《周易參同契發揮》，是難得的內丹學珍籍。

【波羅密地】 名詞　上丹田異名。見《性命圭旨・乾坤交媾圖》。

【金水】 名詞　下丹田所生發之元氣。即「水中金」。《樂育堂語錄・卷二》：「尤要知金水非火不上升。故必需內呼吸之神息，神息即火也。」

【金丹】 名詞。喻鍛鍊神氣所得之內丹。見「還丹」。

【金烏】 名詞。①心之異名。見《性命圭旨・涵養本原圖》。②神之異名。《悟真篇註疏直指詳說》中列神（「陽中陰」）異名八十九個，其中之一為金烏。

【金華】名詞　①下丹田異名。見《性命圭旨‧蟄藏氣穴圖》。②又作「金花」，指元氣。《金丹四百字》：「金花（有的版本作『金華』）開汞葉，玉蒂長鉛枝。金花者，金精也。」

【金精】術語　指練功所生元氣。《大丹直指‧三田返復、肘後飛金精訣義》：「華陽施真人曰：子時從肺之精華之氣併在腎中，號曰金精。金精者，金水未分，肺腎之氣合而為一。」

【金離礦】術語　喻凝神調息而元氣發生。《性命圭旨‧聚火載金訣法》：「靜中陽動金離礦」。

【金木交併】術語　喻神氣相交，性命合一。見「龍虎交媾」。

【金火同爐】術語　喻神氣相交，性命合一。見「龍虎交媾」。

【金火混融】術語　喻神氣相交，性命合一。見「龍虎交媾」。

【金丹大要】又名「上陽子金丹大要」。上、中、下三部分，作者元代陳致虛。內容「上」部分主要討論「精氣神」、「鼎器」、「真土」、「火候」、「還丹」、「顛倒」、「神化」、「朔望弦晦」、「卯酉刑德」等內丹理論。「中」為與同道之書信往來。「下」討論「儒、釋、道」三家修身理論殊途同歸，同時有「太極圖」、「太極分判圖」、「先天太極圖」、「後天太極圖」、「金丹九還圖」、「金丹七返圖」、「金丹五行圖」、「太極順逆之圖」、「金丹三五一圖」、「清濁動靜圖」、「寶珠圖」、「金丹四象圖」、「金丹八卦圖」、「明鏡圖」、「紫陽丹房寶鑒之圖」、「紫清金丹火候之訣」、「丹法參同十八訣圖」，後附東華帝君（王玄甫）、正陽帝君（鍾離權）等人的生平介紹。

【金仙證論】 共二十篇組成，清代柳華陽著，成書於一七九〇年。內容有：序煉丹（盡言小周天）、正道淺說、煉己直論、小周天藥物直論、小周天鼎器直論、風火經、效驗說（盡言小藥產景）、總說、調藥煉精成金丹圖、圖說、顧命說（此煉己立基之首務）、風火煉精賦（總言大小周天）、禪機賦、妙訣歌、論道德沖和、火候次序、任督二脈圖、決疑、危險說（此言下手調藥及小周天事）、後危險說。論述內丹修煉，力闢謬說，開門見山。「夫仙道者，原乎先天之神氣。煉精者則氣在乎其中，煉形者則神在乎其內。煉時必明其火，用火必兼其風。存乎其誠，入乎其竅，合乎自然，若能如此，依時而煉，則藥物自然生矣。」可謂簡明扼要。

【金汞同鼎】 術語 喻神氣相交，性命合一。見「龍虎交媾」。

【金液還丹】 術語 指練功所生元氣搬運入腦，降入口中化為唾液，咽歸黃庭。《大丹直指・神氣交合、三田既濟圖》：「金精入腦，緊閉兩耳，使腎氣不出，並入天宮造化。金精下降，如淋灰相似，自上腭間清涼美味，神水滿口，若咽之歸黃庭，號曰：金液還丹。」

【金丹大成集】五卷，元・肖廷芝撰，載於《修真十書》卷九至卷十三。卷九內容，以圖及歌、賦述內丹修煉、火候；卷十為「金丹問答」，以問答形式闡述內丹名詞、術語，有參考價值，如「何謂三田？答曰：腦為上田，心為中田，氣海為下田。若得斗柄之機斡運，則上下循環，如天河之流轉也。」卷十一為絕句八十一首；卷十二為「樂道歌」、「西江月」十二首等詩詞歌賦；卷十三為「解註崔公入藥鏡」、「解註呂公沁園春」。全集於內丹術的發展是有較大的貢獻。

【金丹四百字】有序一篇，五言詩二十，共四百字，宋・張伯端著。序文對內丹學術語有解釋，如解「金丹」說：「七返九還金液大丹者，七乃火數，九乃金數，以火煉金，返本還元，謂之金丹也。」釋「三花聚頂」說：「以精化為氣，以氣化為神，以神化為虛，故名曰三花聚頂。」五言詩二十首，語言極簡練，如討論內丹生成詩說：「藥物生玄竅，火候發陽爐。龍虎交會時，寶鼎產玄珠。」是研究張伯端內丹煉養術的重要文獻，後人將其編入《悟真外篇》中。

【命門】名詞　又名「密戶」。屬督脈，位於腰部第二、三腰椎棘突之間。《黃庭外景經》：「上有黃庭下關元，後有幽闕前命門。」

【命蒂】術語　指生命最關緊要處。《靈源大道歌》：「我為諸說端的，命蒂從來在真息。」

【彼我】術語　即「主賓」，見「主賓」。

【彼岸】名詞　上丹田異名。見《性命圭旨·乾坤交媾圖》。

【舍利子】名詞　①祖竅異名。見《性命圭旨·安神祖竅圖》。②內丹異名。《慧命經·決疑第十四》：「何謂舍利子？答曰：即真種所產以得，法輪之煉法數足，外腎不舉，故名之舍利子矣。」

【制魔法】術語　①始終保持頭腦清淨。《性命圭旨·移神內院、端拱冥心》：「但正此心，魔自消滅。古語云：見怪不怪，怪自亡；見魔非魔，魔自滅。」②用正念除邪念。《性命圭旨·嬰兒現形、出離苦海》：「欲除煩惱，當行正念。……以智慧劍，破煩惱賊；以智慧刀，裂煩惱網，以智慧火，燒煩惱薪。」

【知白守黑】術語　喻以神煉氣。《樂育堂語錄·卷四》：「《老子》所謂知白守黑，又所謂抱一者皆是也。白者，金之色；黑者，水之色。知坎有乾金之白，故守水之黑者，正以守黑中之白也，所守者氣也，守之者神也。」

【和合四象】術語　指精、神、魂、魄皆會聚於中。《性命圭旨·和合四象圖》：「眼不視而魂在肝，耳不聞而精在腎，舌不動而神在心，鼻不嗅而魄在肺，四者無漏，則精水、神火、魂木、魄金皆聚於意土之中，而謂之和合四象也。」

【服閭瞑目】功法　見《赤鳳髓》卷二。作法：盤膝坐，兩手抱臍下，行功運氣四十九口。主治：腹痛。

【服氣精義論】　九篇，唐代司馬承禎著。是一部討論服氣、吐納健身祛病的專書，他把入靜、存想、服氣、導引、按摩等方法作了綜合，發展和充實了前人服氣吐納的內容。

【周履靖】　明代嘉興人，字逸之，號梅顛道人。年少多疾，喜愛道家煉養之書，並經自己親身實踐，取得了很好的健身效果，並且訪之名山、名人，廣為收集。編有《夷門廣牘》，其中「尊生類」中輯有一些氣功專著在內。

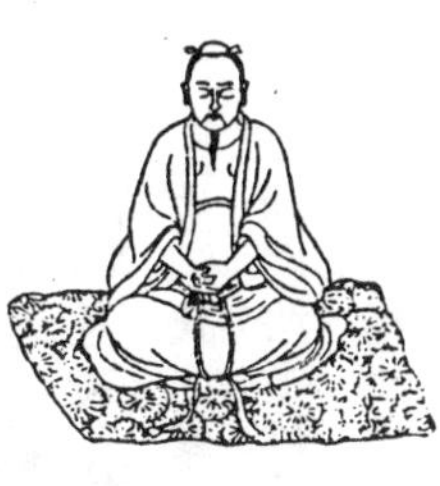

【周天爐鼎】　術語。指上丹田（鼎）、下丹田（爐）為周天爐鼎。《金仙證論•小周天鼎器直論第五》：「採藥運周天者，當從氣穴坤爐而起火，升乾首以為鼎，降坤腹以為爐。註：乾在上為鼎，坤在下為爐。即古人所謂：乾坤為鼎器者是也。註：以形言者，首腹為爐鼎，即周天之爐鼎也。」

【周易參同契】　三卷，作者東漢•魏伯陽。道家推為「丹經之祖」，享有「萬古丹經王」之盛譽。書中托《周易》卦爻變化以闡述煉丹之陰陽變化，文辭古樸，又多隱語。歷代註家數十家，關於本書宗旨，有內丹說，有外丹說，有兼言內、外丹說，清修說，房中說等。著名者有後蜀•彭曉《周易參同契分章通真義》，宋•朱熹《周易參同契考異》，宋•

陳顯微《周易參同契解》，元．俞琰《周易參同契發揮》，元．陳致虛《周易參同契分章註》，清．董德寧《周易參同契正義》等。

【周易參同契考異】 又名《參同契考異》。作者宋．朱熹，朱氏認為《周易參同契》一書因「詞韻皆古，奧雅難通」，為後人妄改，故差錯甚多，作者參照其它版本，一一校正。

【《周易參同契》金丹、鼎器、藥物、火候萬殊一本圖】 此圖載《易外別傳》中。最外一圈為二十八宿，次為六十四卦，次為月象，次為二十四氣，次為十二消息卦形，次為十二時辰，次為六卦（八卦除去坎離），次為春夏秋冬四季，次為青龍、白虎、朱雀、玄武四象，最內一圈為北斗七星。以此亦意煉內丹之鼎器、藥物、火候。（見附圖）

【長春子】 即「丘處機」，見「丘處機」。

【長生不老訣】 二章，清代壽星李慶遠述，養鶴軒主人輯。第一章長生大道章，包括長生總訣、養生篇、呼吸篇。第二章長命初基章，包括長命初基說、靜坐之法、調息之法、安神之法、行功之法、行動坐臥亦當有法。書中介紹了作者的長壽經驗，總結為十道：打坐（二六時中，行住坐臥，心似泰山，不動不搖，六根不出，七情不入）、降心（湛然不動，昏昏默默，不見萬物，杳杳冥冥，不分內外，絲毫慾念不生）、煉性（如理瑤琴，促則弦斷，慢則不應。緊慢得中，則琴調美）、超界（擺脫世俗之煩惱）、敬信（主一無適，決然無疑）、斷緣（榮辱得失，最足蔽心。榮辱得失之情，不繫於念；生老病死之事，不蒙於心，則塵緣自斷）、收心（心為一身主，靜慧動昧，隨起隨制，務令不動，調和純熟，自得安閑）、簡事（凡事不過分，衣、食、錢財適可而止）、真觀（棄物慾，遠聲色，不為其害）、泰定（無心於定，而心無不定）。闡述靜坐、調息、八段錦極為簡明切要，作者介紹親身實踐所得，故讀來如數家珍。

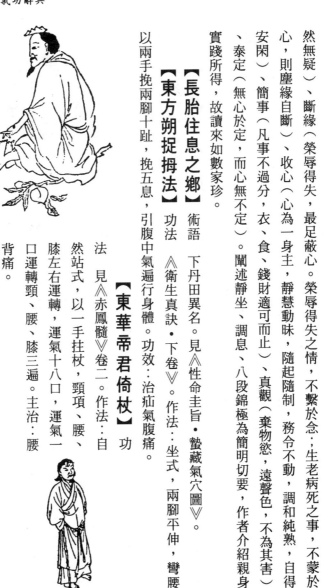

【長胎住息之鄉】 術語　下丹田異名。見《性命圭旨・蟄藏氣穴圖》。

【東方朔捉拇法】 功法　《衛生真訣・下卷》。作法：坐式，兩腳平伸，彎腰以兩手挽兩腳十趾，挽五息，引腹中氣遍行身體。功效：治疝氣腹痛。

【東華帝君倚杖】 功法　見《赤鳳髓》卷二。作法：自然站式，以一手拄杖，頸項、腰、膝左右運轉，運氣十八口，運氣一口運轉頸、腰、膝三遍。主治：腰背痛。

【東方朔置幘官舍】

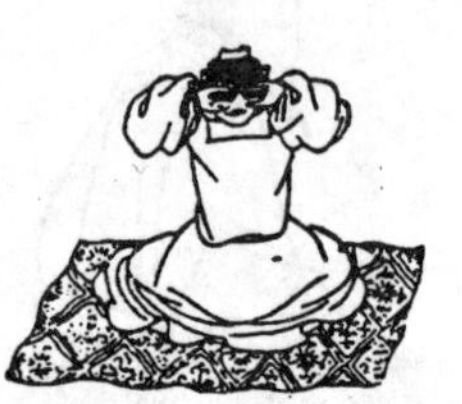

功法　見《赤鳳髓》卷二。作法：盤膝坐，兩手抱耳及頸部，運氣十二口，行功十二次。主治：頭痛。

【延年九轉法】　清代顏偉輯方開老人健身法而成，成書於一七三五年。顏氏少年多病，醫藥無效，後遇方開，傳授「延年九轉之法」，疾果漸癒，後經親朋好友多人實踐，病者無不試有奇效，因而顏氏總結成書。此法簡易，對消化不良、神經衰弱確有良效，尤宜於中老年人鍛鍊。此功法曾經《衛生要術》、《內功圖說》等所採用，其名有「方仙延年法」、「卻病延年法」、「操腹九沖圖」。

【延命六字總訣】　見「六字氣」。

【坤道工夫次第十四首】　作者金代孫不二。內容有：收心、養氣、行功、斬龍、養丹、胎息、符火、接藥、煉神、服食、辟穀、面壁、出神、沖舉，以五言詩形式表述練功的過程。雖言「坤道工夫」，除「斬龍」等內容為女性練功所特有外，其餘內容男、女練功均適用。文字表達清新明快，亦屬較好的丹經著作。又《道藏輯要》中有《孫不二元君法語》，內容即「坤道工夫次第十四首」再加七言絕句七首而成。近人陳攖寧先生曾對此十四首詩加註，名為《孫不二女功內丹次第詩註》，是學習丹經著作較好的輔導材料。

【降龍】　術語　降（xiang）伏之意，喻煉神中以氣戀神。《性命圭旨·降龍說》

：「降之者，制其心中真火，火性不飛則龍可制。」

【故丘】 名詞 上丹田異名。見「深淵」。

【故鄉】 名詞 上丹田異名。見「深淵」。

【故林】 名詞 上丹田異名。見「深淵」。

【故宮】 名詞 上丹田異名。見「深淵」。

【故都】 名詞 上丹田異名。見「深淵」。

【故嫗泣拜文賓】 功法 見《赤鳳髓》卷二。又名：烏龍擺尾。作法：自然站立，彎腰如鞠躬狀，手與腳尖齊，運氣二十四口。主治：腰痛。

【砂田】 名詞 上丹田異名。見「深淵」。

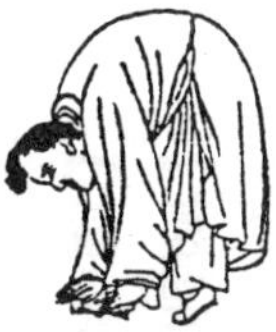

【相須】 術語 指神氣相戀。見「龍虎交媾」。

【胡愔】 號見素子。生卒不詳，生活於晚唐。從小愛好吐納、導引健身法，精心研究《黃庭經》，搜集整理導引、吐納健身方面的資料，著《黃庭內景五臟六腑補瀉圖》傳世，是我國古代不可多得的女氣功家。

【南五祖】 道教尊奉的南宗五位祖師，即張伯端、石泰、薛道光、陳楠、白玉蟾。道家內丹修煉術得魏伯陽倡之於前，張伯端和之於後，清代董德寧說：「其前後諸家丹書，無出二公之右者，可謂觀止矣。」

【柳華陽】（一七三六～？）清代江西南昌人。自青少年起即酷愛仙佛修養法，遇伍守陽傳其秘旨，乃豁然通悟，又經壺雲老師指點，對道、釋二家的養生法造詣精深，著有《金仙證論》、《慧命經》等傳世，形成明清時代影響深遠的「伍柳」派。

【威光鼎】名詞　上丹田異名。見《性命圭旨·乾坤交媾圖》。

【甚深法界】名詞　祖竅異名。見《性命圭旨·安神祖竅圖》。

【拭摩神庭】功法　見《靈劍子導引子午記》。作法：常以兩手揉摩顏面皮膚（面為神之庭）。功效：令面有光澤，皺斑不生。

【南岳魏夫人】即「魏華存」，見「魏華存」。

【郝太古托天形】功法　《衛生真訣·下卷》。作法：坐式，兩手上舉作托物勢，運氣上行九口，下行九口。功效：治腹腫脹。

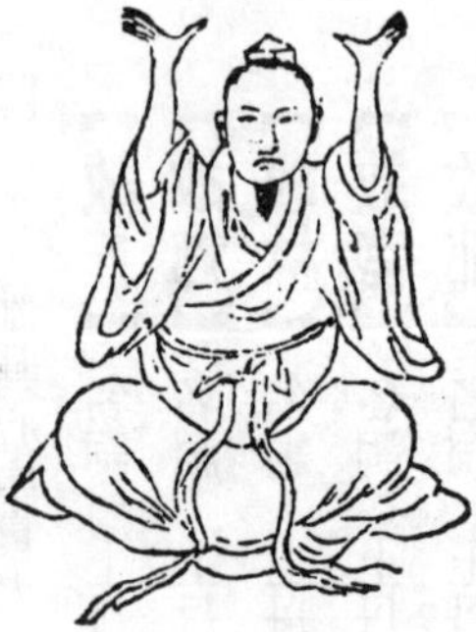

【政和萬壽道藏】見「道藏」。

【幽闕】名詞　指臍。《黃庭外景經》：「上有黃庭下關元，後有幽闕前命門。」陳攖寧《黃庭經講義·第一章黃庭》：「幽闕即生門，生門即臍。」

【毗陵禪師】即「薛道光」，見「薛道光」。

【昭靈女行病訣】功法　《衛生真訣·下卷》

。作法：立定，左手舒指，右手捏臂肚，運氣二十四口。功效：治冷痹，腿腳疼痛。

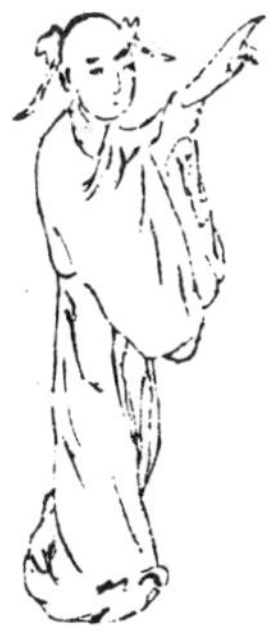

【神】名詞　內三寶之一，為生命現象的綜合表現，也是調節控制生命的能力。內丹文獻中又稱之為「性」、「火」、「心」。故《唱道真言》直接了當地說：「煉丹就是煉心」，「煉得方寸之間如一粒水晶珠子，如一座琉璃寶瓶。無窮妙義便從自己心源上悟出，念念圓通，心心朗徹，則自古以來仙家不傳之秘，至此無不了然矣。」「丹經所謂築基、藥材、爐鼎、鉛汞、龍虎、日月、坎離，皆從煉心上立名。」所以整個練功過程，就是個「煉神」的過程，通過大腦的有序化運動鍛鍊，使精、氣、神之間發生轉化，使機體各系統在大腦的統一指揮、調控下處在一種協調、代謝的最優狀態，因而出現一種最佳的生命活動方式，也就是一般所看到的健身祛病，抗衰老的表現。因此「神」在「精氣神」三者中取主宰作用，煉神也是整個練功中的關鍵。古人將神分為「先天元神」、「後天識神」，又稱「欲神」。練功要用「元神」，去「識神」，「有為而為者，識神也；無為而為者，元神也。識神用事，元神退聽。元神作主，識神悉化為元神。」「元神者，修丹之總機括也。藥生無此元神，是為凡精，無用；還丹無此元神，是為幻相，不能成嬰。」（《樂育堂語錄》）其實練功中，能排除各種雜念之干擾，頭腦保持虛靈狀態，這時的神，就是元神。每天處理各種雜務的神，就是古人說的識神，神志處在「識神」狀態是不能練功的。丹經中神的異名極繁，《悟真篇註疏直指詳說》中稱為「陽中陰」，列異名八十九個（其中「水銀」重複），今錄於後：震、離、妻、臣、賓、卯、甲、東、情、仁、左、三、八、浮、肝、木、女、物、父、日魂、烏髓、姹女、人民、賓客、青娥、離女、真汞、木液、木汞、黃芽、玉液、神水、火龍、牝龍、金烏、真龍、真陰、雌母、雌陰、陰火、陽氣、流珠、女青、雌火、紅鉛、朱砂、交梨、東二、玉芝、丹基、真火、牛址（當為「午北」）、龍西、水銀、天玄女、日中烏、母之血、龍弦氣，龍呼虎、陰火白、水中火、紅入黑、赤鳳髓、流汞父、龍鉛精、砂裡汞、離之己、坤之中女、離中一陰、山頭月白、太陽流珠、離己日光、青衣女子、碧眼胡兒、女混男形、砂中真汞、氣中取水、雄裡藏雌、烏肝八兩、砂中生金、生於丙丁、氣中生液、二八姹女、杳冥之精、恍惚中物、朱砂鼎內、下弦水半斤、汞為砂中水。

【神火】 術語　即「元息」，見「元息」。

【神氣】 術語　煉內丹之藥物。又寫作「神炁」。《遵生八箋·延年祛病箋》：混合神氣，仙家謂之煉金丹。」《金仙證論·序煉丹第一》：「欲修大道者，理無別訣，無非神氣而已。」內丹藥物雖有精氣神之說，但「精氣本是一物，所以曹祖師云：大道簡易，只神氣二者而已。」異名甚多，《析疑指迷論·析疑》：「夫神氣二字呼喚無窮，今略言其大概：或謂動靜、龍虎、水火、坎離、東西、南北、春秋、溫涼、冬夏、寒暑、否泰、窮通、升降、往來、有無、虛實、上下、浮沉、高低、深淺、金木、剛柔、天地、日月、震兌、昏明、夫婦、嬰姹、金翁、黃婆、絳雪玄霜、紫芽紅粉、真鉛真汞。其它殊名異呼，不可窮極；種種名相，不可著止，總名神氣而已。」《性命圭旨・蟄藏氣穴、衆妙歸根》中列異名有：真夫妻、真陰陽、真龍虎、真性命、牛女、牝牡、烏兔、日月、魂魄、金火。

【神水】 名詞 ①心之異名。見《性命圭旨・涵養本原圖》。②內丹之異名。《道樞・金液龍虎篇》載「金丹七十二名」，首名即「神水」。③練功所生唾液。《活人心法・八段錦導引法》：「漱津三十六，神水滿口勻。」④以神戀氣。《金丹四百字・序》：「以汞入鉛，名曰神水。」⑤先天氣異名。《悟真篇註疏直指詳說》中列先天氣（外藥）異名九十四個，「神水」為其中之一。

【神關】 名詞 上丹田異名。見「深淵」。

【神室】 名詞 ①上丹田異名。見「深淵」。②下丹田異名。《諸真聖胎神用訣・玉雲張果老胎息訣》：「夫丹田者，在臍下一寸三分，是元氣之宮位……六名神室」。③指心。《性命圭旨・涵養本原、救護命寶》引彭鶴林云：「神室即是此靈台，中有長生不死胎。」

【神宮】 名詞 上丹田異名。見「深淵」。

【神都】名詞　上丹田異名。見「深淵」。

【神京】名詞　上丹田異名。見「深淵」。

【神爐】名詞　上丹田異名。《寥陽殿問答編·第一篇》：「臍輪之後一寸二分，囫地一聲真元落於此處，號曰：天心，一名：氣海，又曰：神爐，乃胎仙元命之根，是故又號：天根，為煉精化氣，煉氣上升之地，是故又號：坤爐。按：即丹書之下田。」

【神闕】名詞　即臍。見「生門」。參看《任督脈、練功常用部位圖》。

【神氣穴】名詞　①下丹名異名，為神氣合一的地方。《樂育堂語錄·卷二》：「此個氣穴非有形有象，肉團子上是神氣合一之氣穴也。神氣聚則有形，神氣散則機息。學人坐到凡息停時，口鼻之息似有似無，然後胎息始從下元發起，兀兀騰騰，所謂：一元兆象，大地回春；桃紅柳綠，遍滿山原。於此收回藥物，採入金鼎玉爐，鍛火鍊之大丹可成矣。雖然金鼎非真有鼎，玉爐非真有爐，亦無非神氣合一，凝聚於人身氣海之旁，即男子媾精之所，女子繫胞之地是。」②指身中「中空一竅」。《金丹四百字》：「此竅非凡竅，乾坤共合成，名為神氣穴，內有坎離精。」劉一明註：「人之剛柔相合，中空一竅而神氣凝結於其內，同一理也，故名神氣穴。」

【神入氣穴】術語　即意守丹田，神氣合一。又稱「神入水府」、「以性攝情」、「以龍嫁虎」、「火入水鄉」等。《樂育堂語錄·卷四》：「以神下入水府，即是以神入氣穴，又是以性攝情，以龍嫁虎，種種喻名不一而足。無非以我一點至靈、至聖、至清、至虛之元神下與水府之鉛配合，猶之以火入水鄉，少時火蒸水沸而真陽生矣。」

【神入水府】術語　即「神入氣穴」，見「神入氣穴」。

【神明之舍】名詞　心之異名。見《性命圭旨•涵養本原圖》。

【神峰逍遙子】即「牛道淳」，見「牛道淳」。

【前弦】術語　以初八之上弦月喻水火調和，元氣已生而未壯。《悟真篇》：「前弦之後後弦前，藥味平平氣象全。」《樂育堂語錄•卷一》：「古人謂：二分新嫩之水配以二分新嫩之火，庶水不泛溢，火不灼燒，慢慢的溫養沐浴，漸抽漸添，水火自然調和，身心自然爽泰，而有藥生之兆焉，然氣機尚微，藥物未壯，不可遽用河車以分散其神氣也。此即初八月上弦，一點丁火之象。」

【前三關】術語　見「三關」。

【活子時】術語　凡練功時，下丹田元氣發生之時皆稱活子時，以別於夜間十一時至凌晨一時之子時。《崔公入藥鏡註》：「一日內，十二時，意所到，皆可為。混然子註：一陽來復，身中子時也。」《大丹直指•五行顛倒龍虎交媾訣併圖》：「採藥之法，人多以子時腎氣發生，午時心液降下之際行功。若無事牽制則可，若有事又是錯過。殊不知法乾坤之妙，舉腎氣則是子，降心液則是午，不以時刻皆可。」關於活子時解釋尚多，或謂無淫慾之念而生殖器上舉之時；虛極靜篤時，突然一覺清虛亦稱活子時。

【活午時】術語 見「午時」。

【活潑潑地】名詞 心之異名。見《性命圭旨・涵養本原圖》。

【祖竅】名詞 指藏元始祖炁之竅，位於人身之正中處。《入藥鏡》，王道淵註：「此竅正在乾之下，坤之上，震之西，兌之東，八脈九竅，經絡聯輳，虛閑一穴，空懸黍珠，是人身天地之正中，乃藏元始祖炁之竅也。」該竅異名甚多，《性命圭旨》一書中列其常見名有：天地靈根、不動道場、玄牝之門、不二法門、元始祖炁、至善之地、呼吸之根、甚深法界、黑白相符、先天地主、黃中通理、虛無之谷、造化泉窟、宇宙主宰、既濟鼎器、凝結之所、真主人、自然體、舍利子、極樂國、真一處、祖氣穴、混沌竅、戊己門、西南鄉、總持門、蓬萊島、衆妙門、歸根竅、守一壇、如意珠、虛空藏、復命關、希夷府、懸胎鼎、寂滅海、法王城、玄關、空中、真土、把柄、黃庭、西方、規中、丹扃、黃中、無極、正位、這個、黃婆、中黃、淨土、華光藏、坎離交媾之鄉、千變萬化之祖、生死不相關之地、鬼神覷不破之機、先天主人、萬象主宰、太極之蒂、混沌之根、造化之源、神室、玄牝、玄竅等。

【祖氣穴】名詞 祖竅異名。見《性命圭旨・安神祖竅圖》。

【施肩吾】未希聖，號棲真子，世稱華陽真人，唐代睦州（今浙江省桐廬）人。元和十五年（八二〇）進士，喜愛道家煉養術，「棲心玄門，養性林壑」，長慶年間，隱居江西南昌之西山修煉。著《西山群仙會真記》、《鍾呂傳道記》、《黃帝陰符經解》、《太白經》。

【祝融峰】名詞　上丹田異名。見「深淵」。

【煉目】術語。指輕閉兩眼，使神光不漏。《樂育堂語錄・卷五》：學者欲煉元神，離不得先煉兩目。煉目之法，不外垂簾以養神而已，調息以養氣而已。」

【煉心伏氣】術語　即凝神調息。《樂育堂語錄・卷二》：「總之煉心伏氣二者，必兼而修之。若但煉心，身命必難保固；若但伏氣，縱壽亦是愚夫，生須以兩者為法，時刻不離可也。」

【煉形化氣】術語　一心內守丹田，身中元氣及天地之元氣悉歸而充滿一身。《樂育堂語錄・卷三》：「必內藥有形，外藥可得而採。內藥，吾身之元氣也；外藥，即太虛中之元氣也。此殆不增不減，隨地自如，但非照養有功必不能招回外來之藥。故《大集經》云：佛成正覺於慾色界二天中。即是以元神寂照於中下二田，內之元陽發耀，外之元氣自蓬蓬勃勃包果一身，渾不知天地人我，此殆內外合一，盜得天地靈陽歸還於我形身之內。久之則煉形而化氣。」

【煉礦成金】術語 喻練功煉出元氣來。《樂育堂語錄・卷五》:「吾示煉礦成金:始從凡身中煉出一點清氣來，猶礦中用紅爐火煅出真金一樣。」

【煉神還虛】術語 以元氣養元神，元神壯旺之後若有心、若無意，成一虛靈狀態。《樂育堂語錄》:「丹田交會之神氣聽它自鼓、自調、自溫、自煅，我惟致虛守寂，純任自然，神入氣中而不知，氣周神外而不覺。如此烹煉一陣，自有一陣香風上衝，百脈遍體薰蒸，此所謂神生氣也。又覺精神日長，智慧日開，一心之內但覺一氣從規中起，清淨微妙，精瑩如玉，此所謂氣生神也。如此神氣交養，兩兩相生，斯時正宜撒手成空，不粘不脫，若有心，若無意，此煉神還虛之實際也。」

【煉精化氣】術語 元精產生以後，凝神於下丹田，藉助於呼吸，不久丹田中即產生出氣來。《樂育堂語錄・卷四》:「督精為丹頭，又以一呼一吸之胎息為火，以慢慢的呼吸神火燒灼此個元精於丹田之中，久之，火力到時則變化生焉，神妙出焉。何也?精生無形，不過一個精明之真知，只一心無兩念，從此以神為主宰，以息吹噓，不久那丹田中忽有一股氤氳之氣，蓬勃之機從下元湧起，漸漸至於身體，始猶似有似無，不大有力。孟子謂:『平旦之氣』是，久則油然心安，浩然氣暢，至大至剛，有充塞天地之狀。自亦不知此氣從何而始，從何而終，此即精化氣時也。」

【洗心退藏】術語 指排除雜念，消除煩躁。《性命圭旨・退藏沐浴工夫》:

「故初機之士，降伏其心，束之太緊，未免有煩躁火炎之患，是以暫將心火之南而藏背水之北，水火互相交養，自然念慮不生。即白玉蟾所謂：洗心滌慮為沐浴是也。」

【洗滌塵垢】術語　指排除雜念。《大丹直指・三田返復、金液還丹訣圖》：「若思念才生，即是塵垢。塵者，陰也；陰者，魔也。被魔所障，三關即閉不通也，須要斬除，其意一正，二氣自合，以結大丹。師云：洗滌塵垢，道云：沐浴金丹。」

【洗心退藏圖】示意練功排除雜念，即洗心滌慮。（見附圖）

【帝乙】名詞　上丹田異名。見《性命圭旨・乾坤交媾圖》。

【洞庭水逆流】術語　即「黃河水逆流」，見「黃河水逆流」。

【津液之山源】術語　指上丹田。見《性命圭旨・乾坤交媾圖》。

【修止】術語　見《六妙法門》。頭腦入靜深化，無息無念，「凝寂其心」。

【修性】術語　即煉性養神。《樂育堂語錄・卷四》：「是以養天之神，謂之修性。」

【修命】術語　即修煉元氣。《樂育堂語錄・卷四》：「養天之氣，謂之修命。」

【修隨】術語　見《六妙法門》。意念自然隨呼吸出入，「攝心緣息」，使神志自然集中。

【修數】術語　見《六妙法門》。以數息來排除雜念的一種方法。調和氣息，身心安詳，「攝心在數，不令馳散，是名修數。」

【修真十書】 六十卷，輯道家修煉文獻的大型叢書，編者不詳。內容有：《雜著指玄篇》八卷、《金丹大成集》五卷、《鍾呂傳道集》三卷、《雜著捷徑》九卷、《悟真篇》五卷、《玉隆集》六卷、《上清集》八卷、《武夷集》八卷、《盤山語錄》一卷、《黃庭內景五臟六腑圖》一卷、《黃庭內景玉經註》三卷、《黃庭外景玉經註》三卷。是研究隋、唐、宋、元時期道家氣功學的重要著作。

【修崑崙證驗】 一册，清代天修子著，成書於一八四六年。《黃庭經》有「子欲不死修崑崙」之說，本書提出經常揉頭面諸穴，頰車、百會、眉心、內外眥、顴頰「以通氣血，免致生積」認為「行以勤，用以和，守以恆，幾百病症，概可立癒。」

【修羊公臥石榻】 功法　見《赤鳳髓》卷二。作法：側臥、曲膝，兩手擦熱，一手握陰囊，一手置於耳上，運氣二十四口。主治：外感疾病。

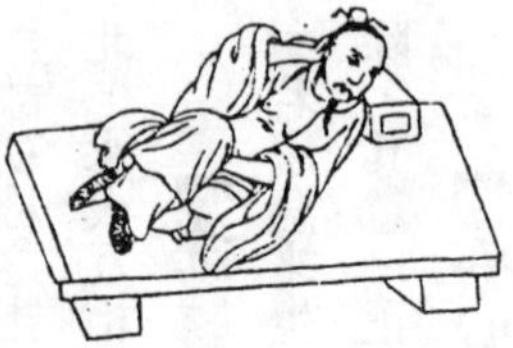

【修習止觀坐禪法要】 二卷，作者隋•智顗。為敍述佛家天台宗坐禪法簡明扼要的著作，內容包括：具緣（修止觀法具備的條件）、訶慾（排除色、聲、香、味、觸五慾之干擾）、棄蓋（欲修止觀法，當棄五蓋：貪慾、瞋恚、睡眠、掉悔、疑心）、調和（調心、身、息、食、眠）

、方便（具修禪定之願望、持之以恆的韌勁、巧慧等）、正修（修止觀的方法）、善發（又稱善根發，指修禪定時之生理、心理變化）、覺魔（以止觀排除煩惱等魔之干擾）、治病（以禪修法袪病健身）、證果（依修止觀、定慧力等）。是研究天台禪法較好的文獻。

【俞琰】（一二五八～一三一四）字玉吾，號全陽子、林屋山人、石澗道人，宋末元初是吳郡（今江蘇蘇州）人。宋亡後，無心功名，潛心研究內、外丹書。於內丹術不僅理論上探索，還親自實踐，因此領悟尤深，「丹之真運用，蓋嘗試之；丹之真景象，蓋嘗見之。較之仙經，若合符節。」《周易參同契》註解者或言內丹，或言外丹，莫衷一是，俞氏獨以內丹性命之學通釋《周易參同契》，著《周易參同契發揮》，發前人所未發，暢快淋漓。俞氏博學多才，除內外丹術外，尚精於《易》學，述諸家易說，百餘卷，名曰《大易會要》。註上下經，《十翼》四十卷，名曰《周易集說》，今惟《集說》獨存。內丹學著作還有《易外別傳》、《呂純陽真人沁園春丹詞註解》等。

【胎息】術語　指神氣相依，呼吸不以口鼻，其氣出入於丹田、毛竅。《黃庭經講義・第四章呼吸》：「修持之道貴在以神馭氣，使神入氣中，氣包神外，打成一片，結成一團，紐成一條，凝成一點則呼吸歸根，不至於散漫亂動，而漸有軌轍可循。如是者久之，即可成胎息。何謂胎息？即呼吸之息，氤氳布滿於身中，一開一闔，遍身毛竅與之相應，而鼻中反不覺氣之出入，直到呼吸全止，開闔俱停，則入定出神之期不遠矣。」

【胎津】名詞 指練功所生津液。《黃庭內景經・玄元章第二十七》：「閉口屈舌食胎津」。《黃庭經講義・第五章漱津》：「胎津者，言自生丹田中，胎息薰蒸所化生之津液。」

【胎息法】現存文獻中最早提出胎息法為東晉葛洪著《抱朴子・內篇・釋滯》中：「初學行氣（胎息），鼻中引氣而閉之，陰以心數至一百二十，乃以口微吐之，及引之，皆不欲令已耳聞其氣出入之聲，常令入多出少，以鴻毛著鼻口之上，吐氣而鴻毛不動為候也。漸習增其心數，久久可以至千。」又說「得胎息者，能不以口鼻噓吸，如在胞胎之中。」主要是閉氣的鍛鍊，練不得法極易出偏差。到了唐代胎息法有了很大的發展，胎息法高手輩出，如幻真先生、張果老、李奉時、蒙山賢者、延陵先生、王說山人等，指出煉胎息要自然，不能勉強，否則損傷臟腑；還強調「和神導氣」。《延陵先生集新舊服氣經・胎息精微論》中說：「今之學其氣也，或得古方，或授自非道，皆閉口縮鼻，但貴息長。而不知五臟壅閉，畜損正氣，殊非自然之息。但煩勞形神，無所裨益。」唐以後，胎息法益精，專著日豐，裨益者日衆。《諸真聖胎神用訣》中錄「海蟾真人」等二十九家胎息訣，《性命圭旨》內輯「袁天綱」等十家胎息訣。強調「神氣相合」：「聖人久煉胎息者，常納氣於丹田，故微微出入定，自身安而得長生。長生者乃心與神氣相合，與道同真也。」（《諸真聖胎神用訣・海蟾真人胎息訣》）胎息法發展到今天，已經十分成熟。作法：逐漸使呼吸匀細深長，其匀細均自然之勻細，其深長亦是日積月累而自然之深長，不得人為勉強，其呼吸之氣均出入於丹田。隨著練功造詣加深，進入極度虛靜氣功態後，自然忘卻口鼻呼吸。功效：祛病、健身、延年。

【胎息真動】 術語 指胎息出現後的效驗。《樂育堂語錄・卷二》：「人到胎息真動，一身蘇軟如綿，美快無比，真息沖融流行於一身上下，油然而上騰，勃然而下降，其氣息薰蒸，有如春暖天氣，熟睡方醒，其四肢之快暢真有難以名言者。到此地位，清氣上升於泥丸宮內，恍覺一股清靈之氣直衝玄竅，耳、目、口、鼻亦覺大放光明，迥然不同於凡時也。他如凡息初停，胎息亦不無動機，總不若此大定大靜之為自得耳。」

【修齡要旨】 九篇，明代冷謙著。內容有：四時調攝、起居調攝、延年六字總訣、四季祛病歌、長生一十六字妙訣、十六段錦法、八段錦法、導引歌訣、祛病八則。四時調攝理論來源於《黃帝內經》，其導引法為輯錄前人功法而成。

【重陽子】 即「王重陽」，見「王重陽」。

【重陽全真集】 十三卷，元代王重陽著。由數百首詩詞組成，重點論述「養性」以「全真」。「真」就是「至純不雜，浩劫常存」的「本性」。欲全其真，必須如磨鏡去其塵垢，「磨鏡真如磨我心，我心自照遠還深。鑒回名利真清淨，顯出虛無不委沉。一片靈光開大道，萬般瑩彩出高岑。教公認取玄玄寶，掛在明堂射古今。」

【侯道玄望空設拜】功法 見《赤鳳髓》卷二。作法：自然站立，兩腳距離與肩寬，低頭彎腰，兩手相抱於腹部，行氣十七口。主治：胸背痛。

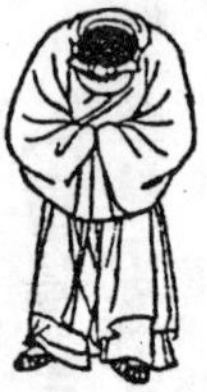

【姹女】名詞 ①心之異名。見《性命圭旨・涵養本原圖》。②神之異名。《悟真篇註疏直指詳說》中列為神之異名。見「神」。

【既濟】名詞 卦名，䷾上坎下離，喻水火交，神氣濟。《中和集・金丹或問》……「水升火降曰既濟。」

【退陰符】術語 指練功時丹田元氣升上泥丸，自泥丸降下氣海，以降為退。《孫不二女功內丹次第詩註》：「陰象宜前降，陽光許後栽自泥丸降下氣海，乃在胸前一路，名為退陰符。」

【癸花發現】術語 見「子時」。

【即濟鼎器】名詞 祖竅異名。見《性命圭旨・安神祖竅圖》。

【風中擒玉兔】術語 喻練功時藉後天呼吸以誘取先天氣。《孫不二女功內丹次第詩註》：「當採取先天氣之時，須藉後天氣以為樞紐，故曰：風中擒玉兔，玉字表其溫和之狀。」

【貞一先生】即「司馬承禎」，見「司馬承禎」。

【貞白先生】即「陶弘景」，見「陶弘景」。

【後三關】術語　見「三關」。參看「《任督脈、練功常用部位圖》」。

【後天氣】術語　指口鼻呼吸之氣。《樂育堂語錄・卷五》：「何謂後天氣？即人口鼻呼吸有形之氣是。」

【後天識神】術語　見「神」。

【負局先生磨鏡】功法　見《赤鳳髓》卷二。作法：坐式，兩腿平放，兩手輕握拳，彎腰向前如磨鏡樣，運氣十二口。主治：一身痛。

【紅黑相投】術語　喻神氣相交，性命合一。見「龍虎交媾」。

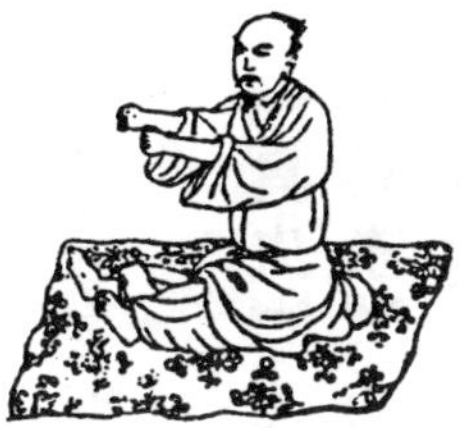

【泰】名詞　卦名，䷊上坤下乾，喻天地交而生物，神氣凝而結內丹。《樂育堂語錄・卷四》：「至降而復升，升而復降，流行不息，天地交，萬物通，此人之泰也。天根月窟自此可以閑來往矣，此亦謂九轉丹成也。九者，陽也；轉者，陽氣逆而輪轉也。」

【都關】名詞　上丹田異名。見「深淵」。

【根識】術語　即「六根」、「六識」之簡稱。《靈源大道歌》：「萌芽脆嫩須含蓄，根識昏迷易變遷。」

【乾宮】 名詞　上丹田異名，又稱「乾鼎」。《五篇靈文・採藥章第三》：「神守乾宮，真炁自歸。」

【袁黃】 字坤儀，號了凡，明代浙江嘉善人。精通佛、道家靜功養生術，著有《攝生三要》及《袁了凡先生靜坐要訣》介紹靜功養生術。

【真人】 名詞　①對道學有較深造詣的人的尊稱，如張伯端稱「紫陽真人」，孫思邈稱「孫真人」。②元神之異名。《周易參同契》：「真人潛深淵」俞琰註：「真人即元神也。」

【真火】 術語　即「真人之火」，見「真人之火」。

【真汞】 名詞　①心之異名。見《性命圭旨・涵養本原圖》。②內丹之異名。《道樞・金液龍虎篇》列「金丹七十二名」之一。③神之異名。《悟真篇註疏直指詳說》列神（「陽中陰」）之異名八十九個，「真汞」為其中之一。

【真如】 名詞　指元性。《孫不二女內丹次第詩註》：「若來與若去，無處不真如。註：真如者，佛家之名詞。佛典云：『如來藏含有二義：一為生滅門，一為真如門。心無生滅，即真如矣。若背真如，即生滅矣。』又云：『真謂真實非虛妄，如謂如常無變易』。」

【真際】 名詞　上丹田異名。見《性命圭旨・乾坤交媾圖》。

【真息】術語　即「胎息」。《樂育堂語錄・卷二》：「學道人只要停後天凡息則生死之路已絕，能停後天呼吸即見真息。」《樂育堂語錄・卷一》：「何謂真息。即丹田中悠悠揚揚，施轉不已者是。」

【真詮】三卷，明代葆真子陽道生著。論述內丹修煉簡明，清・彭定求認為「此書潔淨精微，可以守約自得。」上卷講虛靜之道，煉性養神之理。中卷討論「太極陰陽體用」、「大丹取法造化」、「爐鼎」、「一點落黃庭」、「元氣為生身處」、「元精」、「元精即淫泆精」、「元氣生元精」、「去情識以養元和」、「修丹須斷慾」、「元神用藥材」、「元神即思慮神」、「玄關一竅」、「大丹本柄」、「玄牝」、「橐籥」、「六十卦喻火候」、「年月日仁義喜怒賞罰喻火候」、「意為媒」。下卷介紹「安爐立鼎」、「產藥川源」、「坤為道廬」、「陽施陰受」、「凝神入氣穴」、「迴光返照」、「迴光返照下手之功」、「胎息」。闡述內丹修煉理論中諸多問題不落俗套，多有啟發人之新意。如「元精元神」一般均強調「先天」可用，「後天」不可用，而該書指出「自其生於真一之中，則為元精；漏於交媾之際則為淫慾之精，其為元氣所化則一也。」「去其情識，則凡此思慮者，莫非元神之妙用矣。」就是說，練功者「去淫慾、情識」之干擾，保持身心清淨，此時身中之「精、神」就是「元精、元神」。

【真鉛】術語　①指元氣。《道法心傳・真種子》：「先天一物號真鉛，坤位生時種在乾。」②下丹田異名。見《性命圭旨‧蟄藏氣穴圖》。③指元精。見「精」。

【真一處】名詞　祖竅異名。見《性命圭旨‧安神祖竅圖》。

【真主人】名詞　祖竅異名。見《性命圭旨‧安神祖竅圖》。

【真金鼎】名詞　下丹田異名。見《性命圭旨‧蟄藏氣穴圖》。

【真虛無】術語　見「虛無」。

【真人之火】術語　凝神丹田後所生之火。《五篇靈文‧產藥章第二》重陽註：「坤宮之火曰：真人之火也。」

【真金出礦】術語　即「水中火發」，見「水中火發」。

【真鉛初露】術語　見「子時」。

【捏目四眥】功法　見《靈劍子導引子午記》。四眥，大、小眼角。先以手按兩大眼角（睛明穴），按時閉氣，終而復始，再按兩小眼角處（太陽穴）。功效：明目。

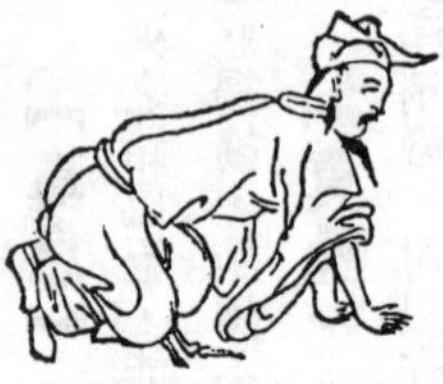

【夏雲峰烏龍橫地勢】功法　《衛生真訣‧下卷》。作法：兩手兩膝觸地，頭平視前方，引氣行於左右，運氣各六口。功效：治背脊疼痛。

【袁了凡先生靜坐要訣】三篇，明代袁黃著。三篇內容為：豫行、修證、調息。「豫行」介紹靜坐者的修養事宜，重點是「調心」，「繫緣收心」、「藉事煉心」，「靜處養氣」，鬧處煉神。金不得火煉，則雜類不盡；心不得事煉，則私慾不除，最當努力。」「修證」討論坐禪修煉中的種種自我體驗。「調息」中重點介紹佛家天台宗的三種調息方法（即「六妙門」、「十六特勝」、「通明觀」）。是較好的靜坐參考書。

【逍遙子導引訣】 全文八十字，十六句，作者不詳，為明清朝代時多種書籍所轉錄。《類修要訣》與《夷門廣牘》中均名「逍遙子導引訣」；《紅爐點雪》中稱「祛病延年一十六句之術」；《遵生八箋》中叫「導引祛病歌訣」；《修齡要旨》中名「導引歌訣」。每句歌訣後附有說明，不同書中文字略有出入。內容包括五官保健導引，吞津煉液，祛疾健身等，如「水朝除後患」句下說「平明睡醒時，即起端坐，凝神息慮，舌舐上腭，閉口調息，津液自生，漸至滿口，分作三次以意送下。久行之則五臟之邪火不炎，四肢之氣血流暢，諸疾不生，永除後患，老而不衰。訣曰：津液頻生在舌端，尋常漱咽下丹田。於中暢美無疑滯。百日功靈可駐顏。」簡易實用是其特色。

【高濂】 字深甫，號瑞南道人，明萬曆年間浙江錢塘（今浙江杭州人）。幼年體弱多病，又患眼病，對醫藥、導引養生留心研究，「家世藏書，博學宏通」，故得以集明以前養生學著述精華而著《遵生八箋》傳世。

【容成公】傳為黃帝之師，在太姥山、崆峒山修煉，善房中術，《漢書·藝文誌》陰陽家著錄《容成子》十四篇，房中家著錄《容成陰道》二十六卷，均佚。主張性生活要《樂而有節，則和而壽考；迷而弗顧，則生疾而殞命。》（《道樞·容成篇》）

【悟真篇】由詩、詞百餘首組成（不同版本，內容略有出入），北宋張伯端著。歷代推為道家內丹術重要典籍，作者也被後人尊為道家南宗煉養派之開山鼻祖。取意不悟則迷妄，悟則成真。由於詩詞簡略，言詞隱晦，沒有內丹學基礎，理解不易。註家數十；著名者有宋·葉文叔，宋·薛道光、陸墅，元·陳致虛《悟真篇三註》，宋·夏宗禹《悟真篇講義》，宋·翁葆光三種註本，明·陸西星，清·劉一明《悟真直指》，清·朱元育《悟真篇闡幽》清·董德寧《悟真篇正義》等。

【流珠宮】名詞　上丹田異名。見「深淵」。

【流戊就己】術語　喻神氣交合。《聽心齋客問》：「北方腎水上升，南方心火下降，水火相交，合而成形，故曰流戊就己。戊己相交，為二土成圭，故曰刀圭。」

【海底覓火】術語　喻凝神於下丹田。《靈劍子導引子午記》：「《周易》卦有水火既濟，是上水下火，火自臍下起，水在鼎中生。故曰：上水下火。訣云：但從山頭取水，海底起火。」

【涓子內想法】功法。《道樞·內想篇》。作法：聚精會神坐於靜室中，左腿放在右腿上，兩手自然下垂。想腹部如空三足鼎，左腎如太陽，出白氣，在下丹田中變為赤氣；右腎如月，出赤氣，在下丹田中變為白氣。會聚於丹田之赤白氣凝成一嬰兒，潔白如玉，形象如自己，大小如雞蛋，跪在丹田中，兩手交叉，升入頂中，自頂中出入。功效：返老還童。

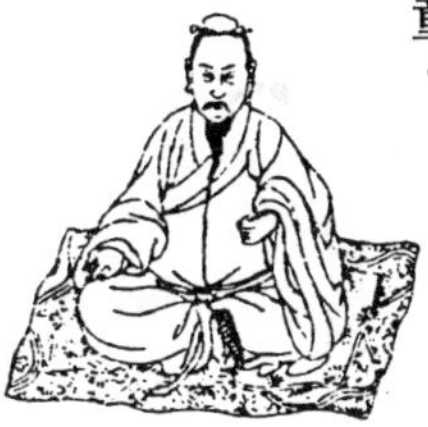

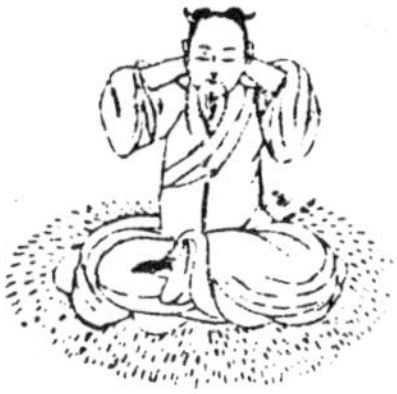

【涓子垂釣荷澤】 功法　見《赤鳳髓》卷二。作法：盤膝而坐，左手輕握拳按摩左脅，右手按右膝，專心致志，運氣於患瘤處，左六口，右六口。主治：久患癰瘤。

【容成公靜守谷神】 功法　見《赤鳳髓》卷二。作法：坐式，咬牙、閉氣，兩手抱耳及枕部，彈頸部三十六下，叩齒三十六次。主治：頭暈、耳鳴。

【氤氳】 術語　又作「絪縕」。指氣混合，相互摩擦。《規中指南・玄牝》：「氤氳開闔，甚妙無窮。」

【徐文弼】 字勷右，號蓋山，又號鳴峰，清代康熙、乾隆年間江西豐城人。著有《壽世傳真》。

【般若岸】 名詞　上丹田異名。見《性命圭旨・乾坤交媾圖》。

【造化爐】 術語。指下丹田。《樂育堂語錄・卷二》：「外藥發生，在造化爐中，不出半個時辰立地成就。」

【造化泉窟】名詞　祖竅異名。見《性命圭旨・安神祖竅圖》。

【造化之源】名詞　祖竅異名。見「祖竅」。

【俯按山源】功法　見《靈劍子導引子午記》。作法：常揉按鼻下唇上之人中處，再以食指、中指揉按鼻中隔處。功效：鎮靜安神。

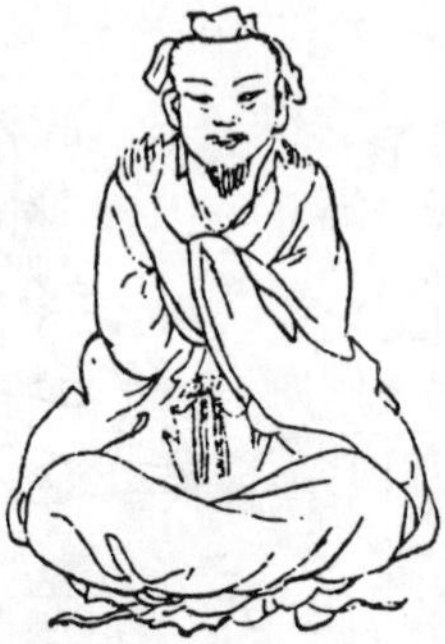

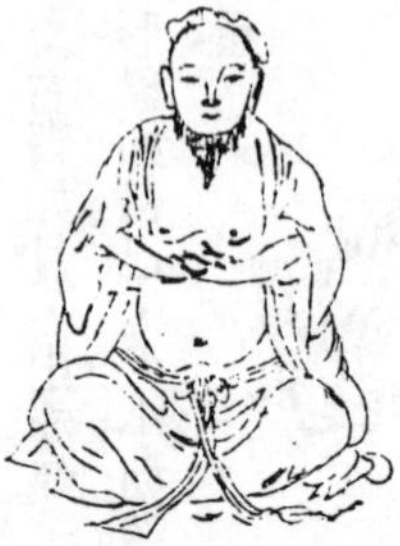

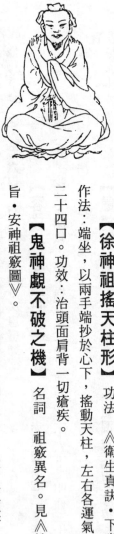

【徐神祖搖天柱形】功法　《衛生真訣・下卷》。

作法：端坐，以兩手端抄於心下，搖動天柱，左右各運氣，呵吹二十四口。功效：治頭面肩背一切瘡疾。

【鬼神覷不破之機】名詞　祖竅異名。見《性命圭旨・安神祖竅圖》。

【徐神翁存氣開關法】功法　《衛生真訣下卷》。

作法：坐定，用兩手搬兩肩，以目左視，運氣十二口，再轉右視，亦運氣十二口。功效：治消化不良（肚腹虛飽）。

【展竅】術語　胎息發動後，元氣充足而一身毛竅自開。《樂育堂語錄・卷三》：「凡息一停，胎息自見，如此慢慢涵養，自然真氣沖沖上達心府，此展竅也。蓋以真氣有力，直上沖乎絳宮，庶幾一身毛竅亦有自開之時。所謂：一竅相通，竅竅光明。」

【通一子】 即「張介賓」，見「張介賓」。

【陶弘景】 （四五六～五三六）字通明，自號華陽隱居，南北朝時期丹陽秣陵（今江蘇南京）人。卒年八十一，謚貞白先生。性愛山水，喜好養生，將前人的服氣療病，飲玉泉、按摩導引等祛病延年的文獻加以整理、消化，寫成《養性延命錄》一書。

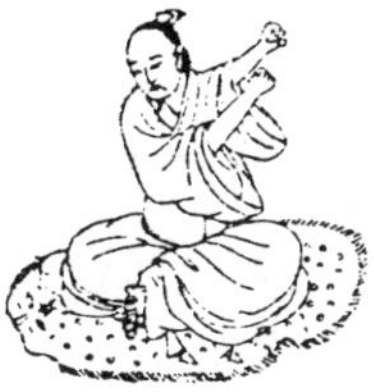

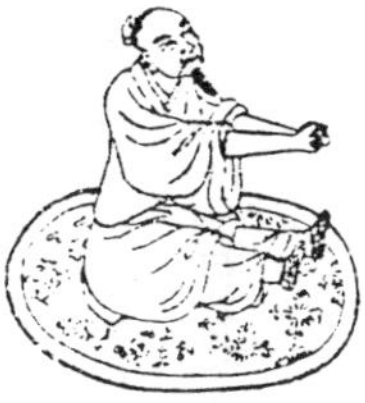

【陶成公騎龍】 功法　見《赤鳳髓》卷二。作法：坐式，雙手輕握拳，手左甩，頭轉向右，手右甩，頭轉向左，各運氣九口。主治：胸悶。

【通關蕩穢法】 功法　見「玉液煉形」。

【陵陽子明垂釣】 功法　見《赤鳳髓》卷二。作法：坐式，兩腳自然前伸，兩手如持竿垂釣式，手足前後往來，運氣十九口。主治：腰腿痛。

【個中三昧】 術語　煉功訣竅。《樂育堂語錄・卷三》：「幸諸子已得個中三昧，諒想再敎一年，大有可觀。」

【馬鈺】 （一一二三～一一八三）字玄寶，號丹陽子，先名從義，字玄甫（一作「宜甫」），金代寧海州（今山東牟平）人。金大定七年（一一六七）王重陽到寧海傳道，與妻孫不二拜重陽為師，一一六八年王重陽以所得純陽金丹秘訣五篇授之，並口授其訣。弟子有王頤中、趙蓬萊、韓清甫、宋披雲等。元世祖至元年六年（一二六九）贈「丹陽抱一無為真人」稱號，世稱「丹陽真人」。著作有《丹陽真人語錄》（為弟子王頤中輯））、《洞玄金玉集》、《慚悟集》、《神光燦》等。

【馬陰藏象】 術語　指練功有得後，無淫慾之思，外生殖器縮小。《樂育堂語錄·卷二》「總之，人能極靜篤始能會得本原。而後知形形色色皆後天有生有死之屍氣，虛虛無無乃先天不生不滅之元神；可見先天大道殆一虛而靈，無而妙有！豈區區在後天精、氣、神哉？然必斷交感之精，而後元精溶溶而來，馬陰藏家矣；必除呼吸之氣，而後元氣融融，浩氣流行，與太虛無二；必滅思慮之神，而後元神躍躍，保合太和一氣充塞虛空界矣。」

【馬自然醉臥霅溪】 功法　見《赤鳳髓》卷二。作法：俯臥，兩手、兩腳向上，凝神運氣十二口。主治：腹痛。

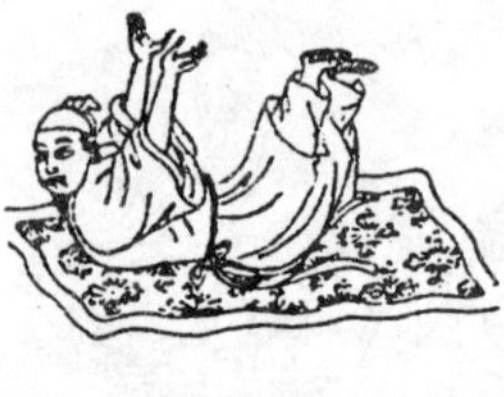

【馬丹陽周天火候訣】 功法《衛生真訣·下卷》作法：坐勢，兩手先搓熱，揉目，然後兩手掌按於下兩肋下，引氣上升，運氣十二口。功效：治元氣衰敗。

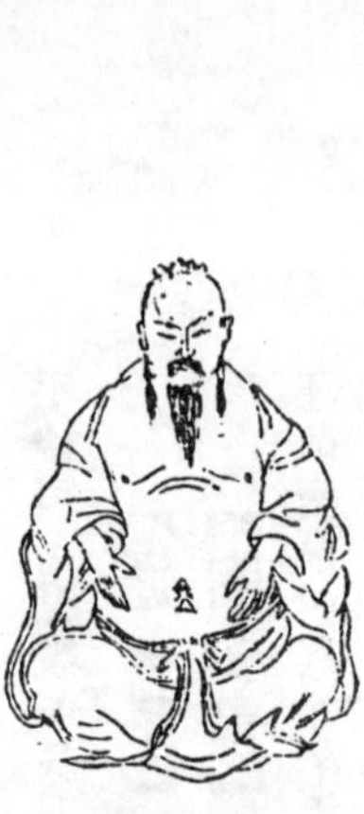

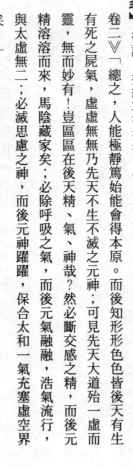

【氣】名詞　內三寶之一，為人生之根本。《難經・八難》：「諸十二經脈者，皆繫於生氣之原。所謂生氣之原者，謂十二經之根本也，謂腎間動氣也。此五臟六腑之本，十二經脈之根，呼吸之門，三焦之原，一名守邪之神。故氣者，人之根本也，根絕則莖葉枯矣。」氣有先天氣、後天氣之分，先天氣又稱「元氣」，為生命之原始動力，故又名「原氣」。後天氣即呼吸之氣，練功者先天氣、後天氣相互為用，清代黃元吉說：「諸子欲收先天元氣蘊於中宮，生生不已，化化無窮，離不得一出一入之呼吸，息息歸根，神氣兩相融結，和合不解，然後後天氣足，先天之氣之生始有自也。」故《入藥鏡》說：「先天炁，後天氣，得之者，常似醉」，呂洞賓因讀《入藥鏡》而得先後天二氣相互為用之旨，於是煉丹有得，故而讚揚說：「因看崔公入藥鏡，令人心地轉分明。」元氣有抵抗疾病的能力，故又稱為「正氣」，「真氣」，致病因素稱為「邪氣」。練氣功就是培養、鍛鍊元氣（真氣）。故王重陽註《五篇靈文》說：「這點至陽之炁，即先天真練之炁，謂太乙含真氣是也。恍惚杳冥者，指先天發生之所也。欲先天至陽之炁發現，別無他術，只是一靜之功夫耳！靜功之道，只在去妄念上做功夫。觀一身皆空，寂然不動之中，忽然一點真陽發現於恍惚之中，若有若無，杳冥之內，難測難窺，非內非外，不知所以然而然者也。」所以《黃帝內經・上古天真論篇》總結氣功健身之道說：「恬淡虛無，真氣從之。精神內守，病安從來？」可謂千古至理名言。古人認為，精氣同源，精由氣化，氣由精滿，煉精者，即是煉氣。精氣合一，先天氣又用「炁」字以表示之。《悟真篇註疏直指詳說》中又稱之為「外藥」，並列異名九十四個，今錄於後：陽、君、金、母、虎、鐵、主、鉛、親、君德、金烏、真鉛、陰火、金精、麻姑、陽丹、真土、真一、真水、神水、大丹、大藥、金丹、七返、九還、秋石、金華、嬰兒、真人、穀神、刀圭、火定、子珠、甘露、黃芽、玄珠、玄霜、黍珠、聖胎、玉蕊、金砂、黃礬、黃池、外丹、陽精、水虎、先天氣、真種子、真玄牝、三五一、摩尼珠、中央土、真父母、真陰陽、天五賊、紫金霜、玉壺冰、絳雪丹、真一精、第一鼎、皇酥、長生藥、白馬牙、天地髓、坎離精、真一水、水中金、水中鉛、真主人、九轉丹、天生芽、自然體、乾坤精、天地氣、陰裡陽精、先天地精、赫赫金精、天地靈根、陰陽聖母、乾坤鼎器、坎離藥物、神符白雪、壺中日月、龍池大丹、宇宙之王、雪山醍醐、坎位中心實、聖父靈母之炁、混元真一之氣、天地陰陽、長生真精、天地混元之氣、太乙含真炁、坤位生成體。

【氣穴】 名詞 ①下丹田異名。《方壺外史・凝神論》：「夫氣穴者，乃吾人胎元受氣之初，所稟父母精氣而成者，即吾人各具之太極也。其名不一，曰氣海。曰關元、曰靈谷、曰下田、曰天根、曰命蒂、曰歸根竅、復命關，即一處也。」②元氣輸注出入之地，俗稱「穴道」。《黃帝內經素問・氣穴論》：「氣穴之處，游針之居。」

【氣功】 術語 是練神養氣的一種健身功夫。晉代許遜《靈劍子・序》「心正則神調，神調則道氣足矣。」《靈劍子・道海喻第四》：「氣若功成，筋骨和柔，百關調暢，胎津日盛，血脈壯強。」氣功學在我國源遠流長，在古代文獻中有「導引、吐納、按蹻、存想、胎息、服氣咽津、內丹、坐禪、靜坐、辟穀輕身」等名稱，其內容均與氣功有關，只是鍛鍊的方式及側重不同，在其發展的歷史長河中形成了不同的流派，積累最豐富的有道家「內丹術」（或稱「煉養」），佛家「止觀坐禪」、儒家「靜坐修身」。道家以求長生，佛家以證解脫，儒家以之修身，三家儘管立義有異，而均不離煉心養性。三家的修煉方法均為氣功學的發展作出了積極的貢獻，繼承和發展這些珍貴的文化遺產，為全人類的保健事業服務，是炎黃子孫義不容辭的義務。

【氣舍】 名詞　即臍。見「生門」。

【氣海】 名詞　①下丹田異名。見《性命圭旨・普照圖》。②腎。《鍾呂傳道記・論水火》：「元陽在腎，腎為氣之海。」③膻中為上氣海，丹田為下氣海。

【氣生之兆】 術語　又稱「玄關竅開」。指精化氣時自覺身心舒適。《樂育堂語錄・卷二》：「至於精已化氣，則神氣混合，心息相依，其身體內外泰然融然，有蘇軟如綿之意，此即氣生之兆。」

【氣生之時】 術語　指子、丑、寅、卯、辰、巳六時。《西山群仙會真記・識時》：「自子至午，氣生之時，陽也。」

【氣歸元海】 術語　煉精化氣，氣盈丹田。《仙佛合宗・評古類》：「如何是氣歸元海？答曰：元精元氣生於元海，每將順去而為後天交感之精，真人依法採取歸於元海，烹而煉之，漸長漸盛成服食金丹，故先聖言之：氣歸元海壽無窮是也。此百日煉精化氣時事，非十月煉氣化神時事。」

【氣謝之時】 術語 指午、未、申、酉、戌、亥六時。《西山群仙會真記・識時》：「自午至子，氣謝之時，陰也。」

【烏兔同穴】 術語 喻神氣相交，性命合一。見「龍虎交媾」。

【迴光內照】 術語 即「迴光返照」，見「迴光返照」。

【迴光返照】 術語 指收神於身中。《聽心齋客問》：「客問迴光返照？曰：人之心每日只在外面馳逐，自己一個身子卻不曾照管，今只將照外面這個神收回來，放下外面許多機巧，一意斂藏，這便是迴光返照。」《仙佛合宗》中又稱爲「迴光內照」、「反觀內照」。《仙佛合宗・評古類》：「當煉精化氣時，即迴照精氣；當煉精化神時，迴照神氣；當煉神還虛時，即迴照還虛。」

【孫不二】 （一一一九～一一八二）名富春，法名不二，號清淨散人，（《金丹大要》稱「清淨元君」）金代寧海（今山東牟平）人。馬鈺之妻，與夫馬鈺共為重陽弟子。孫氏將內丹修煉概括為「先學定心，心定則氣住，氣住神全，神全形固，綿綿若存而不息，用之不窮而見功。」著有《孫不二元君法語》、《孫不二元君傳述丹道秘書》。

【孫思邈】（五四一～六八二）（生年據陳攖寧先生考訂為公元五四一年）唐代京兆華原（今陝西省耀縣）人。幼年因多病，「屢造醫門，湯藥之資，罄盡家產」而鑽研醫學及養生術，造詣精深，躬行不倦，終獲高壽。著有《備急千金要方》、《千金翼方》、《存神煉氣銘》、《攝生論》、《福壽論》、《攝養枕中方》、《養生真錄》、《保生銘》等。關於氣功修煉，他說：「若欲安神，需煉元氣，氣在身內，神安氣海，氣海充盈、心安神定。若神氣不散，身心凝靜，靜至定俱，身存年永……欲學此術，先須絕粒，安心氣海，存神丹田，攝心靜慮，氣海若俱，自然飽矣。專心修者，百日小成，三年大成。」（《存神煉氣銘》）

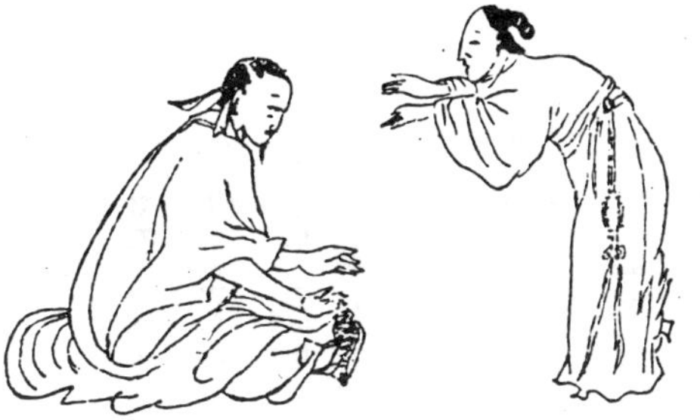

【孫不二元君法語】見「坤道工夫次第十四首」。

【孫不二姑搖旗形】功法《衛生真訣・下卷》。作法：自然站立，彎腰，兩手前伸如取物狀，翹右腳，向後屈伸數次，運氣二十四口，然後換左腳。功效：治腹腫脹。

【孫玄虛烏龍探爪形】功法 《衛生真訣・下卷》作法：平坐，平伸兩腳，彎腰以兩手搬兩足，往來行功運氣十九口。功效：治腰腿痛。

【孫不二女功內丹次第詩註】見「坤道工夫次第十

四首」。

【時照圖】 圖示元氣沿督、任二脈運行的情景。（見附圖）

【純陽子】 即「呂洞賓」，見「呂洞賓」。

【純陽祖師】 即「呂洞賓」，見「呂洞賓」。

【純陰用火】 術語 即凝神氣穴。《五篇靈文•玉液章第一》重陽註：「純陰用火，謂凝神下照坤宮。」

【脈望】 八卷，明代四川趙台鼎輯。為趙氏閱讀道、佛家養生文獻摘編而成，內容豐富而集中，很有閱讀價值，不足處是多數文獻均未註明其出處。

【黃土】 名詞 祖竅異名。見《性命圭旨•安神祖竅圖》。

【黃中】 名詞 祖竅異名。見《性命圭旨•安神祖竅圖》。

【黃白】 術語。①指黃金、白銀。《抱朴子•黃白篇》：「黃者，金也；白者，銀也。古人秘重其道，不欲指斥，故隱之云爾。」②黃芽、白雪之簡稱。《張三豐先生全集•服食大丹說》：「此黃白之術，不是凡間金銀。……認得黃芽，白雪，此為黃白，方可為母遏氣，以煉神丹。」

【黃房】 名詞 上丹田異名。見《性命圭旨•乾坤交媾圖》。

【黃芽】 術語。①指先天氣。《性命圭旨•天人合發、採藥歸壺》：「以其為一身造化之始，故名『先天』；以其陰陽未分，故名『一氣』。又名『黃芽』，又名『玄珠』、又名『真鉛』、又名『陽精』。②金丹異名。《悟真篇》：「甘露降時天地合，黃芽生處坎離交。」翁葆光註：「甘露、黃芽，皆金丹異名也。」③練功所生之津液。《道樞・百問篇》：「問黃芽：其生於腦之中，其居於中宮，是為腦之涎，脾之液，液之餘氣流於上唇者也。」

【黃道】 術語　即任督二脈，見「天經」。

【黃庭】 名詞　①腦之異名。《紫清指玄篇・谷神不死論》：「是以頭有九宮，上應九天，中間一宮謂之泥丸，亦曰黃庭，又名崑崙，又名天谷，其名頗多，乃元神所住之宮。」②祖竅異名，位於心臍之間中空處。見《性命圭旨・安神祖竅圖》。③臍內空處。《黃庭經講義》：「表中空之義……臍內空處，即黃庭也。」④人身兩腎之間。《道樞・太極篇》：「古先至人言養生者，以身之中，謂之黃庭焉。黃者，中之色也；庭者，中之所生也。正當二腎之間者也。」

【黃婆】 名詞　①元神之異名。《大丹直指・五行顛倒、龍虎交媾訣併圖》：「意者，性也，神也，真土也，黃婆也。」練功時神氣之融合賴元神為主宰，猶如姹女嬰兒（龍虎、金木等）之結合托媒人。《悟真篇》：「黃婆自解相媒合，遣作夫妻共一心。」「木金間隔會無因，須仗媒人勾引。」②人身正中處，祖竅異名。見《性命圭旨・安神祖竅圖》。

【黃裳】 又名「黃元吉」，原籍江西豐城，清代道光，咸豐年間曾在四川自貢一代傳授傳統養生術。撰《道德經註釋》，其授課講稿經門人整理而成《樂育堂語錄》。二書堪稱丹經上乘之作，惟文字有些重複處。

【黃金屋】 名詞 指丹田。《悟真篇》：「真精既返黃金屋，一顆明珠永不離。」

【黃承昊】（約一五七六～一六四八）字履素，號闇齋，明代秀水（今浙江嘉興）人。幼年體弱多病，故對氣功養生及中醫藥都有研究，結合自己的學習及實踐心得寫有《折肱漫錄》一書傳世。

【黃庭經】《上清黃庭外景經》及《上清黃庭內景經》合稱，為道家氣功文獻中之經典著作。以七言歌訣形式敍述靜功修煉原理，在道家氣功發展史上占有重要位置，尤其寶貴的是明確指出腦在氣功修煉中的突出地位，「至道不煩訣存真，泥丸百節皆有神」，「子欲不死修崑崙」。無疑是氣功史上樹起的一座豐碑。不足處是敍述欠集中，多立名詞、設譬語，初讀者不易得其要領。著家有梁丘子，務成子、陳攖寧等，其中陳氏《黃庭經講義》敍述通俗、簡明，對初學者極有幫助。

【黃中通理】 名詞 祖竅異名。見《性命圭旨・安神祖竅圖》。

【黃帝內經】 十八卷，約成書於戰國時代，是我國現存最早的中醫典籍，包括《素問》九卷，《針經》九卷（唐以後傳本改稱《靈樞》）。是古代一大群精通人體生理、病理、養生、治療等技術的學者集體創作，奠定中醫學理論基礎。以黃帝、岐伯等問答形式寫成。其四時調神養生、臟腑經絡、氣血學說等對氣功學發展有積極的影響。

【黃庭真人】術語　指意守臍內。《黃庭外景經》：「黃庭真人衣朱衣」《黃庭經講義・第一章黃庭》：「修煉家以心神注守黃庭，名曰：黃庭真人。」

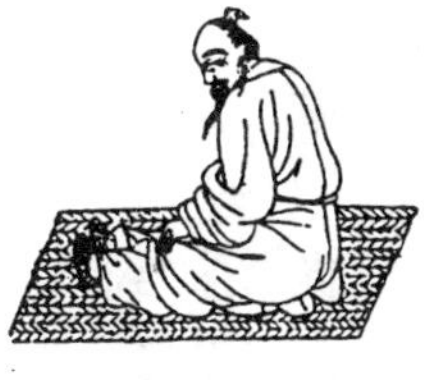

【黃石公受履】功法　見《赤鳳髓》卷二。作法：坐式，兩腿前伸，兩手由膝按摩至小腿跟，運氣十二口。（原書無主治）。

【黃河水逆流】術語　又稱「曹溪水逆流」，「洞庭水逆流」。指元氣沿督脈上升於泥丸。《仙佛合宗・門人問答》：「煉金丹之火候，當神氣並行之初，亦從地下運升於天之上，古聖謂之黃河水逆流，一謂之曹溪水逆流，一謂之洞庭水逆流。」

【黃庭經講義】內容有八章及序一篇，近代陳攖寧著。將《黃庭經》內容概括為八章論述，即黃庭、泥丸、魂魄、呼吸、漱津、存神、致虛、斷慾。頗得《黃庭經》要領，文字通俗易懂，《黃庭經》為道家修煉養生之經典，歷代奉為珍寶，然敍述散漫，初學者難得旨趣，本書實為學習《黃庭經》較好的輔導書籍。

【黃花姑王祥臥冰形】功法　《衛生真訣・下卷》。作法：側臥，左手枕頭，右手握拳，向腹往來搓摩，右腳在下微踡，左腿壓上，習睡。收氣三十二口，復運氣十二口。功效：治色勞虛怯（房勞過度）。

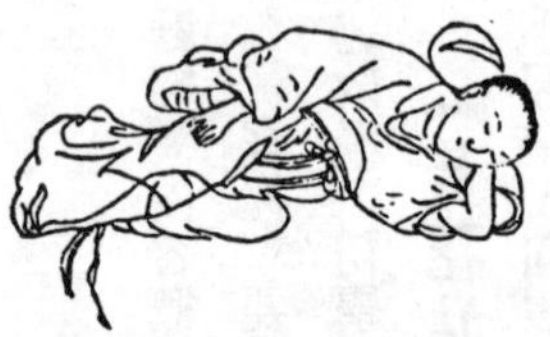

【黃庭內景五臟六腑補瀉圖】　又名《黃庭內景五臟六腑圖》（見《道藏・洞真部・方法類》中《修真十書》）。一卷，唐代胡愔著，成書於公元八四八年。本書討論肺、心、肝、脾、腎、膽六臟腑的生理、形態、病理、診斷及「六氣法」治療。書中指出「五臟堅強則內受腥腐諸毒不能侵，外遭疾病諸氣不能損，聰明純粹，祛老延年。」主張通過飲食、導引、吐納等法，增強五臟六腑功能，達到延年益壽的目的。對六字氣法在健身治病上的運氣起到了承先啟後作用。

【乾浴】　術語　指雙手擦熱後擦面及全身。《養性延命錄・導引按摩》：「摩手令熱以摩面，從上至下，去邪氣，令人面上有光彩。又法：摩手令熱，摩身體，從上至下，名曰乾浴，令人勝風寒時氣，頭痛、百病皆除。」

【乾馬】　名詞　心之異名。見《性命圭旨・涵養本原圖》。

【乾宮】　名詞　上丹田異名。《五篇靈文王重陽註》：「乾宮屬天為陽，應人先天無始之神。乾宮乃虛無玄關一竅是也，實為造化之源。」

【乾家】　名詞　上丹田異名。見「深淵」。

【乾鼎】　名詞　上丹田異名，又稱「乾宮」。《天仙正理直論・鼎器直論第三》：

「既以神氣歸於丹田之根，則丹田便是鼎器。……不知身中所本有者，有乾坤爐鼎之喻。乾為上田，亦天在上；坤為下田，亦地在下。」

【乾坤交】 術語　以下丹田（坤）所生元氣，引之升入泥丸（乾）。《樂育堂語錄•卷二》：「至真陽一生，以坤爐之藥物引之上升於乾鼎，此為乾坤交。」

【乾坤交媾】 術語　將下丹田煉精化氣之元氣，經河車搬運入乾鼎，與元神交會即乾坤交媾。《樂育堂語錄•卷三》：「且水火一交，真陽始產，我於此盜其氣機，引而升之天皇宮內，凝息片時，務要奮迅精神，掃除雜念，一意不紛，一念不起，如此溫養一番，自然龍爭虎鬥，撼動乾坤，霎時間那泥丸陰精化為甘露神水，寒泉滴滴落我絳宮，有一片清涼恬淡之致。」

【曹庭棟】（一六九九～？）字偕人，號六圃，又號慈山居士，清代浙江嘉善人。幼年多病，嘗患童子癆。勤奮好學，喜愛養生學，且能親自實踐，享年九十餘歲。古稀之年，患病纏綿，尤感老年養生之必需，於是輯經史百家、本草、道、佛養生之論，寫成《老老恆言》傳世。

【雪裡花開】 術語　喻練功時腹中元氣發生。《慧命經•張紫陽八脈經》：「陰蹻一脈……上通泥丸，下通湧泉，真氣聚散，皆從此關竅。尻脈周流，一身貫通，和氣上朝，陽長陰消，水中火發，雪裡花開，天根月窟閑來往，三十六宮都是春。」

【接輿狂歌】功法 見《赤鳳髓》卷二。作法：自然站立，右手扶牆，左手自然下垂，右腳蹬牆，運氣十八口，左右交換。主治：腰痛。

【梅顛道人】即「周履靖」，見「周履靖」。

【曹溪水逆流】術語 即「黃河水逆流」，見「黃河水逆流」。

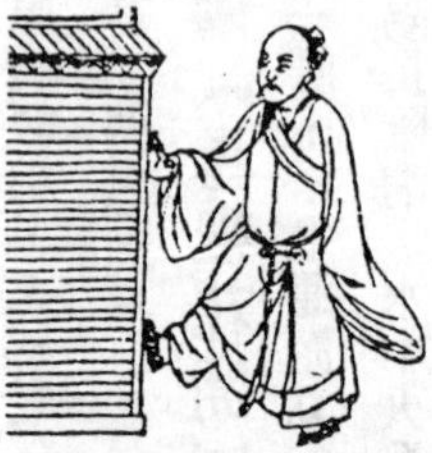

【曹國舅脫靴勢】功法 《衛生真訣・下卷》。作法：立定，右手作扶牆勢，左手垂下，右腳向前虛蹬，運氣一十六口，左右同。功效：治腳腿肚腹疼痛。

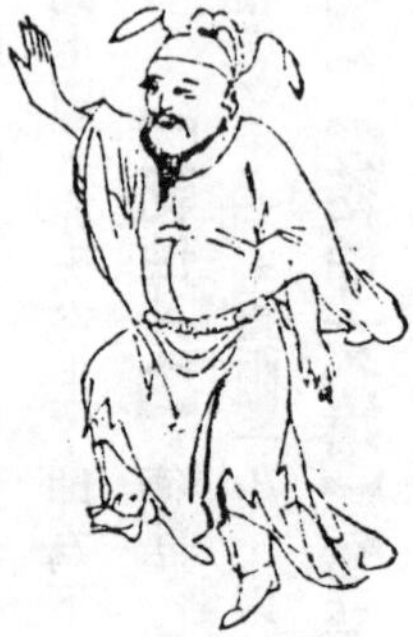

【曹仙姑觀太極圖】功法 《衛生真訣・下卷》。作法：舌拄下腭，目視鼻尖，運心火降入湧泉，想腎水上升入腦。功效：眼紅腫痛。

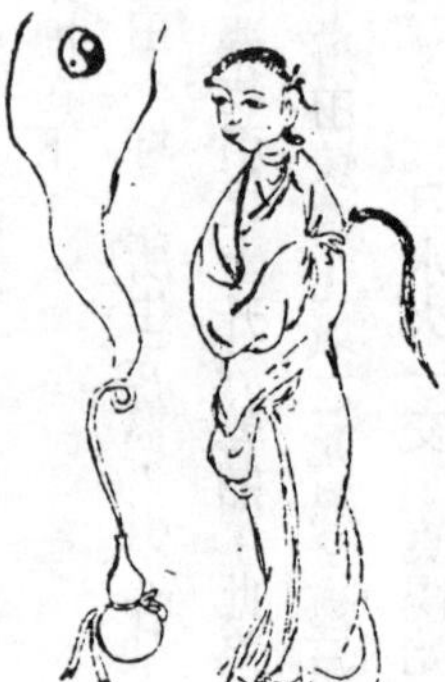

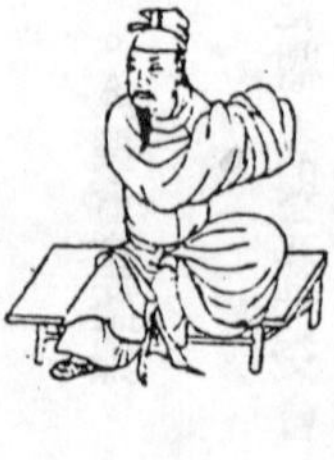

【曹國舅撫雲陽板】功法　見《赤鳳髓》卷二。作法：坐椅上，左腳彎膝放椅上，右腳斜置地上，兩手相抱向左上舉，眼右視，運氣二十四口，左右交換。主治：肢體活動不便。

【虛無】術語　頭腦清淨、虛靈、無雜念。《周易參同契》：「內以養己，安靜虛無。」《金丹四百字・序》：「精、神、魂、魄、意相與混融，化為一氣，不可見聞，亦無名狀，故曰：虛無。……然金丹之生於無也，又不可為頑空；常知此空，乃是真空；無中不無，乃真虛無。」

【虛靈】術語　指練功進入氣功態後，頭腦清淨而靈活。《孫不二女功內丹次第詩註》：「半黍虛靈處，註：虛者，不滯於跡象；靈者，不墜於昏沉。」

【虛危穴】名詞　①指下丹田，為任督脈之起止處。《金仙證論・風火經》：「蓋虛危者，即任督二脈之起止處，亦名河車路。」《慧命經・集說慧命經》：「任督二脈者，即法輪往來之道路也。任脈者，起於丹田，前弦循環腹裡，穿二喉之中，上頂也。督脈者，起於丹田，治弦並繞脊里，上風府，入腦頂，與任脈會合。」②指會陰。見《性命圭旨・反照圖》。

【虛空藏】名詞　祖竅異名。見《性命圭旨・安神祖竅圖》。

【虛無之谷】名詞　祖竅異名。見《性命圭旨・安神祖竅圖》。

【虛無氣穴】 名詞 指下丹田。《樂育堂語錄・卷四》:「總之一個收心於虛無氣穴之中,即如以火煉藥。」

【虛室生白】 術語 元氣充足之後由下丹田至上丹田有一路白光。《樂育堂語錄・卷五》:「及至真氣充充,猶有多般景象,古人謂:虛室生白,自腹至眉端,一路白光晃發。」

【虛極靜篤】 術語 語出《老子・十六章》。指練功調神達到虛無中極,安靜而專篤的地步。《張三豐先生全集・道言淺近說》:「《道德經》:『致虛極,守靜篤』二句可渾講:渾言之,只是講人以入定之功耳!拆言之,則虛是虛無,極是中級,靜是安靜,篤是專篤。猶言致吾神於虛無之間而准其中極之地,守其神於安靜之內,必盡其專篤之功。」

【虛靜無為】 術語 指頭腦清淨元氣始能發生,元神不受干擾則練功易生效果。《聽心齋客問》:「客問虛靜無為?曰:心歸虛靜,身入無為,動靜兩忘,到這地位三宮自然升降,百脈自然流通,精自化氣,氣自化神,神自還虛。不必去安爐立鼎、採藥物、看火候,而所謂三元八卦、四象五行悉在其中。」

【虛無玄關一竅】 名詞 又名「乾宮」。上丹田異名。見「乾宮」。

【虛靈不昧之神】 名詞 心之異名。見《性命圭旨・涵養本原圖》。

【虛靜天師睡法】 功法 《衛生真訣・下卷》。作法:仰臥,右手枕頭,左手

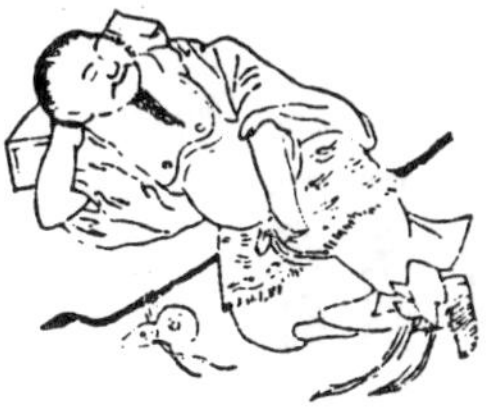

握固陰處（陰囊處）行功。左腿直舒，右腿蹺曲，存想，運氣二十四口。功效：治夢中泄精。

【野戰】 術語　喻「武火」。《樂育堂語錄・卷一》：「野戰者何？如兵戈擾攘之秋，賊氛四起，不可不用兵以戰退魔寇，即是武火之謂。」

【崆峒山】 名詞　上丹田異名。見「深淵」。

【崔希范】 唐末五代人，號至一真人。對道家內丹煉養術造詣精深，著《入藥鏡》傳世。

【唱道真言】 五卷，作者清代鶴臞子。主張煉內丹即是煉心，「教人從心地上做工夫，煉得方寸之間如一粒水晶珠子，如一座琉璃空瓶。無窮妙義便從自己心源上悟出，念念圓通，心心朗徹，則自古以來仙家不傳之秘，至此無不了然矣。」「吾心一念不起則虛白自然相生，此時精為真精，氣為真氣，神為真神。用真精、真氣、真神混合為一，煉之為黍米珠，為陽神，而仙道成矣。」「煉丹之法，始於煉心，繼以採取，終以火候。」對三者均有精闢論述，尤對煉心論述最為周密。「煉丹之要，的的確確，不過凝神二字。」不失為丹經上乘之作。

【眼根不漏】 術語　兩眼微閉，收眼神於身內。《大成捷要》：「塞兌垂簾，迴光返照，寂然不動，目不外視，所以眼根不漏。」

【崔公入藥鏡註解】 一卷，元代王道淵註，註解《入藥鏡》，頗能闡發其旨趣。如「『天應星，地應潮』註：起火之時，覺真氣騰騰上升，如潮水之初起，直上逆流，故曰：天應星，地應潮。』註「真鼎爐」說：「乾坤合一，神氣交會，結成還丹，以為聖胎，故曰：真鼎爐也。」

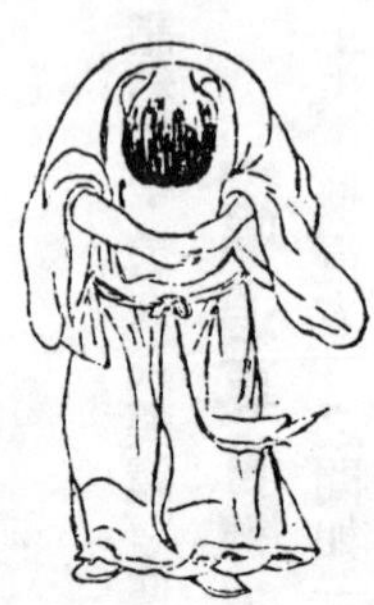

【常天陽童子拜觀音】 功法 《衛生真訣・下卷》。作法：八字站立，低頭至胸，兩手交叉抱腹，運氣十九口。功效：治胸背痛。

【密戶】 名詞 即命門。見「命門」。

【添汞】 術語 喻煉氣化神。《天仙正理直論・火候經第四》：「即行火候煉神，謂之添汞。註：心中之元神，名曰汞。……然所謂添汞者，必由於行大周天之火，有火則能元氣培養元神。」

【欲神】 術語 見「神」。

【深淵】 名詞 又名「太淵」。上丹田異名。《周易參同契發揮・卷中》：「真人潛深淵，浮游守規中。真人，即元神也。深淵，即太淵也，異名衆多，今試舉而言之曰：泥丸宮、流珠宮、玉清宮、紫清宮、翠微宮、太微宮、太一宮、太玄關、玄門、玄宮、玄室、玄谷、玄田、砂田、第一關、都關、天關、天門、天谷、天田、天心、天輪、天軸、天源、天池、天根、天堂、天宮、乾宮、乾家、交感宮、離宮、神宮、神室、神關、神京、神都、玄都、故都、故鄉、故丘、故林、故宮、紫府、紫庭、紫金城、紫金鼎、朱砂鼎、汞鼎、玉鼎、玉室、玉京、玉宇、瑤峰、第一峰、最高峰、祝融峰、崑崙頂、崆峒山、蓬萊、上島、上京、上宮、上玄、上元、上谷、上土釜、上丹田、其名雖衆、其實則一也。

【清虛府】 名詞　上丹田異名。見《性命圭旨・乾坤交媾圖》。

【清淨散人】 即「孫不二」，見「孫不二」。

【寂滅海】 名詞　祖竅異名。見《性命圭旨・安神祖竅圖》。

【混沌竅】 名詞　祖竅異名。見《性命圭旨・安神祖竅圖》。

【混然子】 即「王道淵」，見「王道淵」。

【混沌之根】 名詞　祖竅異名。見「祖竅」。

【烹煉小法】 功法　見《樂育堂語錄・卷二》。作法：可用坐式或站式，一心意守下丹田，下丹田中如有氣動感時，仍以一念收攝，不許他紛馳散亂。如無氣動感時，仍堅持凝神調息。功效：可為入門練功之法，久之神凝息調。

【涵養本原】 術語　即時時守神於心中。《性命圭旨・涵養本原、救護命寶》：

「二六時中，眼常要內觀此竅，耳常要逆聽此竅，至於舌准常對著此竅，運用施為念念不離此竅，行、住、坐、臥、心心常在此竅，不可刹那忘照，率爾相違，神光一出便收來。」

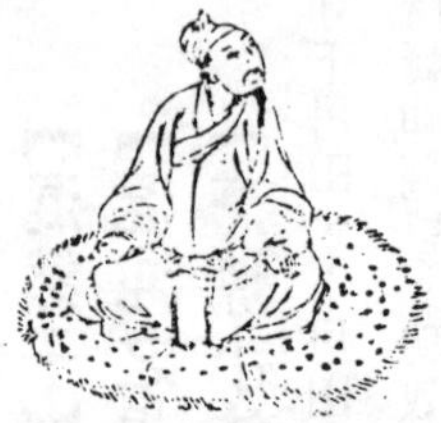

【寇先生鼓琴】功法　見《赤鳳髓》卷二。作法：盤膝坐，兩手按膝，頭轉向左側，運氣十二口，再轉向右側，運氣十二口，主治：通血脈。

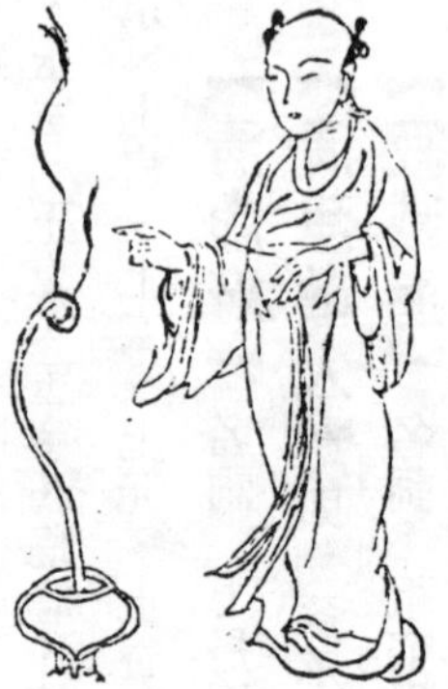

【麻姑磨疾訣】功法《衛生真訣・下卷》。作法：自然站勢，左邊氣脈不通，右手行功，引氣行於左；右邊不通，左手行功，引氣行於右，左右各運氣五口。功效：治氣脈不通。

【得一】術語　指元氣內存不耗散。《五廚經氣法》：「得一道皆泰，註：得一者，言內存一氣以養精神，外全形生以為本宅，則一氣沖用與身中泰和和也。」

【符火】術語　即「進陽火，退陰符」之簡稱。見「進陽火」及「退陰符」。

【假坐】術語　坐時徒有形式，而沒有神志集中。《重陽立教十五論》：「凡打坐者，非言形體端然，瞑目合眼，此是假坐也。」

【第一關】名詞　上丹田異名。見「深淵」。

【第一峰】名詞　上丹田異名。見「深淵」。

【偃月爐】名詞　下丹田異名。《性命圭旨・蟄藏氣穴圖》。

【移爐換鼎】術語　喻煉氣化神時，由煉精化氣時凝神於氣穴換為凝神於中。《樂育堂語錄・卷一》：「若但離宮修定，不向水府求玄，則離宮陰神，猶是無而不有，虛而不實。縱靜中尋靜，尋入杳冥之境，只得一個恍惚陰神樣子，終不能聚則成形，散則成氣，慾有則有，慾無則無，實實在在有個真跡也。故曰：修性不修命，萬劫陰靈難入聖。又有只知煉命者，但固守下田，保養元精，前此未聞盡性之功，後此但求伏氣之術。惟煉離宮陰精，使之化氣，復守腎間動氣使之不漏，不知移爐換鼎向上做煉氣化神功夫，雖胎田氣滿，可為長生不老人仙，然氣未歸神，神未伏氣，有時念慮一起，神行氣動，仍不免動淫生慾。故曰：修命不修性，猶如鑒容無寶鏡。」

【偃月爐中玉蕊生】術語　喻丹田中元氣發生。《悟真篇》：「偃月爐中玉蕊生，朱砂鼎內水銀平。只因火力調和後，種得黃芽漸長成。」

【偓佺飛行逐走馬】功法　見《赤鳳髓》卷二。作法：自然站立，兩腳分開，兩手上舉與肩平，如托物勢，向左運氣九

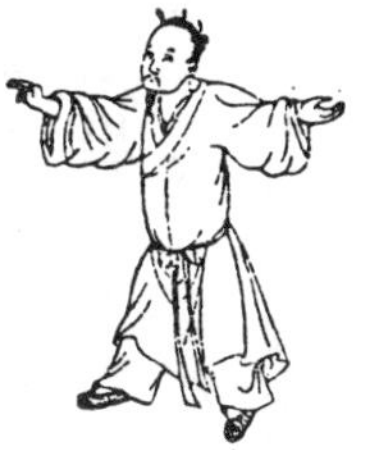

口，轉身向右運氣九口。主治：痢疾。

【巢元方】 生卒、籍貫不詳，隋代中醫學家。隋代大業中（六〇五～六一六）任太醫博士，六一〇年奉敕主持編成《諸病源候論》，為我國現存第一部病因、證候學專書，全書分六十七門，其中有四十五門中介紹了吐納、導引、按摩等氣功療法，是第一次系統、詳盡、針對性很強地將氣功與治病相結合的專書。

【動處煉性】 術語　指在處理各種紛繁的事務中磨練情性。《樂育堂語錄・卷五》：「何謂動處煉性？動非舉動不停之謂，乃有事應酬之謂也。人生世間誰無親戚朋友往來應酬，亦誰無衣服飲食身家意計？要知此有事之時，即是用功修性之時。於此不練又從何處練焉？我於此時視聽言動必求中禮，喜怒哀樂必求中節，子臣弟友必求盡道，衣服飲食必求適宜。如此隨來隨應，隨應隨忘，以前不思，過後不憶，當前稱物平施，毫無顧慮計較，所謂我無欲而心自定，心定而性自定，煉性之功莫此為最。」

【莊子】 ①（約前三六八～前二八六）戰國時代哲學家、思想家。名周，字子休，宋國蒙（今河南商丘）人，是著名的道學家，主張養生重在養神，在其著作中對養神有精闢論述，「無視無聽，抱神以靜，形將自正。必靜必清，無勞汝形，無搖汝精，乃可以長生。」提出「聽息」、「心齋」、「坐忘」等煉神方法。對氣功學的發展有積極影響。②又名《南華真經》，三十三篇，莊周著。是研究道家思想的重要文獻。

【莊周蝴蝶夢】 功法 《赤鳳髓》卷二。作法：右側臥，右手枕於頭部，左腿伸直，右腿曲膝，左手自然置於左腿上。存想運氣二十四口。功效：治夢泄遺精。

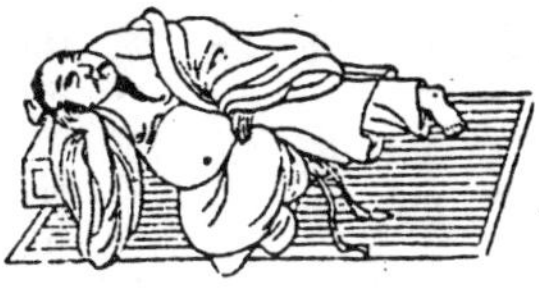

【閉耳竅】 術語 將神志集中於聽，又不執著於聽。《樂育堂語錄·卷二》：「況乎下手之時，口鼻眼目之竅皆能固閉，獨有這個耳竅尚未盡閉，我一心以聽，即耳竅常閉而衆竅無音矣。此個聽法，第一修煉艮法，如此久聽，自然真陽日生，而玄牝現象矣。」

【許遜】（二三九～三七四）字敬之，晉代汝南（今河南汝南縣）人，家住南昌，二十歲時學道於吳猛，舉孝廉，拜為旌陽縣（今湖北省枝江縣北）令。故世稱「許旌陽」或「許真君」。《道藏》中有署名許遜的《靈劍子》、《靈劍子引導子午記》、《明淨宗教錄》傳世，疑為後人托名之作。

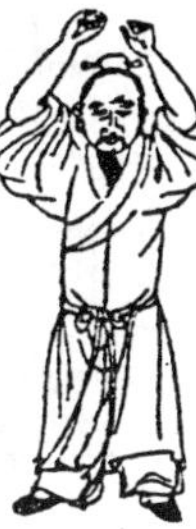

【許真君】 即「許遜」，見「許遜」。

【許碏插花滿頭】 功法 見《赤鳳髓》卷二。作法：自然站立，兩手托天，兩腿跟著地，收縮肛門，運氣九口。主治：腹脹身痛。

【許旌陽飛劍斬妖】 功法 見《赤鳳髓》卷二。作法：

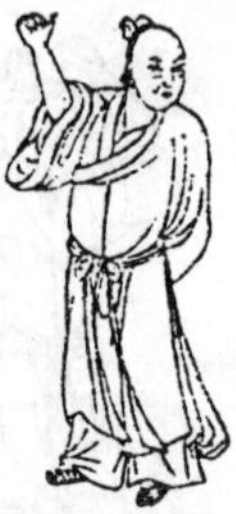

丁字步站立，揚右手，左手向後，扭身左視，運氣九口。主治：心痛。

【陰陽】名詞　古人認為宇宙由混沌一氣所組成，這一氣輕清向上者為陽、為天，重濁向下者為陰、為地，這陰陽二氣交媾而化生萬物，所以說，陰陽者天地之道，萬物之根本。古人又以陰陽這一哲學思想為指導，來分析認識宇宙間萬事萬物，如對形體的健康與疾病的認識，陰平陽秘就是健康的表現，偏陰偏陽就是疾病的反應。據此而提出使人健康長壽的辦法，「智者之養生也，必順四時而適寒暑，和喜怒而安居處，節陰陽而調剛柔。如是則僻邪不至，長生久視。」也就是練性養神，協調陰陽。陰陽學說是氣功學的理論基礎，運用極廣泛，宋代翁葆光曾在《悟真篇註疏直指詳說》中對氣功學文獻中陰陽的常用詞作了一個簡單的歸納，天（地，前者為陽，括號中內容為陰，下同）；日（月）；參（啇）；乾（坤）；離（坎）；父（母）；夫（婦）；君（臣）；主（賓）；婦（夫）；性（情）；氣（精）；神（命）；冠（昏）；魂（魄）；目（丘）；火（水）；南（比，當為「北」）；甲（庚）；午（了，當為「子」）；丙（七，當為「壬」）；二（一）；七（六）；心（腎）；花（酒）；玉（金）；龍（虎）；蛇（龜）；雄（雌）；牡（牝）；虛（實）；氣（液）；上（下）；轂（軸）；物（藥）；器（鼎）；雉（雉，當為「矩」；規）

；要（流）；汞（鉛）；輕（重）；浮（沉）；精（光）；字（鳴）；戊（已，當為「己」）；大（小）；動（靜）；表（裡）；兔（鳥，當為「烏」）；剛（柔）；赤（黑）；呼（吸）；無（有）；奇（偶）；德（刑）；禮（智）；喜（恕，當為「怒」）；賞（罰）；男（女）；晝（夜）；暑（寒）；天魂（地魄）；乾象（坤象）；日魂（月魄）；張翼（虛危）；房六（昴七）；上弦（下弦）；乾馬（坤牛）；震龍（坎虎，當為「兌虎」）；扶桑（華岳）；崑崙（曲江）；姹女（嬰兒）；長男（少女）；木婿（金妻）；戊土（已土，當為「己土」）；二南（一址，當為「一北」）；地二（天一）；朱砂（黑鉛）；曾青（山澤）；青龍（白虎）；火龍（水虎）；海龍（岳虎）；赤鳳（黑龜）；乾爐（坤鼎）；玉鼎（金爐）；玉池（西川）；下德（上德）；恍惚（杳冥）；真砂（真汞）；朱雀（玄武）；丹陽（真陰）；朱砂鼎（偃月爐）；生於甲乙（生於庚辛）。可見陰陽說在古代氣功文獻中千譬萬喻，五花八門，稍有疏忽，令人陰陽顛倒。馬丹陽歸納其要領說：「雖歌詞中每詠龍虎嬰姹」，皆寄言爾！」「夫修此之要，不離神氣，神氣是性命，性命是龍虎，龍虎是鉛汞，鉛汞是水火，水火是嬰姹，嬰姹是真陰真陽，真陰真陽即是神氣。種種名相，皆不可著，只是神氣二字而已。」此論可謂驅雲掃霧，得丹經陰陽學說之精髓。

【陰蹻】 名詞　①奇經八脈之一，又稱陰蹻脈。起於舟骨粗隆後方的照海穴，行足內踝，沿下肢內側向上行，入外陰部，向上進胸腔，入鎖骨上窩，再上行結喉旁，經顴部，到目內眥。②會陰部。《慧命經・張紫陽八脈經第十五》：「陰蹻在囊下」。見《任督脈、練功常用穴位圖》。

【陰生六時】術語　指卯、巳、未、酉、亥、丑六時。《西山群仙會真記・識時》：「卯、巳、未、酉、亥、丑，陰生之六時。」

【陰中陽產】術語　即「水中金生」，見「水中金生」。

【陰陽內感】術語　指神氣相交，性命合一。見「龍虎交媾」。

【陰陽交媾】術語　指神氣相交。《樂育堂語錄・卷二》：「我須於混沌中，落出先天一點意以之翕聚元氣，是元神與元氣相交而大道可成。苟有粗息，我即輕輕微微，將此凡氣收斂至靜，到凡息已停，不問他元氣動否而元氣自在個中矣。我當凝神以正，抱意以聽，此亦陰陽交媾之一端也。」

【這個】名詞　祖竅異名。見《性命圭旨・安神祖竅圖》。

【陳樸】字沖用，唐末五代人，世稱「陳先生」。根據自己練功體驗寫成《陳先生內丹訣》傳世。

【陳摶】（?～九八九）字圖南，自號扶搖子，賜號希夷先生，世稱陳希夷，北宋亳州真源（今河南鹿邑）人，《普州圖經》中云：「普州龕定（今四川省安岳、樂至一帶）人。」棲武當山九室岩，服氣辟穀二十餘年，又曾隱居華山，善睡功，常百餘日不起，明代

《赤鳳髓》中有「陳希夷熟睡華山」及「華山十二睡功總訣」，要旨是「守中抱一，心息相依」，「行住坐臥，大要聚氣凝神，神住則氣住，氣住則精住，精住則形固」。精於易學，曾作《無極圖》、《先天圖》，邵伯溫說陳摶易學「不煩文字解說，止有圖以寓陰陽消長之數與卦之生變。」陳氏著述甚豐，今已不存，其學術可從周敦頤《太極圖說》、《性命圭旨》等書中窺見一鱗半爪。

【陳楠】 生卒不詳，字南木，號翠虛，人稱陳泥丸，宋代慧州博羅（今廣東惠陽東）人。受金丹秘訣於薛道光，為道家南五祖第四代，授徒白玉蟾。著有《翠虛篇》傳世。

【陳觀吾】 即「陳致虛」，見「陳致虛」。

【陳沖素】 生卒不詳，元代人，號虛白子，又稱「武夷升真玄化洞天真放道人」。著《規中指南》。

【陳泥丸】 即「陳楠」，見「陳楠」。

【陳致虛】 （一二八九～？）字觀吾，號上陽子，元代江右廬陵（今江西吉安）人。從學於趙友欽，得金丹之道，融合道、佛思想主張「性命雙修」，而著《金丹大要》，介紹內丹理論有一定特色及影響，搜集文獻也較為豐富。著作還有《周易參同契分章註》，註《道德經》及《悟真篇》、《金剛經》、《度人經》等。

【陳虛白】 即「陳沖素」，見「陳沖素」。

【陳攖寧】（一八八〇～一九六九）原名志祥、元善，字子修，喜讀《莊子》，《莊子·大宗師》說：「攖寧也者，攖而後成者也。」改名攖寧，號圓頓子。祖籍安徽省懷寧縣。稟賦聰慧，求學勤奮，青少年時期對道家煉養術文獻多有學習研究。自幼體質單薄，加之苦讀，染上癆疾，先生不甘待斃，以道家煉養術健身卻病，終得康復。經親身實踐，堅信道家養生法有卻病延壽之奇效。三十二歲到三十五歲曾通讀上海白雲觀所收《道藏》，復留心佛學，於佛、道養生術均有研究，尤精於道家煉養術，曾創辦《揚善半月刊》廣為宣傳。一九五七年任中國道教協會副會長兼秘書長，一九六〇年任政協委員，一九六一年當選為第二屆道協會會長。主要著述有《史記老子傳問題考證》、《老子第五十章研究》、《南華內外篇分章標旨》、《解道生旨》、《論白虎首經》、《辯楞嚴經十種仙》、《論四庫提要不識道家學術之全體》、《黃庭經講義》、《道教起源》、《太平經的前因後果》、《靜功療養法》、《仙與三教之異同》、《論性命》、《最上一乘性命雙修廿四首丹訣串述》、《口訣鈎玄錄》、《與因是子討論先後天神水》、《孫不二女內丹功次第詩註》、《靈源大道歌白話註釋》、《外丹黃白術各家序跋》、主編《道教知識編》及《中國道教史提綱》等。

【陳先生內丹訣】一卷，作者唐末五代陳樸。內容為九轉還丹歌，介紹內丹之九轉修煉過程，每一轉先用歌詞介紹，次輔以註釋、口訣，敍述內煉過程生動、直樸。

【陳自得大睡功】功法《衛生真訣·下卷》。作法：側臥，捲起兩腿，用兩

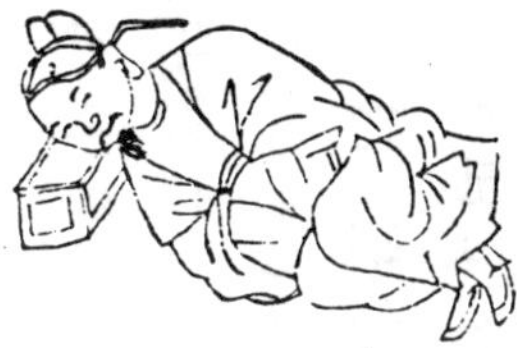

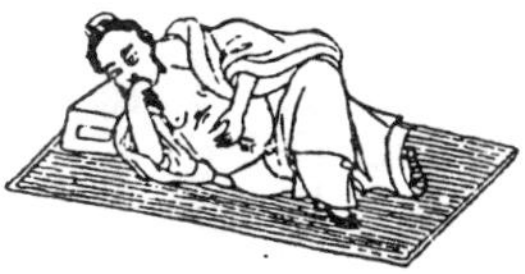

手擦摩極熱，抱陰囊，運氣二十四口。功效：治四時傷寒。

【陳希夷熟睡華山】功法　見《赤鳳髓》卷二。作法：右側臥，右手置於枕部，左手摩擦腹部，右腿在下微曲腿，左腿壓在右腿上，凝神調息，吸氣三十二口在腹，運氣十二口。主治：房勞虛損。

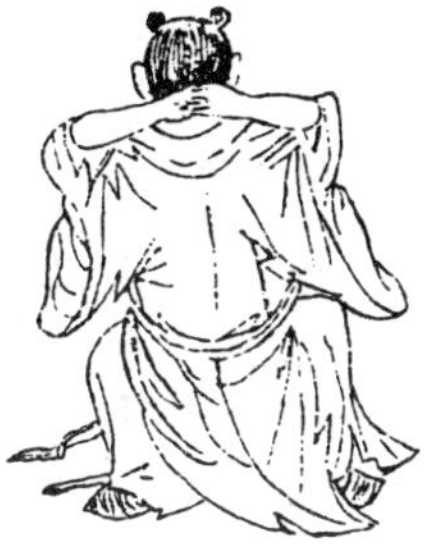

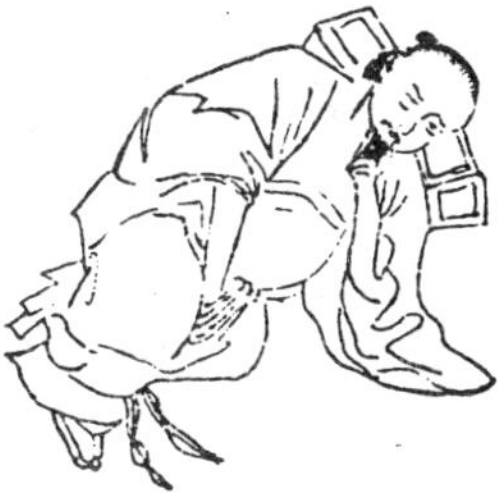

【陳泥丸拿風窩法】功法　《衛生真訣・下卷》。作法：坐式，以雙手抱耳連後腦，運氣一十二口，合掌十二次。功效：治混腦頭風。

【陳希夷降牛望月形】功法　《衛生真訣・下卷》。作法：精欲走時，將左手指塞右鼻孔內，右手中指按尾閭穴，把精截住，運氣六口，功效：專治走精。

【陸西星】（一五二〇～一六〇六）字長庚，號潛虛，明代揚州興化縣人。自稱二十八歲時遇呂洞賓親傳內丹法訣，著有《方壺外史》、《莊子南華經付墨》、《道緣匯錄》、《賓翁自記》、《呂祖自傳》。

【陸潛虛】 即「陸西星」，見「陸西星」。

【張三豐】 名通，又名全一，字君實（或作「君寶」），號玄玄子（清代人或書為「元元子」），元明間遼東懿州（今遼寧彰武西南）人。豐姿魁偉，大耳圓目，鬚髯如戟，無論寒暑，只一衲一蓑，一餐能食升斗，或數日一食，或數月不食。後人輯其言論為《張三豐先生全集》。

【張介賓】 （一五六三～一六四〇）字景岳，又字會卿，號通一子，明代會稽（今浙江紹興）人。著名中醫學家，幼稟明慧，學識淵博，精通醫學，對傳統養生術有研究，在其所著《類經》、《類經圖翼》、《類經附翼》等書中廣泛採用道家煉養說關於「精、氣、神」的養生理論，認為可以補醫學之不足，主張「善養物者守根，善養生者守息」，守神以養氣，「神是性兮炁是命，神不外馳炁自定」，「神返身中炁自回」。張氏認為氣功養生與醫生治病目標是一致的，均為了使人類健康長壽，「醫道通仙，斯其為最，聞者勿謂異端，因以資笑柄云。」對氣功學與醫學結合，無疑有積極影響。

【張平叔】 即「張伯端」，見「張伯端」。

【張用成】 即「張伯端」，見「張伯端」。

【張全一】即「張三豐」，見「張三豐」。

【張伯端】（九八七～一〇八二）字平叔，一字用成，號紫陽，北宋天台（今屬浙江臨海）人。博學，在四川遇真人（或說劉海蟾，或云青城丈人）授金丹之訣，於是「指流知源，語一悟百，霧開日瑩，塵盡鑒明，校之丹經，若合符契。因念世之學仙者，十有八九；而達真要者，未聞一二。」因而著《悟真篇》，後世將《周易參同契》、《悟真篇》並推為道家正宗。其著作尚有：《金丹四百字》、《玉清金笥青華秘文金寶內煉丹訣》。弟子有石泰、劉廣益。

【張君實】即「張三豐」，見「張三豐」。

【張君房】字允方，宋代安陸（今屬湖北）人。經人推荐，主持宋《道藏》的修訂工作，於公元一〇一九年編成《大宋天宮寶藏》四千五百六十五卷。又撮其精要，輯成《雲笈七籤》一百二十二卷，，對道家文獻的保存和流傳起了積極作用。

【張果老】又稱「張果」，唐玄宗時代人，隱於中條山，往來汾、晉間，精胎息內養之道，玄宗賜號「通玄先生」。《道藏》中有署名張果老多種著述，其中論內丹修煉以《太上九要心印妙經》為精。

【張紫陽】即「張伯端」，見「張伯端」。

【張錫純】（一八六〇～一九三八）字壽甫，河北鹽山縣人。對中、西醫學均有研究，尤精於中醫，主張吸取西醫之長處以補中醫之不足，著《醫學衷中參西錄》。張氏對氣功健身亦有研究及實踐，他說：「凡人之享天年者，下元必常溫暖，氣血必常充足。人之神明因又由腦至心，更可以誠導之而行於身，是以內煉家有凝神入氣穴之語。誠以孟子謂志能帥氣，即神能帥氣。神明照臨之處即真氣凝集之處，神氣充足，丹田溫暖，壽命之根自然壯固。神明之功何其弘哉！」並介紹其練功體會說：「余稟素心旺，相火不足，不畏寒食，畏坐涼地。年四旬後偶坐涼地即瀉，服生硫黃少許有效，然旬月不服，則畏涼如故。後見道家書，有默運心火下行，可溫補下元之語，效而行之，數日即覺丹田生暖，無庸再服硫黃矣。……遂專心遵行，今年已七十有三矣，膂力精神毫無衰老，即嚴冬之時食涼物、坐涼地，亦毫無顧忌。」提倡醫生要學習氣功學，氣功學可以補醫學之不足，這些認識無疑是很有見地的。

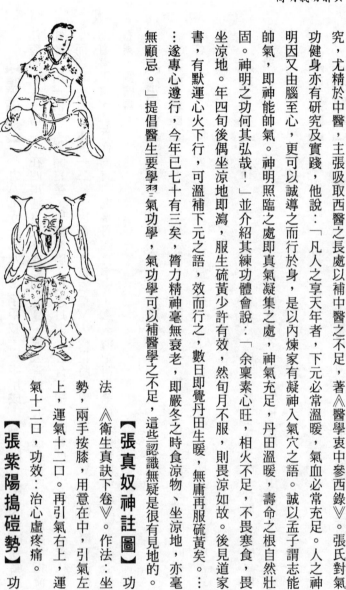

【張真奴神註圖】功法《衛生真訣下卷》。作法：坐勢，兩手按膝，用意在中，引氣左上，運氣十二口。再引氣右上，運氣十二口，功效：治心虛疼痛。

【張紫陽搗碓勢】功法《衛生真訣・下卷》。作法：

立定，以兩手托天，腳踏地，緊撮谷道（提肛）運氣九口。功效：治肚腹膨脹雷鳴，通身疼痛。

【張三豐先生全集】清代李涵虛輯。論述內丹修煉甚爲簡明、精闢。論內丹：「心朗朗，性安安，情慾不干，無思無慮，心與性內外坦然，不煩不惱，此修心煉性之效，即內丹也。」介紹「凝神、調息、勿忘、勿助」時說：「心止於臍下曰：『凝神』，氣歸於臍下曰：『調息』。神息相依，守其清淨自然曰『勿忘』，順其清淨自然曰『勿助』。」討論練功入門工夫時說：「凝神調息，調息凝神，八個字就是下手工夫。」金玉良言，滿篇皆是，實為丹經上乘之作。又《全集》中附有「三豐先生輯說」部分，討論「調息」方法甚為明白切用。如引潛虛調息法說：「凡調息引息者，只要凝神入氣穴，神在氣穴中，默注陰蹻，不交而自交，不接而自接。」「調息者以氣合氣，何待強為？只要凝神入氣穴，神光下照陰蹻脈，不期而會者，一氣之感通，自然而然也。」討論調神與調氣可謂天機直泄。

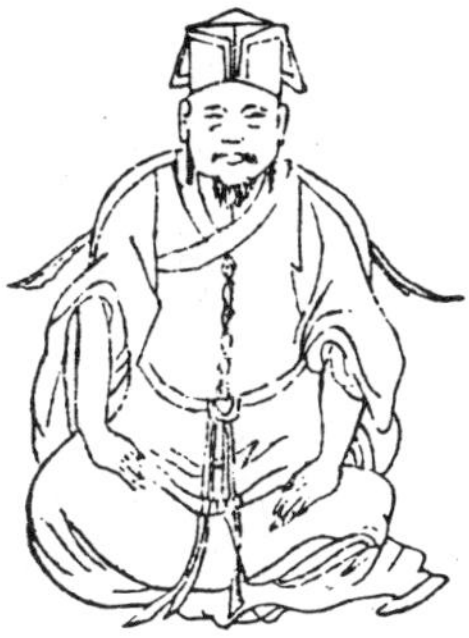

【張果老抽添火候圖】功法　《衛生真訣・下卷》。作法：坐勢，兩手先摩熱肚臍（肚臍為中心的腹部），兩手按摩，閉口靜坐，候氣定為度，運氣九口。功效：治內熱，眼目昏暗。

【張無夢金烏獨立勢】 功法《衛生真訣・下卷》。作法：自然站立，左手劍訣指天，右手五雷訣指地，左腳提起，轉頭右視，行功運氣九口，左右交換。功效：治一身痛。

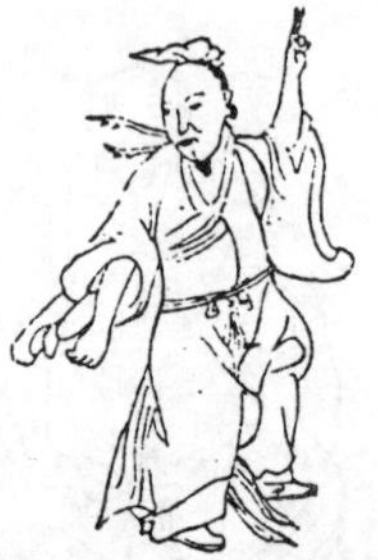

【斬龍】 術語　又名「斬赤龍」。指女性練功後，不再行月經。《孫不二女功內丹次第詩註》斬龍詩註：「斬龍者，用法煉斷月經，使永遠不復再行也。……女子修煉與男子不同者，即在於此。女子成功較男子更速者，亦在於此。」

【斬赤龍】 即「斬龍」，見「斬龍」。

【規中】 術語　指丹田。《周易參同契》：「真人潛深淵，浮游守規中。」

【規中指南】 又名《陳虛白先生規中指南》。二卷，作者元代陳沖素。上卷內容有：止念、採藥、識鼎爐、入藥起火、坎離交媾、乾坤交媾、攢簇火候、陽神脫胎、忘神合虛九篇。下卷內容有：內丹三要：玄牝、藥物、火候。同時配有圖解。敍述內丹修煉集中簡明，「削諸譬喻，掃諸異名，徑言見理明心，窮神知化，使學者誦而心領神會，釋諸狐疑……剖《參同》之秘密，燭《悟真》之隱微，言言顯道，字字露機」。

【現在心】 術語　指元氣發生時所生謀慮之心。《樂育堂語錄・卷三》：「眼前有一毫思量擬議，即為現在心。」參看「未來心」。

【崑崙頂】名詞　上丹田異名。見「深淵」。

【淨土】名詞　①祖竅異名。見《性命圭旨・安神祖竅圖》。②佛學指內心清淨即為淨土。《維摩經・佛國品》：「若菩薩欲得淨土，當淨其心，隨其心淨，則佛土淨。」③指下丹田。見「憂陀那」。

【採寶】術語　指下丹田。《諸真聖胎神用訣・玉雲張果老胎息訣》列下丹田異名十個，其八為採寶。參看「下丹田」。

【採藥】術語　練功所產生的元氣為藥，以呼吸促元氣運行。《樂育堂語錄・卷一》：「採藥是用外呼吸之氣一升一降，一出一入，順其自然也。若陽動藥生之時，即將內之精神一意凝於丹鼎，即是進火。將外之呼吸出入升降，以包果之，即是採藥。」

【採取功夫】術語。指行武火。《性命圭旨・聚火載金訣法》：「猛烹極煉，是採取功夫。」

【採取時候】術語、凝神氣穴，元氣發生之時。《性命圭旨・聚火載金訣法》：「其恍恍惚惚，是採取時候。」

【採藥歸壺】術語　練功中元氣發生，用呼吸促其升降。《寥陽殿問答編・第一篇》：「汝於亥末子初觀一陽初動之際，虛極靜篤，心與天同，神息合一，先天之炁隨我呼吸入於黃庭，周天數足，丹田湯沸，此真驗也。百脈如蟲行，四肢如火熾，此採藥歸壺之秘訣也。」

【參同契】 ①《周易參同契》簡稱。②唐代僧人希遷著《參同契》一篇。③《道樞・參同契中篇》記載「世傳漢・婁敬（自號草衣子）著《參同契》。」

【牽龍】 術語 指凝神合氣。《孫不二元君法語》養丹詩：「牽龍漸益丹」。

【葛洪】（二八四～三六四）字稚川，號抱朴子，東晉丹陽句容（今屬江蘇）人。三國時代方士葛玄從孫，從小喜愛神仙導養之法，曾跟葛玄的弟子鄭隱學習煉丹術，著《抱朴子》，是晉代對氣功學發展影響較大的學者，在《抱朴子・內篇・地真篇》中第一個介紹了三丹田，提出了「守一」、「胎息法」。

【彭祖】 據《神仙傳》載：姓籛名鏗，顓頊帝的玄孫，殷末時已活到七六七歲而不衰老。少好恬靜，不營名利，唯以養生治身為事。常閉氣納息，從早晨到日中端坐，拭目，摩搦身體，舐唇咽唾，服氣數十，乃起行言笑。身體疲倦不適便導引、閉氣以攻疾病，心存其體、面、九竅、五臟、四肢至於毛髮，皆令氣至，於鼻口達十指末，不一會身體舒適而安。

【雄雌相須】 術語 喻神氣相交，性命合一。見「龍虎交媾」。

【彭祖明目法】 功法 《衛生真訣・下卷》。作法：平坐，兩手放身後拄地，伸左腳，屈右膝置左腿上，行五息，意引肺之風邪外出。又一法，雞鳴時，以兩手擦熱後熨兩

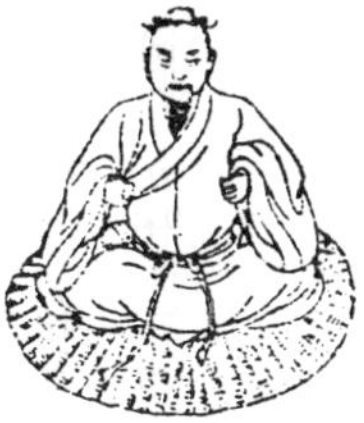

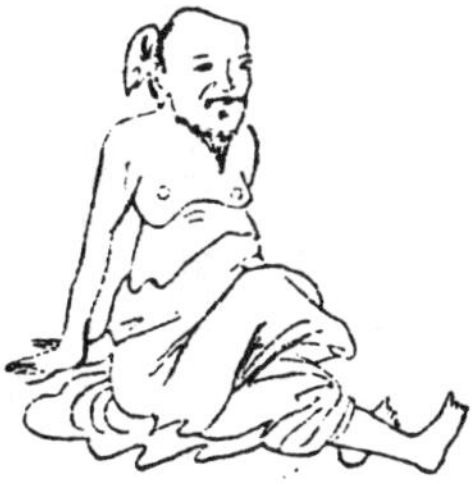

目，連做三次，同時以手指揉眼兩眼角處。功效：明目。

【葛仙翁開胸訣】功法《衛生真訣・下卷》。作法：八字立定，將兩手相叉，向胸前往來擦摩，無論遍數，運氣二十四口。功效：治胸膛痞悶。

【鼎爐】名詞　上丹田（腦）為鼎，下丹田（腹）為爐。《樂育堂語錄・卷四》：「由坤爐而起火，升乾首以為鼎，降坤腹以為爐，爐起火，鼎烹藥。」

【紫府】名詞　上丹田異名。見「深淵」。

【紫庭】名詞　上丹田異名。見「深淵」。

【紫金城】名詞　上丹田異名。見「深淵」。

【紫金鼎】名詞　上丹田異名。見「深淵」。

【紫清宮】名詞　上丹田異名。見「深淵」。

【紫陽真人】即「張伯端」，見「張伯端」。

【紫清先生】即「白玉蟾」，見「白玉蟾」。

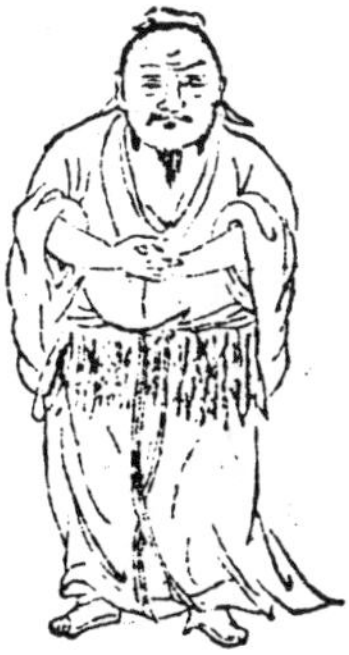

【最高峰】名詞　上丹田異名。見「深淵」。

【黑虎髓】名詞　下丹田異名。見《性命圭旨・蟄藏氣穴圖》。

【黑白相符】名詞　祖竅異名。見《性命圭旨・安神祖竅圖》。

【道樞】四十二卷，一百零九篇，宋人曾慥摘編，成書於一一三一年。輯錄南宋以前一百五十餘位名家修煉理論、功法實踐的精華而成，集南宋前內丹修煉之大成（只有極少數幾篇討論外丹）。每篇前冠以四言四句，以提其要，如《碎金篇》提要說：「漆園之玄，竺乾之空，均乎正心，與儒同功。」意思是道（舉《莊子》齊物、逍遙論為代表）、釋（以「心淨息調」圓覺之說為例）、儒（以「正心誠意」為修身提綱）三家修持法雖不同，而殊途同歸，歸於「正心」。是研究南宋以前道家氣功文獻不可多得的重要資料。

【道藏】道書的總匯集。現存明《正統道藏》和《萬曆續道藏》五千四百八十五卷。《道藏》是唐、宋、金、明代帝王組織編纂起來的。唐玄宗開元年間編纂的《開元道藏》收集道書三千七百四十四卷，其目錄稱《三洞瓊綱》。安史之亂後，道書多遭焚毀，北宋大中祥符初年，宋真宗支持下搜集道書，刪去重複，得三千七百三十七卷，錄其篇目賜名《寶文統錄》。宋真宗天禧年間張君房主持校修，編成《大宋天宮寶藏》，編書四千五百六十五卷，書成後張君房又節錄其中的經典原本輯為《雲笈七簽》，全書一百二十二卷，所節之經典原本有些後來已經失傳，藉《雲笈七簽》得以流傳。宋徽宗崇寧年間又組織道士校訂，政和年間刊刻其書，得五千四百八十一卷，命名《政和萬壽道藏》。靖康之亂後，政和道藏已殘缺不全，經搜集整理，編為《大金玄都寶藏》，共六千四百五十五卷。元代宋德方及弟子秦志安編《玄都寶藏》，共七千八百餘卷。明代正統九年（一四四四）刊刻道書，編為《正統道藏》，共五千三百零五卷。明萬曆三十五年（一六〇七）搜訪缺漏道書，得一百八十卷，名《萬曆續道藏》。明代《正統道藏》及《萬曆續道藏》集道書五千四百八十五卷，即我國現存的明版道藏。一九二三年十月至一九二六年四月，上海涵芬樓將北京白雲觀所收明道藏縮小影印，道觀外始有流傳。清代康熙年間彭定求收道書二百七十九種編為《道藏輯要》為明道藏節本，有少量明版道藏之外的道書，一九〇六年成都二仙庵將其重刊。《道藏》分類為三洞（洞真、洞玄、洞神）、四輔（太清、太平、太玄、正一）、十二類（本文類、神符類、玉訣類、靈圖類、譜錄類、戒律類、威儀類、方法類、衆術類、記傳類、讚頌類、表奏類。其中本文類、玉訣類、靈圖類、方法類、衆術類中保存道家內丹文獻較多，是研究道家氣功學的重要文獻）。

【道竅談】 四十章，作者清・李涵虛。融合佛道學理介紹道家內丹修煉理論及實踐，敍述頗能啟發學者，如論「玄關一竅」云：玄關一竅有死、活之說「何謂死。以黃庭、氣穴、丹田為此中，就是死的。何謂活？以凝神聚氣，現出此中，就是活的。以死的論，就叫做黃庭、氣穴、丹田。以活的論，就叫玄關一竅。」

【道義之門】名詞　心之異名。見《性命圭旨・涵養本原圖》。

【道藏輯要】見「道藏」。

【道德經註釋】又名《道德經講義》。作者清代黃元吉，成書於一八八四年。一九二〇年翻印，改名「道德經講義」。以內丹術解老，「先生之註，句句在身心上立論，尤親切不浮，此正本清源之學，盡性立命之功，誠非它書可比。」解釋「玄牝」時說：「修道人欲尋此妙竅，著不得一燥切心，起不得一忽略念，惟藉空洞之玄牝，養虛靈之谷神，不即不離，勿忘勿助，斯得之矣！」很有啟發人處。

【溫養】術語　練功用火之一種。《聽心齋客問》：「客問溫養？曰：只要常常守真息，使神炁常常交媾，若出息微微，入息綿綿，上至泥丸，下至命門，周流不已，神炁無一刻之不聚，此之謂溫養。」

【普照圖】《老子・一章》云：「故常無慾以觀其妙，常有慾以觀其竅。」「妙竅齊觀，是為普照」故「竅」、「妙」為集中神志的地方。圖中示意，集中神志之處有心源、性海（圖中同時標出其常見異名）；黃中、正位；關元、氣海。為後之學者閱讀丹經提供不少方便。（見附圖）

【童蒙止觀】即《修習止觀坐禪法要》，見「修習止觀坐禪法要」。

【黍米】名詞　喻神氣相戀，內丹初結，至微至細。《張三豐先生全集・註呂祖百字碑》：「陰陽生反覆，普化一聲雷，註：功夫到此，神不外馳，氣不外泄，神歸氣穴，坎離已交，愈加猛烈精進，致虛之極，守靜之篤。身靜於杳冥之中，心澄於無何有之鄉，則真息自住，百脈自停，日月停景，璇璣不行，太極靜而生動，陽產於西南之坤，坤即腹也，又名曲江。忽然一點靈光如黍米之大，即藥生消息也。」《孫不二元君法語》收心詩中又稱「半黍」，「半黍虛靈處，融融火候溫。」

【智顗】（五三八～五九七）隋代高僧，世稱「天台大師」，又稱「智者大師」。俗姓陳，字德安，祖籍潁川（今河南許昌）人。十八歲出家，拜慧思為師學禪法，得其精義，著《摩訶止觀》二十卷以弘揚其法。其弟子又將大師之演講稿輯為《修習止觀坐禪法要》。其著作甚多，為佛家天台宗第四祖。其著《法華玄義》、《法華文句》、《摩訶止觀》稱「天台三大部」。

【腔子裡】 名詞 ①心之異名。《性命圭旨•涵養本原、救護命寶》引莎衣道人詩：「心若在腔子裡，念不出總持門。」②下丹田異名。《道德經講義•第二十一章》：「一般學人必心與氣合，息與神交，常在此腔子裡，久之自有無窮趣味生來。」

【智者大師】 即「智顗」，見「智顗」。

【傅元虛抱頂形】 功法 《衛生真訣•下卷》。作法：坐勢，兩手搓熱抱頭頂，閉目凝神，吐濁氣，引清氣升於頂上，行功運氣十七口。功效：治頭昏。

【巽風】術語 指呼吸。《指玄篇》：「其氣升者，自腰間尾閭而升，直上夾脊而止，藉巽風則鼓而上於頂矣。」

【無為】術語 排除雜念，身心清淨。《樂育堂語錄・卷三》：「但下手之初，務要將雜念雜塵一切掃除，庶有混沌之象，所謂：無為者是也。」

【無極】名詞 ①「道」之異名。《靈源大道歌白話註解》：「道就是無極」。②中丹田異名。見《性命圭旨・穴

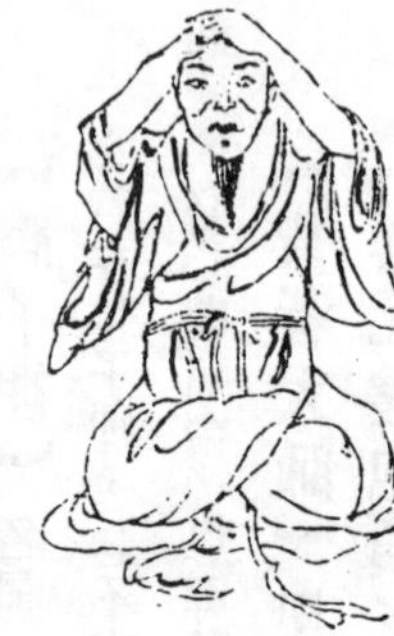

神祖竅圖》。

【無盡藏】術語 下丹田異名。見《性命圭旨・蟄藏氣穴圖》。

【無根樹】①二十四首詞，講內丹修煉理論，著者為張三豐。被後人譽為「吐老莊之秘密，續鍾呂之心傳」的道家氣功真訣。②指人身中之元氣。李涵虛註：「無根樹，以人身氣言。人身百脈皆生於氣，氣生於虛無之境，故曰：無根。丹家於虛無境內養出根荄，先天、後天皆自無中生有，是無根乃有根之原也。

【無中生有】術語。練功進入虛靜狀態後，丹田中元氣內動。《周易參同契發揮》：「當其寂然不動，萬慮俱泯之時，河海靜默，山岳藏煙，日月停景，璇璣不行，八脈歸源，呼吸俱無。既深入於窈冥之中，竟不知天之為蓋，地之為輿，亦不知世之有人，己之有

軀。少焉，三宮氣滿，機動籟鳴，則一劍鑿開渾沌，兩手擘裂鴻濛，是謂無中生有。

【無中妙有】 術語 指元神。《靈源大道歌白話註解》：「無中妙有執持難，解養嬰兒須藉母。註：我們的元神，當其寂然不動的時候，不可以說他是有；當其感而遂通的時候，又不可以說他是無。只好說是『無中妙有』。」

【無象玄珠】 術語 指玄珠煉成後，練功者能感覺到，別人看不到。《五篇靈文・產藥章第二》：「若有一物或明、或隱，乃玄珠成象也。此玄珠似乎在外，閉目甚分明；似乎在內，開眼卻清白有象，他人不能見，無象獨自見分明，故曰：無象玄珠。」

【雲霧】 術語 指雜念。《靈源大道歌》：「昔年雲霧深遮蔽，今日相逢道眼開。」

【雲牙子】 即「魏伯陽」，見「魏伯陽」。

【雲笈七籤】 一百二十二卷，宋・張君房從《大宋天宮寶藏》四千五百六十五卷中輯其精要而成。其中保存了一些道家早期煉養法方面的文獻，主要是「存思」、「服氣」、「辟穀」、「煉氣」等內容，有研究價值。

【開元道藏】 見「道藏」。

【華池】 名詞 ①下丹田異名。見《性命圭旨・蟄藏氣穴圖》。②內丹之異名。《道樞・金液龍虎篇》「金丹七十二名」，其中之一為華池。③以氣戀神。《金丹四百字・序》：「以鉛見汞，名曰華池。」④口腔。《黃庭內景經・肺之章第三十四》：「三十六咽玉池裡，註：口為『玉池』，亦曰『華池』。」⑤指腎。《真詮•凝神入氣穴》：「金丹大道，藉腎為發生之地，以其為氣之會，故喻曰：氣海；以其深而在下，故喻氣穴；以其為金華所生，故喻曰：華池。」

【華佗】名敷，字元化，東漢末沛國譙（今安徽亳縣）人。精通中醫學及道家導引養生術，據《後漢書•方術列傳》載：「兼通數經，曉養性之術，年且百歲，而貌有壯容，時人以為仙。」主張人體要參加適當的運動，氣血才流通得好，「流水不腐，戶樞不蠹」，但不應當過度，過度了也要損壞健康，根據這一主張創編了「五禽戲」，傳授其弟子，可以除疾，可以健身。弟子吳普堅持進行鍛鍊，年九十餘，耳目聰明，牙齒堅完，吃食如少壯。因其有很好的保健效果，其歷代盛傳不衰。

【華光藏】名詞　祖竅異名。見《性命圭旨•安神祖竅圖》。

【華陽真人】即「施肩吾」，見「施肩吾」。

【華陽隱居】即「陶弘景」，見「陶弘景」。

【衆妙門】名詞　祖竅異名。見《性命圭旨•安神祖竅圖》。

【陽生六時】術語　指寅、辰、午、申、子、戌六時。《西山群仙會真記•識時》：「寅、辰、午、申、子、戌、陽生之六時。」

【陽稟陰受】術語　喻神氣相交，性命合一。見「龍虎交媾」。

【進火】 術語 又稱「進陽火」。練功中元氣發生時，增強意守意識。《樂育堂語錄‧卷一》：「夫進火者，凝神壹志不分也。……若陽動藥生之時，即將內之精神一意凝於丹鼎，即是進火……夫進火，猶鐵匠之爐而加以柴炭也；採藥，猶鐵匠之風箱而抽動之也。」

【極樂圖】 名詞 祖竅異名。見《性命圭旨‧安神祖竅圖》。

【飲玉泉】 術語 指咽下練功中所生之唾液。《養性延命錄》「飲玉泉者，令人延年，除百病。玉泉者，口中唾也，雞鳴，平旦、日中、晡時、黃昏、夜半，一日一夕凡七漱玉泉飲之，每飲則滿口咽之，延年。」

【順逆三關圖】 以心性逐情慾為順，藉情慾以煉心性為逆。以心性逐情慾，則心為情遷，情為物役，神氣耗散；藉情慾煉心性，則神氣返還於身中。此即「金來歸性初，乃得稱還丹。」（見附圖）

【復命關】 名詞 祖竅異名。見《性命圭旨‧安神祖竅圖》。

【結胎】 術語 喻神氣合一。《樂育堂語錄‧卷二》：「元神者，修丹之總機括也。藥物無此元神，是為凡精無用，不能結胎。還丹無此元神，是為幻相不能成嬰。」

【棲真子】 即「施肩吾」，見「施肩吾」。

【雷】 名詞 喻元氣積蓄既久，勢力雄厚，應根發動現象。《呂祖百字碑》：「陰陽生反覆，普化一聲雷。」

【魂魄】術語 指神氣。《張三豐先生全集・返還證驗說》:「陽裡真陰即是自家元神,屬三魂;下竅真陽即是身中元氣,屬七魄。其先後二氣一合則坎離自交,魂魄混合,神氣凝結,胎息自定。」《太上九要心印妙經・日魂月魄真要》:「鉛汞者,人之魂魄也。魂魄者,人之神氣也。」

【蓬萊】名詞 上丹田異名。見「深淵」。

【蓬壺】名詞 下丹田異名。見《性命圭旨・蟄藏氣穴圖》。

【蓬萊路】術語。指任督脈。《紫清指玄集・快活歌》:「末後一句親吩咐,普為天下學仙者,曉然指出蓬萊路。」

【蓬萊島】名詞 祖竅異名。見《性命圭旨・安神祖竅圖》。

【鼓橐龠】術語 煉胎息之喻。《聽心齋客問》:「客問鼓橐龠?曰:鼓橐龠即調真息。呼則氣出,吸則氣入。出則如地氣上升,入則如天氣下降,一升一降與天地同。故曰:天地之間,其猶橐龠乎?不能調真息則橐龠不鼓,呼吸不應,陰陽否隔,而病患百出矣。」

【搬運河車】術語 又稱「河車搬運」。指元氣沿督任脈循環。《活人心法・八段錦導引法》:「河車搬運迄,發火遍燒身。」

【瑞南道人】即「高濂」,見「高濂」。

【魂魄相投】術語 喻神氣相交,性命合一。見「龍虎交媾」。

【魂精之玉室】術語　指上丹田。見《性命圭旨・乾坤交媾圖》。

【稾殳】術語　指神交相交。見「龍虎交媾」。

【蒲輔周】（一八八八～一九七五）四川省梓潼縣人，當代著名中醫學家。對靜坐養生有研究，並且親身實踐收到了極好的健身效果。他說：「若能長期意守丹田，真正入靜，就能作到由弱到強，達到任何藥物所不能達到的治療作用。」「我在早年，身體就差，多年來斂氣存神，所以能活到上壽。正氣內存，氣血不亂，何病之有？心神不安，只存軀殼，神魂飛越，定不永壽。」

【意守丹田】術語　又稱「守竅」。將神志集中於丹田。據近代研究表明，意守丹田對腦電圖有明顯影響，它不同於睡眠，是對整個神經系統興奮和抑制過程的調整，這種調整有利於五臟六腑功能的諧調，增強機體免疫力，但是這種調整能力不是短時期能建立起來的，需要一個持之以恆的修煉過程。最好的意守辦法是似守非守，守是為了不守，最初的守是為了訓練頭腦入靜，到了入靜有基礎後又不能執著意守。所以古人概括意守的原則是：「不可有心守，不可無意求，有心守則滯，無心守則散。」所以《攝生三要》說：「大都隨守一竅，皆可收心。苟失其宜，必有禍害，惟守而無守，不即不離，斯無弊耳！」練功出偏差，大都出在意守違反上述原則上面。

【意根不漏】術語　心地清淨，凝神內守。《大成捷要》：「一念不生，一意不散，六慾不起，六塵不染，所謂意根不漏。」

【辟穀】術語　分自然辟穀與人為辟穀兩種。陳攖寧《答復石志和君八問》：「氣足不思食，是自然的辟穀，張艮之辟穀，是人為的辟穀。即是專做一種辟穀的工夫，或是不吃煙火之食，而吃別的藥草果實等類，這也叫做辟穀，蓋謂不食五穀也，非謂一概絕食。至於氣足不思食者，乃真能斷絕一切食物，而無須用他種食品代替，此則非修道功有成就者不能。」

【萬尚父】自號廬山山人，生平不詳，明代人，對內丹術有造詣，寫有《聽心齋客問》傳世。

【萬育仙書】上、下兩卷，清・曹若水編。上卷介紹育兒知識，下卷討論導引養生。下卷內容有：八段錦坐功圖訣、六氣訣，按摩導引訣、二十四節氣導引治病、諸仙導引圖、五禽戲圖，陳希夷左右睡功圖。其中「諸仙導引圖」內容大體與《仙傳四十九方》相同。

【萬象主宰】名詞　祖竅異名。見「祖竅」。

【萬曆續道藏】見「道藏」。

【萬神會集之鄉】名詞　上丹田異名。見「上丹田」。

【聖胎】術語　喻神氣合一所結之內丹。《樂育堂語錄・卷二》：「吾竊怪世之修士，徒知精氣為寶，不知元神為主，總說成藥，亦不過保固色身而已，烏能結成聖胎哉？」

《金丹大成・金丹問答》：「問聖胎？答曰：無質生質，結成聖胎，辛勤保護十月，如幼女之初懷孕，似小龍之乍養珠。蓋神氣始凝結，極易疏失也。」

【達摩】 又作「達磨」、「菩提達摩」。（？～五二八）南天竺僧人，南朝宋末航海到廣州，又往北魏，在洛陽、嵩山等地傳禪學，相傳在嵩山少林寺「面壁而坐，終日默然」，達九年。為中國禪宗初祖。

【過去心】 術語　指元氣發生後之感知。《樂育堂語錄・卷三》：「後時而知，是過去心。」參看「未來心」。

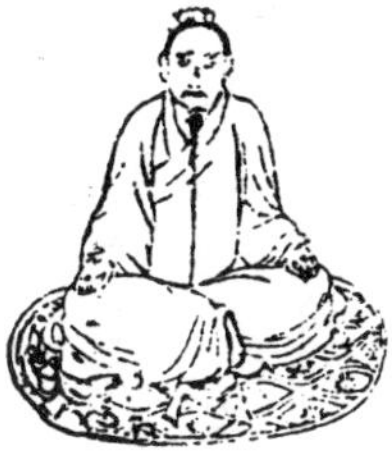

【鄔通微靜坐默持】 功法　見《赤鳳髓》卷二。作法：盤膝坐，兩手按於膝上，閉息運氣，存想血脈周流，運氣四十九口。主治：慢性肝膽疾病。

【運氣一口】 術語　又稱「一轉」。《衛生真訣・運氣口訣》：閉目凝神，一切萬緣都要放下，內想不出，外想不入，舌拄上腭，靜定片時，然後閉鼻息之氣，默想丹田一穴，轉過尾閭，上夾脊，轆轤搖動到玉關，上頂門泥丸，將鼻微吸，納下十二重樓，復入丹田，為一口。又稱一轉，一度。

【運汞投鉛】 術語　即「凝神入氣穴」，見「凝神入氣穴。」

矣。」

【運河車時】術語　元氣充足之時。《樂育堂語錄·卷四》：「當再神氣初交，但覺氤氳之氣自湧泉穴一路直上，久久溫養便覺渾身上下氣欲沖天，此正當運河車時也。我於是以意引道凝而不散，猶如筒車之中有個定心木，於此安穩，不偏不倚，而車自旋轉不息矣。」

【腎】名詞　五臟之一，主藏精，精氣同源，為元氣生發之地。《玉清金笥青華秘文金寶內煉丹訣·採取圖論》：蓋兩腎中間，有一縷透氣穴，乃父母交媾之後，始生脈絡也，故先天之氣游之。既覺如斯，則一身百脈盡若春生。春意融而漸長，此時先天之體始立。」丹經中常以「心為火（神），腎為水（炁）」，《金仙證論·序》：「欲修大道者，理無別訣，無非神炁而已。註：神乃心中之元神，炁即腎中元炁。」《道樞·百問篇》：「腎有異名乎？正陽子曰：腎者，司北，其干壬癸，其德在水，其卦曰：坎，其名曰：嬰兒，曰：異鉛，曰：金光，曰：金精，曰：靈根，曰：玉壺，曰：玉爐，曰：北海之龜。」

【圓覺海】名詞　上丹田異名。見《性命圭旨·乾坤交媾圖》。

【腦】名詞　又名「泥丸」、「上丹田」、「性根」、「性海」。丹經文獻自《周易參同契》起，歷來均強調「神」在練功中的突出地位，到了晉代《黃庭經》問世，更為直接指出腦是煉氣功的關鍵器官，「至道不煩訣存真，泥丸百節皆有神。」「子欲不死修崑崙」最為鮮明地主張「煉性養神」——「修崑崙」有抗衰老作用。《修真十書》指出腦在練功中的作用說「第一要者，頭太淵也。天谷神所居之位是也，上應玄都，萬神會集之鄉，人能開此，谷神自居，真息自定，飢渴自除矣。」《道樞・平都篇》論腦說：「夫腦者，一身之靈也。百神之命宅，津液之山源、魂精之玉室也。夫腦中圓虛以灌真，萬穴直立，千孔生煙，德備天地，洞同大方，故曰泥丸。」也有不少丹經文獻囿於「心為君主之官，神明出焉」，「心為思之官」學說的影響，把腦的一些作用歸到「心」裡去了，如「唱道真言」中把練功的全過程歸之為「煉心」，其實也包含了腦在內，所以說「煉丹之要，的的確確，不過凝神二字。」這些是我們學習古代丹經文獻時要注意的。

【腦血之瓊房】 術語 指上丹田。見《性命圭旨・乾坤交媾圖》。

【鉛汞】 名詞 即神氣。《樂育堂語錄・卷二》：「至名曰鉛，以其下沉而不起，喻人真氣。自從破體而後，日夜動淫生慾，不能完固色身，必得汞火下入，然後水得火而化為一氣，所以無走漏也。……丹經比名喻象，要不外水火二物，到得水中火，火中水，水火不分化成一氣，即金丹矣。」《太上九要心印妙經・日魂月魄真要》：「鉛汞也，人之魂魄也。魂魄者，人之神氣也。」

【鉛中銀出】 術語 即「水中金生」，見「水中金生」。

【鉛汞同爐】 術語 喻神氣相交，性命合一。見「龍虎交媾」。

【鉛至汞不應】 術語 指氣機運行而神不淸，神氣未能融會。《樂育堂語錄・卷二》：「再示神氣之要：氣機運行而心神不大爽快者，斯神未與氣交也，所謂：鉛至而汞不應」。

【瑤池】名詞　上丹田異名。見《性命圭旨・乾坤交媾圖》。

【瑤峰】名詞　上丹田異名。見「深淵」。

【聚火之法】即「四字訣」，見「四字訣」。

【靜處煉命】術語　指無事應酬時要使神氣相戀。《樂育堂語錄・卷五》：「靜處煉命又是何說？靜亦非不動之謂，乃無事而未應酬之謂也。我能於無事之際，無論行、住、坐、臥，總要將一個神光下照於丹田之處，務使神抱住氣，意繫住息，神氣戀戀兩不相離，如此聚而不散，融會一團，悠揚活潑往來於丹田之中，如此日積月累，自然真氣沖沖包固一身內外，而河車之路通矣！」

【聚火載金圖】圖中以羊車、鹿車、牛車示意元氣（金）鉛督脈上升時，通過尾閭、夾脊、玉枕三關，過尾閭時用力小故用羊車，過夾脊關時用力稍大故用鹿車，最難通過之關為玉枕，故用牛車。（見附圖）

【靜坐法精義】五章，近人丁福保編，成書於一九二〇年。五章內容為：總論、靜坐法之基礎、靜坐之方法、靜坐法最上乘之境界、雜論。丁氏認為，靜功非有三、四十年靜不來，而得靜坐口訣者，事半功倍。所以遍考群籍，擇靜坐訣中之最精簡者著之於篇，用

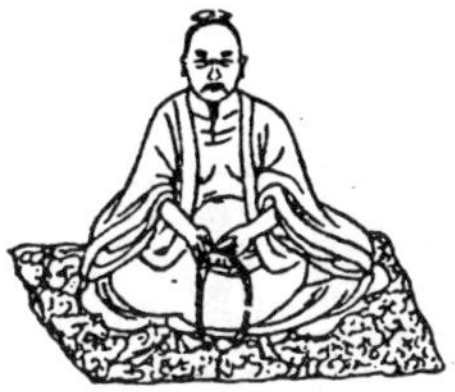

問答體，取其易明。介紹儒家（《高子遺書》為主）、佛家坐禪法、道家靜坐循環運氣法，其中以佛家論述為最多，除一部份論述宗教味較濃外，不失為較好的靜功修煉書。

【裴玄靜駕雲升天】 功法　見《赤鳳髓》卷二。作法：坐式，手擦下丹田部位，運氣四十九口。主治：腹冷痛。

【精】 名詞　內三寶之一，為煉內丹的基礎物質。清代黃元吉說：「要知人無精則無氣無神，亦猶燈之無油，則無火無光也。」古人認為精有先天、後天之分，先天之精稱為「元精」，元精無形，寓於神氣之中，五官百骸皆元神元氣所統，亦即元精之所貫，則但言神氣而不必言精也。故養神於寂，養氣於靜，精無泄漏，而化為元氣。精與氣相養，氣聚則精盈，精盈則氣盛。情慾一動，此精則化為後天之精，又稱「交感精」。人能忘情絕慾，妄念不生，自能精不泄漏，精氣旺盛，神自虛靈。故《黃庭內景經·瓊室章第二十一》：「長生至慎房中急，何為死作令神泣，忽之禍鄉三靈滅，但當吸氣煉子精，寸田尺宅可治生。若當海決百瀆傾，葉落樹枯失青青。氣亡液漏非己行，專閉御景乃長寧，保我泥丸三奇靈。」丹經中所用精之異名甚多，《悟真篇註疏直指詳說》中稱為「陰中陽」，並列異名山十八個，今錄於後：兌、坎、夫、君、主、酉、庚、西、性、義、右、四、九、沉、肺、金、男、藥、母、月魄、兔脂、金翁、父母、主人、老郎、坎男、真鉛、金精、木金、白雪、金液、華池、水虎、雄虎、玉兔、有（當為「真」）虎、真陽、雄父、雄陽、陽水、陰精、金華、男白、雄金、黑鉛、水銀、火棗、西四、刀圭、丹母、真水、子南、虎東、玉蕊、地黃男、月中兔、父之精、虎弦氣、虎吸龍、黃芽鉛、水中火、黑入紅、黑龜精、黃金男、黑鉛髓、水中銀、坎之戊、乾之中男、坎中一陽、潭底日紅、北方河車、坎戊月精、素練郎君、白頭老子、男兼女體、鉛中真銀、水中取氣、黑中有白、兔髓半斤、鉛內產砂、生於壬癸、液中生氣、九三郎君、恍惚之物、杳冥中精、偃月爐中、玉髓、上弦金半斤、金為水中砂。

【精生】 術語　指練功時元精產生時的感受。《樂育堂語錄・卷二》：「人果能凝神調息於方寸，一心不散，一息不出。猶天之氣下，地之氣上，上下相融，自然成雨，精之生也又何異是？」《樂育堂語錄・卷四》：「所望諸子於無知無覺時，或忽焉心地清涼，或時而甘津滿口，皆產元精之真驗也。」「總之，元精無形，惟此萬念齊捐，一靈獨運，炯然朗抱，渾然而知，即為精生，即為水源至清。」

【精路】 名詞　下丹田異名。《諸真聖胎神用訣・玉雲張果老胎息訣》列下丹田異名十個，其二為精路。參見「下丹田」。

【寥天】 名詞　上丹田異名。見《性命圭旨・乾坤交媾圖》。

【翠玄子】 即「石泰」，見「石泰」。

【翠虛篇】全篇由紫庭經、大道歌、羅浮翠虛吟、丹基歸一論、水調歌頭詞、真珠簾詞、金丹詩訣一百首所組成，作者宋・陳楠。論述內丹修煉簡明扼要，「始於著相至無相，煉精化氣氣歸根，氣之根本凝成神，方曰無為而通靈。」其歌、詞過簡，無內丹學基礎者不易讀懂。

【翠微宮】名詞　上丹田異名。見「深淵」。

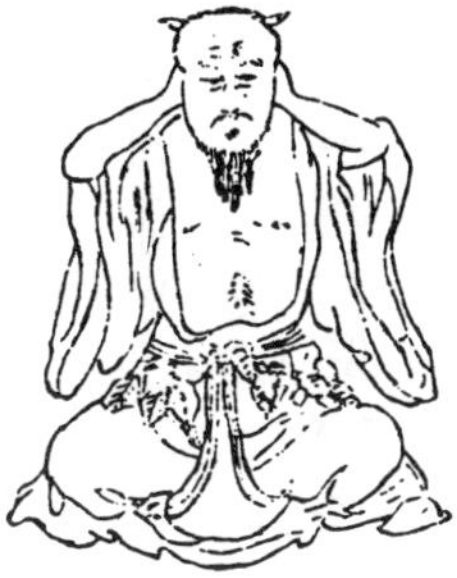

【漢鍾離鳴天鼓法】功法　≪衛生真訣・下卷≫。作法：端坐，咬牙，閉氣，用雙手掩耳，擊天鼓三十六通。復叩齒三十六遍。功效：治頭昏耳鳴。

【對修常居】功法　見≪靈劍子導引子午記≫。作法：兩手揉按兩眉梢後下凹陷處（絲竹空穴及太陽穴）十八次。功效：一年後增強視力。

【塵垢】術語　指雜念。≪樂育堂語錄・卷三≫：夫道何以修，不過掃除塵垢，獨露真機。」≪大丹直指・三田返復、金液還丹訣圖≫：「若思念才生，即是塵垢。」

【壽世傳真】八篇，作者清代徐文弼，成書於一七七一年。內容有導引按摩、六字氣訣、內功、精氣神論、修養宜忌、四時調攝、飲食調理、防疾恃藥。主張練功動靜結合，「按摩導引之，既行之外矣，血脈俱已流暢，肢體無不堅強。再能調和氣息，運而使之降於氣海，升於泥丸，則氣和而神靜，水火有既濟之功……方是全修，亦是真養。」本書內容簡明實用，為爾後之《衛生要術》、《內功圖說》等所採摘。書中對流傳較廣的「八段錦導引法」作了整理，改稱「十二段錦」。

【壽世保元】 十卷，作者明代龔廷賢。中醫學著作，其中「延年良箴」、「呼吸靜功妙訣」、「六字氣訣」等專文討論氣功健身法，對老弱者練功多實用，提出靜功修煉：「以意隨呼吸一往一來，上下於心腎之間，勿急勿徐，任其自然。」堪稱樸實簡明，易學易行。

【趙台鼎】 字長玄，號丹華洞主，明代四川人。輯前人練功文獻而成《脈望》。

【趙上灶搬運息精法】 功法 《衛生真訣下卷》。作法：側坐，用雙手搬兩腳心，先搬左腳心，搓熱，行功運氣九口，次搬右腳心，行功同左。功效：治夜夢遺精。

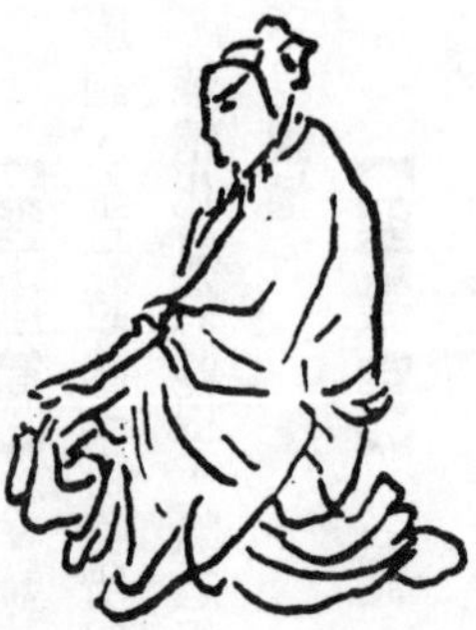

【暢外】 術語 指手常擦皮膚令暖。《天隱子養生書》：「手常磨擦皮膚溫熱，去冷氣，此所謂暢外也。久坐、久立、久勞役皆宜戒也。此是形骸清理之法。」

【慧命經】 二十章及自序組成，清代柳華陽著。內容有：漏盡圖、法輪六候圖、任督二脈圖、道胎圖、出胎圖、化身圖、面壁圖、虛空粉碎圖、集說慧命經、正道修煉直論、正道工夫直論、禪機論、雜類說、決疑、張紫陽八脈經、潛虛翁調息、又論調息、張三豐調息、李涵虛後天串述、九層煉心。其中以「集說慧命經」討論佛家練功術語尤為詳盡，與《金仙證論》合看，則對道、佛二家的練功理論有一個較完全的認識，是著名的明清「伍柳派」代表作。

【潘霨】 字偉如，（或云字「偉然」）清末江蘇吳縣人。咸豐八年（一八五八）自《壽世傳真》、《易筋經》、《延年九轉法》書中選編而成《衛生要術》一書傳世。一八八一年王祖源重刻其書，更名《內功圖說》。

【摩尼珠】 名詞 ①上丹田異名。見《性命圭旨・乾坤交媾圖》。②內丹異名。《金丹大要・紫陽丹房寶鑒之圖》列為「鉛汞合名」。③指先天氣。《悟真篇註疏直指詳說》中列先天氣異名九十四個，摩尼珠為其中之一。

【遵生八箋】 二十卷，明代高濂著，刊於一五九一年。內容有八部分：「清修妙論」，摘錄前人修身養性、保精惜氣等言論二百五十條而成；「四時調攝」，討論四季五臟的保健，其理論源於《黃帝內經》，同時兼錄「六氣法」、「五臟導引法」、「陳希夷二十四氣坐功」等傳統氣功祛病健身法；「祛病延年」，集中介紹氣功健身理論及各種導引法，主要內容有「太清中黃胎臟論略，幻真先生服內元氣訣，李真人長生一十六字妙訣，胎息秘要歌訣，治萬病坐功訣，三寶歸身要訣，左洞真經按摩導引訣，八段錦導引法，六氣法，養心、肝、膽、脾、肺、腎坐功法，心書九章，至道玄微七論要訣，內丹三要論，導引袪病歌訣。其它五部分為：飲饌服食、燕閑清賞、靈秘丹藥、起居安樂、塵外遐舉等傳統之飲食起居、藥物養生內容。是集明以前綜合性養生內容的大型書籍，其關於氣功修煉部分取材亦屬精當。

【摩手熨目】 功法　見《靈劍子導引子午記》。作法：兩手互摩擦令熱，然後以兩掌合於兩眼上。功效：明目。

【樂育堂語錄】 五卷，清代黃元吉傳授內丹術時的講稿，經門人整理而成。融儒、道、釋三家理論以論內丹修煉，主張性命雙修，「極盡簡易曉暢之能」較其它丹經易讀。如論意守「上下丹田」時說：「諸子近時用功，不可專顧下田。雖下田氣壯自能升至泥丸，消煉上田渣滓，若神氣猶懦未至圓明，須久久顧諟，不妨以真心真意，回顧上田，則泥丸陰氣被氣一照，自然悉化而頭目不至昏暈也。故古人謂頂上圓光者此也。」非煉功爐火純青者，不能道此。全書對精、氣、神等問題的論述頗有發人處：「元精無形，即寓於神氣之中。……元精無形，惟此萬念齊捐，一靈獨運，炯然朗抱，渾然自知，即為精生，即為水源至清。」討論「進火」、「採藥」時說「進火者，凝神壹志不分也。採藥是用外呼吸之氣一升一降，一出一入，順其自然是也。」可謂通俗易懂。書中似此精闢之論，俯拾皆是，不愧為近代丹經名著。

【衝關】術語　練功使元氣充盈後，遂衝入「尾閭關」，沿督脈過「夾脊關」，直上「玉枕關」，此為氣足自衝關，非意念空運。

【導引】術語　①運動肢體，流通氣血。唐・慧琳《一切經音義》：「凡人自摩自捏，伸縮手足，除勞去煩，名為導引。」②泛指各種活動。《抱朴子・別旨》：「或伸屈，或俯仰，或行臥，或倚立，或躑躅，或徐步，或吟，或息，皆導引也。」③通過呼吸運動驅除邪氣。《諸病源候論》卷二十七：「令此身囊之中滿其氣，引之者，引此舊身中惡邪伏氣隨引而出，故名導引。」④以神引氣的健身術。《莊子・刻意》：「吹呴呼吸，吐故納新，熊經鳥申，為壽而已矣。此道引之士，養形之人，彭祖壽考者之所好也。」成玄英註：「導引神氣以養形魄，延年之道，駐形之術。」

【憂陀那】名詞　又作「優陀那」。佛家坐禪收心處。《小止觀卷下・治病第九》：「臍下一寸名憂陀那，此云丹田。若能止心守此不散，經久即多有所治。」《摩訶止觀》作「臍下二寸半處」。

【養胎】術語　喻煉氣化神。《仙佛合宗・門人問答》：「如何是養胎？伍子曰：養胎者煉氣化神之喻，非是有胎也。」

【養生秘錄】一卷，編者不詳。內容有：玉溪子丹房語錄、玉虛子宜春心訣、規中圖、四段錦、中黃內旨、青霞翁丹經直指、金丹問答、大道歌。從所收內容看，是元代人所編輯的內丹學文獻，論述內丹修煉亦甚為簡明。

【養我慧光】 術語 又稱「鑄我慧劍」。指收攝眼神於丹田中。《樂育堂語錄・卷四》：「其效見於一時半刻，其功必待三年九載，而得其力全在養我慧光，鑄我慧劍。雖然光無可見，古人說在天為日月，在人即兩目，可以昭然共揭者。諸子須於平時收攝眼中神光返照於丹田氣海之中，久之虛無窟子內自然慧光發現，不啻明鏡高懸，物來畢照矣。慧劍亦無由知，古人說：在天為風雷，在人為神氣。只因神不凝、氣不聚，是以鋒芒不利。」

【養性延命錄】 二卷，南北朝梁・陶弘景著。對古代道家的一些養生著作「略其要法，刪棄繁蕪，類聚篇題」而成，介紹了服氣療病、飲玉泉養生、導引按摩等內容，對了解古代（南北朝以前）的道家養生術是一份珍貴的文獻，是現存最早介紹「六氣法」治病及「五禽戲」的書籍。

【瑩蟾子】 即「李道純」，見「李道純」。

【調中】 術語 指飲食清潔、適量。《天隱子養生書》：「食之有齋戒者。齋乃潔淨之務，戒之節約之稱。有飢即食，食勿令飽，此所謂調中也。」

【調心】 術語 佛家坐禪時要求心不亂想，繫緣臍中，制諸亂念；使繫念鼻端，可克服頭低垂、心昏暗；心不靜，好飄動，令心繫緣臍中，使心定住。《修習止觀、坐禪法要・

調和》雖有調身、心、息之說，但宜三調相用，以調心為主，調身、調息為輔。總之，調心以排除雜念、利於入靜為準則。

【調身】 術語 佛家坐禪時要求「善安身得所」「先安坐處，每令安穩，久久無妨。次當正腳，若半跏坐，以左腳置右腳上，牽來近身，令左腳趾與右脞（大腿）齊，右腳趾與左脞齊。若欲全跏，即正右腳置左腳上。次解寬衣帶，周正，不令坐時脫落。次當安手，以左手掌置右手上，重累手相對，頓置左腳上，牽來近身，當心而安。」「令脊骨勿曲、勿聳，次正頭頸，令鼻與臍相對，不偏不斜，不低不昂，平面正住。」口吐濁氣，鼻納清氣，出入氣不令粗急。《修習止觀坐禪法要・調和》。調身以身心舒適，氣機和暢爲關鍵。

【調息】 術語 指呼吸鍛鍊方法。《樂育堂語錄・卷二》：「修士必於打坐時調其呼吸，順其自然，一出一入，不疾不徐，如此調息，雖屬凡息，然亦是自在真火。」

【諸病源候論】 五十卷，隋・巢元方等撰於六一〇年。全書分六十七門，載疾病證候一千七百二十條，敍述各種疾病的原因、證候及導引法，是我國第一部病因、證候學專書。全書六十七門中有四十五門介紹了吐納、導引、按摩法，第一次系統、詳盡、極有針對性地將氣功療法作了一次大總結，集隋以前氣功療法之大成。

【諸真聖胎神用訣】 作者及成書年代不詳。內容主要講神氣合一、心息相依的胎息法，共收有海蟾真人、玄葫真人、袁天網、于真人、徐神公、煙夢子、達摩禪師、李真人、抱朴子、亢倉子、元憲真人、何仙姑、玉雲張果老、侯真人、鬼谷人、黃帝、陳希夷、逍遙子、張天師、郭真人、中央黃老君、柳真人、驪山老母、李仙姑、天台道者、劉真人、朗然子、百嶂內視、曹仙姑二十九家胎息訣。

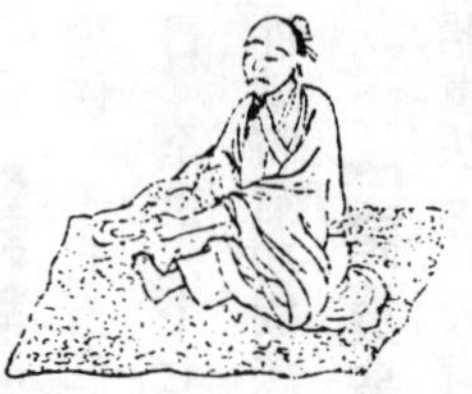

【嘯父市上補履】 功法 見《赤鳳髓》卷二。作法：席地而坐，兩腳前伸平放，雙手抱左腳心，運氣三口，再換手抱右腳心，運氣四口。主治：活血脈。

【蔣竹莊】 即「莊維喬」，見「蔣維喬」。

【蔣維喬】（一八七三～一九五八）字竹莊，號因是子，江蘇武進人，自幼體弱多病，服藥無效，曾按《勿藥元詮》中小周天煉法而獲效。二十八歲時曾因肺病咯血，按傳統內丹術堅持練功年餘而獲康復，著《因是子靜坐法》，流傳廣泛。從此蔣氏又研究佛家止觀坐禪法，著《因是子靜坐法續編》。以後不斷增添自己的練功體驗，在《因是子靜坐法》及《續編》基礎上，著《因是子靜坐衛生實驗談》、《中國的呼吸習靜養生法——氣功防治法》。對近代推廣氣功療法取到了很好的作用。

【薛道光】（一〇七八～一一九一），名式，一名道源，字太源，號毗陵禪師，又號紫賢，宋代閬州（今四川閬中）人，一說陝西雞足山人。為道家南五祖第三代，得石泰傳以金丹秘訣，授徒陳楠，著《還丹復命篇》，為《悟真篇》作註。

【薛紫賢】 即「薛道光」，見「薛道光」。

【薛道光摩踵形】 功法 《衛生真訣・下卷》。作法：坐勢，用手擦左、右腳心令熱，各運二十四口。功效：專養元氣、精。

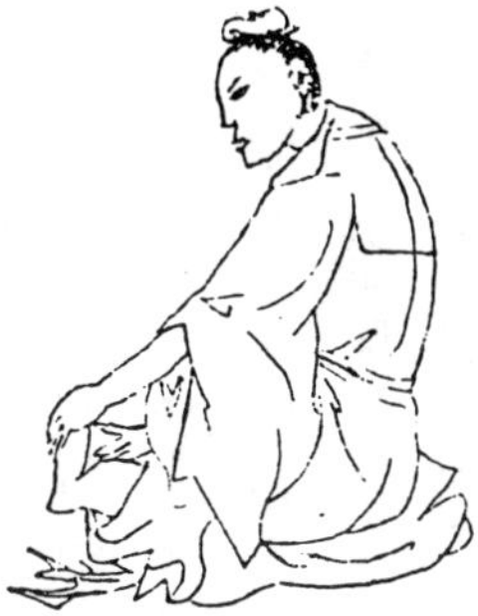

【橐籥】 術語 ①喻呼吸。《金仙證論・風火經》：「風者，息也。曰巽風、曰母氣、曰橐籥，皆我之呼吸也。」②指心腎。《太上九要心印妙經・橐籥秘要》：「夫橐籥者，人之心腎也。心者，神之宅；腎者，氣之府。」③下丹田異名。《性命圭旨・蟄藏氣穴圖》。

【甑山】 名詞 上丹田異名。見《性命圭旨・乾坤交媾圖》。

【凝神】 術語 練功時神志集中不分散。《莊子・達生》：「用志不分，乃凝於神。」《張三豐先生全集・道言淺近說》：「凝神者，收已清之心而入其內也。心未清時，眼勿亂閉，先要自勸自勉，勸得回來，清涼恬淡，始行收氣穴，乃曰：凝神。」

【凝結之所】 名詞 祖竅異名。見《性命圭旨・安神祖竅圖》。

【凝神入氣穴】 術語 意守丹田，使神入氣中，神氣相戀。《還丹復命篇・丹髓歌》：「昔日遇師親口訣，只要凝神入氣穴。」《張三豐先生全集・道言淺近說》：「氣穴者，神入氣中，如在深穴之中也。神氣相戀則玄關之體已立。」《真詮・凝神入氣穴》：「此正心下交也，謂之驅龍就虎、運汞投鉛。……蓋息念而返神於心而不外馳，則氣亦返於身，漸漸沉入氣穴去矣。」

【衛生要術】 編者清代潘霨，成書於一八五八年。內容有十二段錦總訣、分行內、外功、易筋經十二圖、卻病延年法（即「延年九轉法」）。論述集中，簡便易行，故流傳較廣。一八八一年王祖源重刻其書，更名《內功圖說》。

【衛生真訣】 二卷，明代羅洪先著，成書於一五六五年，又名《仙傳四十九方》。全書介紹導引養生方法，上卷內容有序、八卦周天圖、運氣口訣、導引要法歌（即「坐式八段錦」），幾個養生方劑。下卷有紫清運氣火候圖及四十九個導引方法及結合導引治療的藥物。此書所介紹的四十九個導引方法被《萬育仙書》、《萬壽仙書》等所轉錄。

【龍虎】 名詞。即神氣。又名「鉛汞」。《馬丹陽語錄》「夫修此之要不離神氣，神氣是性命，性命是龍虎，龍虎是鉛汞。」《樂育堂語錄・卷二》：「所以古人喻外來坎中真鉛，名之為虎，以虎之性好傷人，難以馴伏，必得真汞以合之則氣不下墜，血不外散；內裡離中真汞喻之為龍，以龍有奔逸之患，不能善降伏，必得真鉛以制之則神無妄思，精不外泄。此龍虎之所名也。」

【龍陽子】 即「冷謙」，見「冷謙」。

【龍虎交媾】術語　喻神氣相交，性命合一。《周易參同契發揮・卷中》：「今魏公謂『乾剛坤柔，配合相包』。言作丹之時，以乾陽下交於坤陰，使呼吸相合，剛柔相當，配為夫婦，打成一片，則神氣歸根，性命合一，而至藥孕於其中也，或命之曰：龍虎交媾。又曰：金木交併，又曰：龜蛇蟠虯，又曰：紅黑相投，又曰：天地交泰，又曰：玄黃相雜，又曰：金土（當為「金火」）混融，又曰：金汞同鼎，又曰：金火同爐，又曰：赤白相交，又曰：日月同宮，又曰：烏兔同穴，又曰：夫婦歡合，又曰：牛女相逢，又曰：牝牡相從，又曰：魂魄相投，又曰：水土（當為「水火」）同鄉。究而言之，不過心息相依，而陰陽內感，神氣交結爾！陽稟陰受者，『瓊瑤花發露珠凝，花漸開苞露漸深』也。雄雌相須者，『甲龍庚虎鎮相隨，鉛汞同爐始可為』也。所謂稟受、相須，即交媾之說也。」

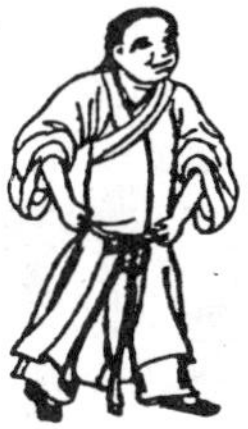

【劉海蟾】名操，守宗成：五代燕山（今北京宛平）人。一說名哲，字元（鉉）英，後梁・廣陵（今河南息縣）人。道家全真派北五祖之一，修煉於華山、終南山。有《還丹破迷歌》傳世。

【劉海戲蟾】功法　見《赤鳳髓》卷二。作法：自然站式，左腳向前半步，兩手握拳，運氣十二口，然後換右腳，餘同。主治：感冒身痛。

【龜蛇蟠虯】術語　喻神氣相交，性命合一。見「龍虎交媾」。

【獨坐孤修】術語 指練功只知煉神，不知與煉氣並行。《樂育堂語錄·卷五》：「古人謂：陽裡陰精質不剛，獨修一物轉羸尪。所以吾道家斥修性不修命者謂之『獨坐孤修氣轉枯』，亘不虛矣。」

【積累精氣細密功】功法 見《樂育堂語錄·卷三》。作法：意守丹田，待丹田中元氣發生後，上下往來，周流不息，保之養之，使此元氣日充月盛。功效：元氣充足。

【築基】術語 又稱「煉己」。喻人練功時能排除雜念，心地清淨為練功之基礎。《樂育堂語錄·卷四》：「所以下手之初必先外積功，內積德，內外交養始能潔白精瑩，可以煉而為丹。故初步功夫名為築基也，是猶千仞之台先從平地起基，必基址堅固而後重樓畫閣不患傾圮焉。」「故築基為了性之事，還丹為了命之功。」

【縛虎】術語 指採煉元氣。《孫不二元君法語》養丹詩「縛虎歸真穴」。

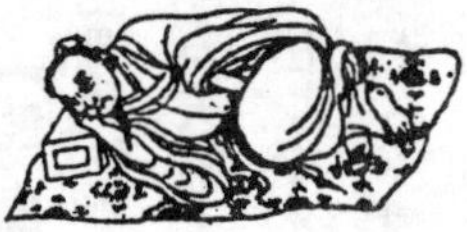

【擊探天鼓】功法 見《靈劍手導引子午記》。作法：以兩手心置於耳門處，以手指叩擊後頸部，耳中有咚咚聲（即天鼓）。一日三次。功效：令耳聰，益下元。

【還丹】術語 指將耗散於外元氣收歸丹田。陳攖寧《答呂碧城女士三十六問》：「何謂還丹？圓頓答：還者，還其本來之狀況，即是將虛損之身，培補充實，將失之元氣，重複還原地。」

【還源篇】由八十一首五言詩組成，宋代石泰著。「還源」即「返本還源」之意，張伯瑞說：「七返九還金液大丹者，七乃火數，九乃金數，以火煉金，返本還源，謂之金丹也。」全篇討論內丹之修煉過程，從採先天一氣，到沐浴溫養，丹熟結胎全說到，言語過簡，不熟讀內丹學文獻者不易理解。

【還精補腦】術語　凝神煉精化氣，以神息運氣入腦。《樂育堂語錄・卷二》：「夫真藥即先天真一之氣，其在後天即元精元氣，所謂真陰真陽，形而為真一之氣也。是即凡息停而胎息動，真津滿口，即驗元精之產也。周身踴躍，即見元氣之動也。此時清淨自然，美快無比，即真一之氣藏於個中矣。然真一之氣雖動，不明起火之法尚不能升於泥丸，化為玉液、瓊漿，吞入於腹而結為長生之丹。夫以藥生不進火，止於沖舉下元，壯暖腎氣而已。藥即真一之氣，火即丹田神息，以神息運真氣方能透徹一身上下、中外。古云：『抽鉛添汞』，又曰：『還精補腦』又曰：『以虎嫁龍』。」

【還丹復命篇】由五言、七言絕句及西江月詞、丹髓歌四部分組成，宋代薛道光著。論述內丹修煉，其中不乏修煉名言、警句。「時人若要長生藥，只向華池覓魄魂。」「精氣元為本，神靈共一家。但能擒五賊，自可結三花。」「煉丹不用尋冬至，身中自有一陽生」等，參閱「薛道光語錄」。

【總持門】名詞　①指神氣團聚處。《孫不二女功內丹次第詩註》：「固守總持門，註：總持門者，老子名為『玄牝之門』，即後世道家所謂『玄關一竅』。張紫陽云：『此竅非凡竅，乾坤共合成，名為神氣穴，內有坎離精。』質而言之，不過一陰一陽，一神一氣而已，能使陰陽相合，神氣相摶，則玄關之體已立。」②祖竅異名。見《性命圭旨・安神祖竅圖》。

【鍾律】術語 即「十二律」，見「十二律」。

【鍾離權】生卒不詳，姓鍾離名權，字雲房，號正陽子。或云「漢時將軍，係陝西西安府咸陽縣籍」；或謂唐時人。在終南山遇王玄甫傳與道術，後又將道術授徒呂洞賓。著《靈寶畢法》、《破迷正道歌》、《還丹歌》、《贈洞賓丹訣歌》等傳世。

【鍾離雲房】即「鍾離權」，見「鍾離權」。

【鍾呂傳道記】又名《鍾呂傳道集》（《修真十書》），（《古今圖書集成・神異典・靜功部》）作《鍾呂傳道記》。十八篇，唐代施肩吾傳。內容對真仙、大道、天地、日月、四時、五行、水火、龍虎、丹藥、鉛汞、抽添、河車、還丹、煉形、朝元、內觀、魔難、證驗十八個專題進行討論，設為呂問鍾答，對內丹修煉闡述系統而詳盡，後世內丹術理論基本遵循這個系統而發展，其中「河車」、「魔難」、「證驗」等專題闡發，頗具特色。明確指出，真氣之運行，古人「取喻於車」；練功中由於「妄念」慾望而生魔難。「不認不著」，堅持「清淨之心」則無魔難。對練功效驗闡述亦十分具體，除「胎仙飛升」，均有較

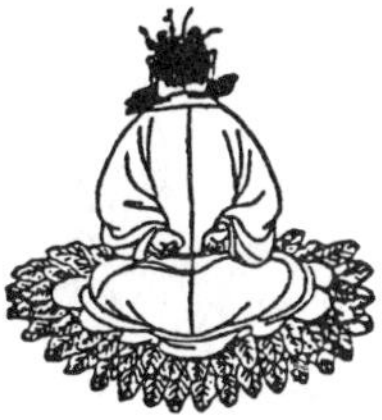

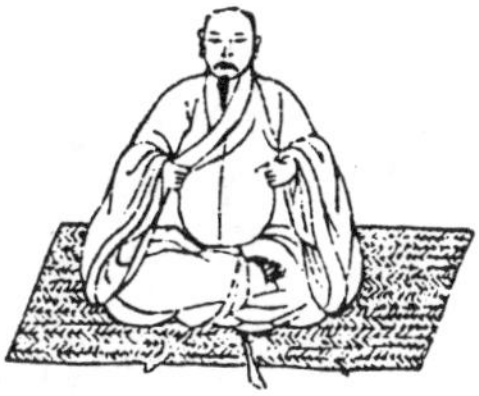

好的研究價值。

【鍾離雲房摩腎】 功法　見《赤鳳髓》卷二。作法：盤膝坐，先兩手互相擦熱，然後擦兩腰部，運氣二十四口。主治：腎虛腰痛。

【營治城廓】 功法　見《靈劍子導引子午記》。作法：常揉按兩耳廓。功效：令耳聰。

【嬰兒】 名詞　①下丹田異名。《性命圭旨・普照圖》。②內丹異名。《玉清金笥青華秘文金寶內煉丹訣・神室圖論》：「火足氣充則元精、元氣、元神盡合而為一，故嬰兒產矣。」②指腎。《道樞・百問篇》：「腎者司北，其干壬癸，其德在水，其卦曰坎，其名曰嬰兒。」④指腎氣。《道樞・修真指玄篇》……「腎之氣為嬰兒。」⑤指精。《道樞・泥金篇》：「嬰兒者，精也。」

【蟄藏氣穴】 術語　即「凝神入氣穴」。《性命圭旨・蟄藏氣穴、衆妙歸根》：「只是將祖竅中凝聚那點陽神，下藏於氣穴之內。謂之：送歸土釜牢封固，又謂之：凝神入氣穴。」

【謝自然趺席泛海】 功法　見《赤鳳髓》卷二。作法：盤膝坐，兩手輕握拳用力按摩兩脅及胸部，運氣二十四口。主治：疲乏。

【魏華存】（二五二～三三四）字賢安，世稱「南岳魏夫人」，晉・司徒魏舒之女，任城人。幼年聰明好學，尤喜愛道家煉養之書，據傳得景林眞人授以《黃庭經》，命弟子抄寫傳世。

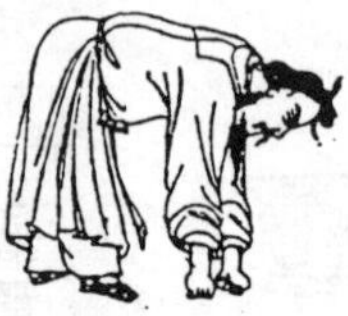

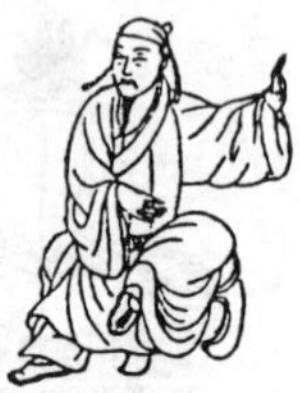

【魏伯陽】生卒不詳，東漢會稽上虞（今屬浙江）人，名翺，號伯陽，又號雲牙子。正史無傳，著作《周易參同契》，其愛好黃老思想，喜恬淡虛無，得黃老養生術之旨趣，後世稱為「丹經之祖」。

【魏伯陽談道】功法　見《赤鳳髓》卷二。作法：坐於椅上，右腿自然放下，左腿彎膝置於坐椅上，左手上舉與肩平，右手按摩腹部。主治：肩背痛。

【魏伯陽破風法】功法　《衛生真訣・下卷》。作法：坐勢，右手按於右脅，左手按於左膝上，運氣於癱瘓處，左右交換，各運氣六口。功效：治年久癱瘓。

【歸根竅】名詞　祖竅異名。見《性命圭旨・安神祖竅圖》。

【雜念】術語　指干擾入靜的各種神志活動。《張三豐先生全集・玄機直講》：「人雜念少者，得丹早；染念多者，得丹遲。」

【雜病源流犀燭】三十卷，清代沈金鰲著，刊於一七七三年。全書介紹雜病之治療，每病除介紹藥物治療外，還列有導引法，是氣功治療各類雜病較好的參考書。

【瓊花】 名詞　指經反覆鍛鍊之腎液及元氣。《鍾呂傳道記·論還丹》：「腎液隨元氣以上升而朝於心，積之而為金水，舉之而滿玉池，散而為瓊花。」

【瓊室】 名詞。即腦室。《黃庭內景經·第二十一章》：「瓊室之中八素集，泥丸夫人當中立。」

【韓湘子存氣】 功法　見《赤鳳髓》卷二。作法：盤膝坐，兩手擦兩眼，兩手摩兩脅，行功運氣二十四口。主治：氣血虛弱。

【韓湘子活人心形】 功法　《衛生真訣·下卷》。作法：立定，低頭彎腰，如揖拜下。行功。其手須與腳尖齊，運氣二十四口。功效：治腰曲頭搖。

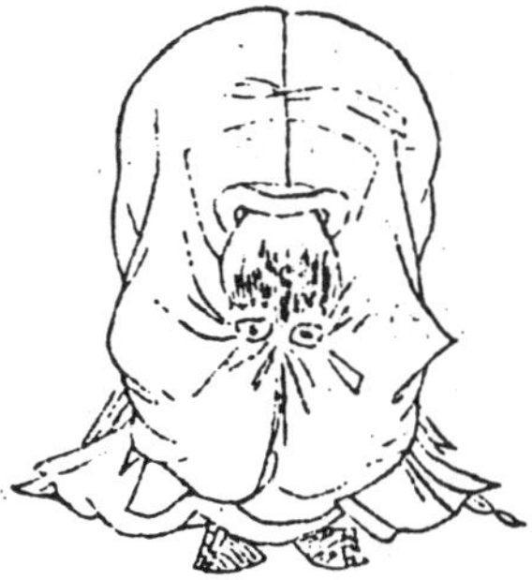

【闔辟處】 術語　下丹田異名。見《性命圭旨·蟄藏氣穴圖》。

【關元】 名詞　屬任脈，位於腹正中線，臍下三寸。《黃庭外景經》：「上有黃庭下關元」。《性命圭旨・蟄藏氣穴圖》等中列為下丹田異名。

【醫藥衷中參西錄】 三十卷，近代張錫純著。初刊於一九一八～一九三四年間，為近代較有影響的中醫、藥學著作。書中提出練功可以醫藥相輔相成，補醫藥之不足，並結合作者練功實踐，寫有《元氣詮》、《論醫士當用靜坐之功以悟醫學》、《醫學宜參看丹經》、《論哲學與醫學之關係》、《治遺精運氣法》等討論氣功療法的專文，介紹練功方法簡明實用。

【識神】 術語 見「神」。

【識神與元神】 術語 排除雜念頭腦清淨則識神轉化為元神。《聽心齋客問》：「客問元神與思慮之神。曰：神一也。稟先天一點靈明者，謂之元神。後來為情識所移，遂作思慮之神。人能迴光返照，去其情識，則此思慮莫非元神之妙用矣。」

【廬間】 術語 ①又名「規中」。指臍內空處。《黃庭經講義・第四章呼吸》：「廬間亦名規中，即黃庭也。如能常用調呼吸之功，而又能保守身內精神，不使外漏，則身有餘慶矣。」②指鼻。《黃庭外景經》：「呼吸廬間以自償。」

【證止】 術語 見《六妙法門》。頭腦入靜進一步深化，進入無人無我境地，「覺心泯然入定，不見內外相貌，定法持心，任運不動。」

【證隨】 術語 見《六妙法門》。在「修隨」自然純熟後，心息相依，任運自如。

至此可捨隨修止。

【證驗】 術語 指練功效驗。《周易參同契》：「證驗自推移，心專不縱橫。」《周易參同契發揮》：修煉有三分功夫，則有三分證驗，有十分功夫，則有十分證驗。若能勤而行之，夙夜不休，以至百日功靈，則兩腎如湯煎，膀胱如火燃，目有神光，耳有靈響，鼻有異香，口有甘津，此身融融，證驗逐日推移。」此外《鍾呂傳道記》、《大丹直指》、《天仙正理直論》、《金仙證論》、《樂育堂語錄》等書中均有論述。

【證數】 術語 見《六妙法門》。屬修數的深化階段。在數息純熟自然後，綿綿密密，息細則心細，以致「覺息虛微」。為轉入「修隨」打好基礎。神息自然。

【礦盡金純】 術語 喻神氣合一經反覆鍛鍊而成內丹。《樂育堂語錄・卷五》：「始從凡身中煉出一點清氣來，猶礦中用爐火鍛出真金一樣，繼而再鍛再鍊，以烹以煎，直至爐火純青，方成靈劍，始變黍珠。」

【羅洪先】 （一五〇四～一五六四）字達夫，號念庵，又號太玄散人，明代江西吉水人。明代嘉靖年間狀元，喜愛道家養生書，棄官雲遊，遇朱氏，朱氏授以導引養生術，羅氏於嘉靖乙丑年（一五六五）撰《仙傳四十方》一書傳世。

【寶珠】 名詞 神氣融合所結內丹異名。又稱「明珠」、「牟尼寶珠」。《樂育堂語錄・卷三》：「學者欲與太虛同體，必使內想不出，外想不入，即出入息，一齊化為光明，渾覺自家只有一點靈光而已。所謂：元始現一寶珠於空中，又謂：一顆明珠永不離，又謂：煉成一粒牟尼寶珠。其喻名不一，而要不過一靈顯像，常應常靜已耳。苟非採得先天一點水中之金起來，將神火慢慢烹煉，逼之上升下降，收回五明宮內，烏能結成如此之寶珠哉？」

【寶文統錄】見「道藏」。

【寶冠胎息法】功法　見《道樞・胎息篇》。作法：坐式，凝神，想身中氣如雲霧，如藕絲柔細，引氣充滿周身。繼之引氣入泥丸，復引其氣集於舌上，團聚如雞蛋吞入腹中。有飢渴感時，呑津咽氣以意送入腹中。有病痛則引其氣至病灶處，至病癒為止。功效：強身袪病。

【藥】名詞　指元氣。《天仙正理直論・藥物直藥第二》：「若人認此交媾之精為藥即為邪見。註：丹道以無形元氣為藥。」

【藥老】術語　喻元氣烹煉時間過長，氣機已散。《樂育堂語錄・卷三》：「藥微不升，藥老氣散。」《樂育堂語錄・卷四》：「若未到玄牝大交而採，是為藥嫩。即已大交，猶不急採，則新生之靈氣已散，是為藥不堪用。」

【藥嫩】術語　又稱「藥微」。喻元氣初生，其勢尚微。見「藥老」。

【藥朝金闕】術語　元氣上升於泥丸。《樂育堂語錄・卷三》：「問吾午在何時？不過藥朝金闕。」

【離宮】名詞　上丹田異名。見「深淵」。

【離宮修定】術語　指修心煉性。《樂育堂語錄・卷一》：「若但離宮修定，不向水府求玄，則離宮陰神猶是無而不有，虛而不實。」《性命圭旨・性命說》：「禪家專以神為性，以修性為命，以離宮修定立教，故詳言性而略言命，是不知命也。究亦不知性。」

【藍采和行歌城市】功法　見《赤鳳髓》卷二。作法：自然站立，左手前平伸與肩高，運氣，右手行功同左，病患在右，則注意力集中於右邊。主治：通血脈、活血。

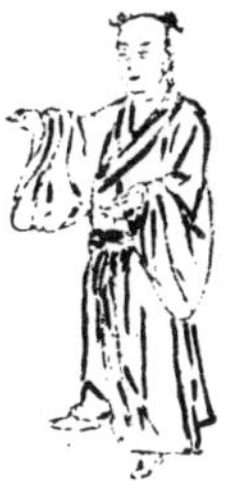

【藍采和烏龍擺角勢】功法　《衛氣真訣・下卷》。作法：坐勢，兩腳前平伸出，兩手指交叉向前，身體前傾，運氣二十四口。功效：一身疼痛。

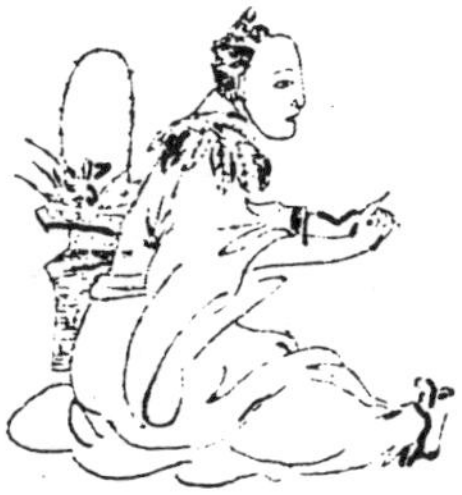

【爐火】術語　喻練功有素後，真氣充足，一身溫暖。《周易參同契分章註・聖賢伏煉章》：「若能煉己，則真氣薰蒸，遍於一身，如爐中有火，暖氣似燒，故謂之爐火。」

【爐鼎立】術語　喻神氣交。《樂育堂語錄・卷四》：「夫匡廓者何？即神氣交，又即爐鼎立是也。」《樂育堂語錄・卷二》：「雖然金鼎非真有鼎，玉爐非真有爐，亦無非神氣合一，凝聚於人身氣海之旁，即男子媾精之所，女子繫胞之地是。……須知神氣團聚一區，恍惚若在此，又若不在此，方與虛無之丹相合。」

【爐殘鼎敗】 術語　即「汞走鉛飛」，見「汞走鉛飛」。

【懸胎鼎】 名詞　祖竅異名。見《性命圭旨・安神祖竅圖》。

【灌溉中岳】 功法見《靈劍子導引子午記》。作法：經常揉按鼻翼兩側（迎香穴）處。功效：令鼻通氣，呼吸調勻。

【魔】 術語　①干擾入靜的各種情志活動。《性命圭旨・嬰兒現形、出離苦海》：「佛經云：諸魔平等，煩惱為先。」②練功中出現的幻覺。《聽心齋客問》：「凡有所象，皆是虛妄，乃自己識神所化。心若不動，見如不見，自然消滅，無境可魔也。」

【鐵壁】 名詞　即「玉枕」，見「玉枕」。

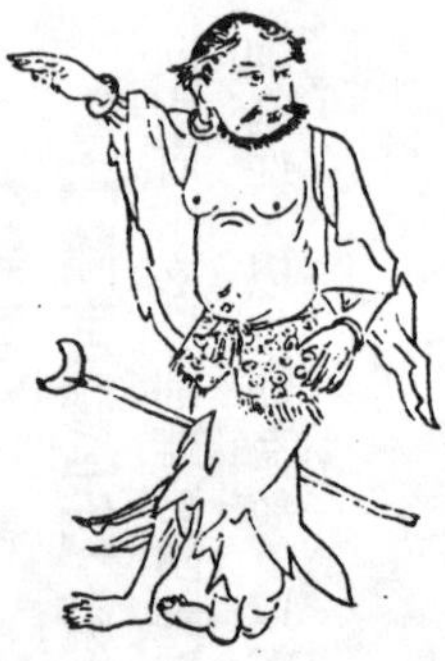

【鐵拐仙指路訣】 功法《衛生真訣・下卷》。作法：立定，左腳向前，用右手指右，以目左視，運氣二十四口。右腳向前，用左手指左，以目右視，運氣二十四口。功效：治癱瘓（肢體行動不便）。

【鐵拐李靠拐勢】 功法　《衛生真訣・下卷》。作法：兩膝跪地，兩手拄杖頂左脅，運氣一百零八口，左右交換。功效：治腰背痛。

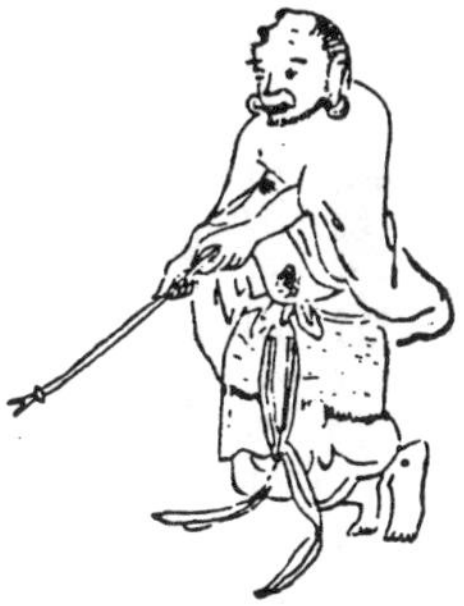

【攝生三要】 三篇，明代袁黃著（由後人從其所著《祈嗣真詮》中摘錄而成）。三篇內容是聚精、養氣、存神。「聚精」主張節慾的同時，「半夜子時即披衣起坐，兩手搓極熱，以一手將外腎（指陰囊）兜住，以一手掩臍而凝神於內腎，久久習之，而精旺矣。」「養氣者須從調息起手」介紹的是佛家坐禪調息法。在「存神」中提出意守不同部位的利弊，對練功者有參考價值。作者主張用佛家「止觀」法來存神。文章通俗易懂。

【攝念歸真】 術語　降伏邪思雜念。《樂育堂語錄・卷一》：「學者慾制妄情，離不得元神返觀內照，時時檢點，自然淫心邪念一絲不起，始是真情。倘有動時，即為真氣之累，我於此攝念歸真。」

【鶴臞子】 生平不詳，清代人，著《唱道真言》。

【驅龍就虎】 術語　即「凝神入氣穴」，見「凝神入氣穴」。

【彎彎竅】 名詞　心之異名。《性命圭旨・涵養本原、救護命寶》引馬丹陽詩云：「若能常守彎彎竅，神自靈明氣自充。」

【龔廷賢】 字子才，號雲林，明代江西金溪人。父龔信，父子均為明代太醫院名醫。著作有《壽世保元》、《萬病回春》等，對氣功養生有研究，《壽世保元》中「呼吸靜功妙訣」曾對練功方法加以介紹，簡明易學。

【鑄我慧劍】術語　即「養我慧光」，見「養我慧光」。

【篯籃觀井】功法　見《赤鳳髓》卷二。作法：自然站立，兩手握拳，彎腰如鞠躬勢，兩拳著地，慢慢起身，兩拳隨身起、過頂，閉氣，起身微微出氣三、四口。主治：腰腿痛。

【聽息法】功法　為凝神調息的一種方法。始見於《莊子・人間世》，稱為「心齋」，清代黃元吉先生將其方法加以具體化。《樂育堂語錄・卷二》：「惟將此心放下，輕輕微微，以聽氣息之往來。若氣太粗浮則神亦耗散，而不得返還本竅，為我身之主宰；若聽其氣息似有似無則凡息將停，胎息將現，而本心亦可得見矣。古人謂：『心易走作，以氣純之』，是也。苟不知聽息以收心習氣，則神難凝、息難調，而心息亦終難相依。此聽息一法，正凝神調息之妙訣也。」

【聽心齋客問】明・萬尚父撰，不分章節。全書以問答方式闡述氣功修煉理論，對內丹術常用術語敍述簡明，無丹經多見的譬喻、晦澀的毛病。

【靈山】名詞　心之異名。《性命圭旨・涵養本原、救護命寶》：「釋教曰：佛在靈山莫遠求，靈山只在汝心頭。人人有個靈山塔，好向靈山塔下修。」

【靈台】 名詞　心之異名。《性命圭旨・涵養本原、救護命寶》引彭鶴林詩云：「神室即是此靈台，中有長生不死胎。」

【靈關】 名詞　心之異名。《性命圭旨・涵養本原、救護命寶》引張無夢詩云：「心在靈關（神守於心內）身有主，氣歸元海壽無窮。」

【靈府】 名詞　指腦。《靈源大道歌白話註解》：「宮室虛閑神自居，靈府煎熬枯血液。註：人的意識與思想發源之處，叫作『靈府』。」

【靈泉】 名詞　即神水。《靈源大道歌》：「綿綿迤邐歸元命，不汲靈泉常自流。」

【靈藥】 術語　指練功時所產生之元氣。《孫不二元君法語》胎息詩：「心心守靈藥，息息返乾初。」

【靈根】 名詞　指下丹田。《黃庭經講義・第五章漱津》：「靈根乃人身臍下之命根也。常人此根不固，易為情慾疾病所搖動，日衰一日，而人死矣。修持之道在於運用升降吐納之功，使口中津液源源而來，汩汩而吞，如草木得肥料之培養，則靈根自固矣。」

【靈明一竅】 名詞　心之異名。見《性命圭旨・涵養本原圖》。　日日

【靈寶畢法】 三卷，唐代鍾離權著，呂岩傳。全書分為十章：匹配陰陽、聚散水火、交媾龍虎、燒丹煉藥、肘後飛金晶、玉液還丹、金液還丹、朝陽煉氣、內觀交換、超脫分形。每章又以「金誥、玉書、真源、比喻、真訣、道要六項進行論述。學術思想與《鍾呂

傳道記》同，為系統論述內丹修煉法的早期名著。

【靈源大道歌】 全文一百二十八句，八百九十六字，作者有宋・曹文逸、何仙姑、劉海蟾三說。全篇集中討論「神氣」在修煉中的重要性，「神是性兮氣是命，神不外馳氣自定」，「比來修煉賴神氣，神氣不安空苦辛」。全文不用「龍虎、鉛汞」等丹經隱語，文意明白如話。

【靈源大道歌白話註解】 作者近人陳攖寧，成書於一九三八年。對《靈源大道歌》逐句用白話註解，「力求淺顯，使粗通文理的人一看就懂」。誠為閱讀道家氣功文獻較好的啟蒙讀物。

【灝氣門】 術語 下丹田異名。見《性命圭旨・蟄藏氣穴圖》。

【觀音密咒】 功法 《性命圭旨・念觀音咒說》。

作法：坐式，心靜息調後念六字大明咒。第一聲中而唵之，第二聲東而嘛之，第三聲南而泥之，第四聲西而叭之，第五聲北而咪之，第六聲上返於喉，作吽音。

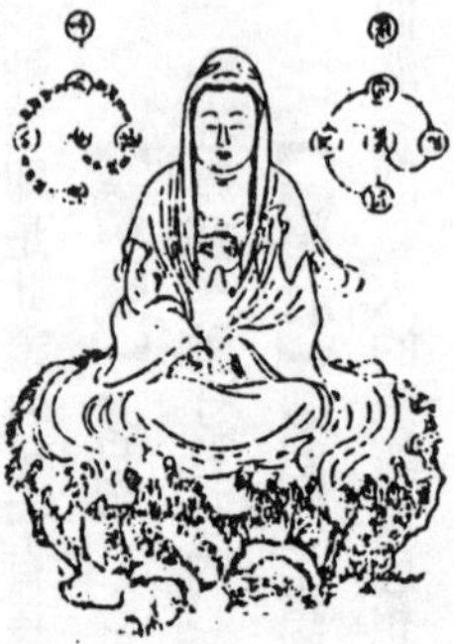

著名氣功家、名著語錄

《老子》語錄

道可道，非常道；名可名，非常名。無名，天地之始；有名，萬物之母。故常無慾以觀其妙，常有慾以觀其徼。此兩者同出而異名。同謂之玄。玄之又玄，衆妙之門。

（《老子・一章》）

不尙賢，使民不爭，不貴難得之貨，使民不為盜；不見可慾，使民心不亂。是以聖人之治，虛其心，實其腹，弱其志，強其骨，常使民無知無慾。使夫智者不敢為也。為無爲，則無不治。

（《老子・三章》）

谷神不死，是謂玄牝。玄牝之門，是謂天地根。綿綿若存，用之不勤。

（《老子・六章》）

天長地久。天地所以能長且久者，以其不自生，故能長生。是以聖人後其身而身先，外其身而身存。非以其無私邪？故能成其私。

（《老子・七章》）

持而盈之，不如其已。揣而銳之，不可常保。金玉滿堂，莫之能守。富貴而驕，自遺其咎。功成身退，天之道。

（《老子・九章》）

載營魄抱一，能無離乎？專炁致柔，能如嬰兒乎？滌除玄覽，能無疵乎？愛民治國，能無為乎？

（《老子・十章》）

五色令人目盲；五音令人耳聾；五味令人口爽；馳騁畋獵，令人心發狂；難得之貨，令人行妨。是以聖人為腹不為目。故去彼取此。

（《老子・十二章》）

視之不見，名曰夷；聽之不聞，名曰希；搏之不得，名曰微。此三者不可致詰，故混而為一。

（《老子・十四章》）

致虛極，守靜篤。萬物並作，吾以觀復。夫物芸芸，各復歸其根。歸根曰靜，是曰復命。

（《老子・第十六章》）

絕聖棄智，民利百倍；絕仁棄義，民復孝慈；絕巧棄利，盜賊無有。此三者，以為文不

足，故令有所屬，見素抱樸，少私寡慾。（《老子・十九章》）

孔德之容，惟道是從。道之為物，惟恍惟惚。惚兮恍兮，其中有象，恍兮惚兮，其中有物。窈兮冥兮，其中有精；其精甚真，其中有信。（《老子・二十一章》）

人法地，地法天，天法道，道法自然。（《老子・二十五章》）

昔之得一者：天得一以淸，地得一以寧，神得一以靈，谷得一以盈，萬物得一以生，侯王得一以為天下貞，其致之一也。（《老子・三十九章》）

上士聞道，勤而行之；中士聞道，若存若亡；下士聞道，大笑之。（《老子・四十一章》）

道生一，一生二，二生三，三生萬物。萬物負陰而抱陽，衝氣以為和。（《老子・四十二章》）

名與身孰親？身與貨孰多？得與亡孰病？是故甚愛必大費，多藏必厚亡。知足不辱，知止不殆，可以長久。

（《老子・四十四章》）

《黃帝內經》語錄

恬淡虛無，真氣從之；精神內守，病安從來？

（《黃帝內經・素問・上古天真論》）

夫四時陰陽者，萬物之根本也。所以聖人春夏養陽，秋冬養陰，以從其根，故與萬物沉浮於生長之門。逆其根則伐其本，壞其真矣。故陰陽四時者，萬物之終始也，死生之本也。逆之則災害生，從之則苛疾不起，是謂得道。

（《黃帝內經・素問・四氣調神大論》）

心者，君主之官也，神明出焉。

故主明則下安，以此養生則壽，歿世不殆，以為天下則大昌。主不明則十二官危，使道閉塞而不通，形乃大傷，以此養生則殃；以為天下者，其宗大危，戒之，戒之！

（《黃帝內經・素問・靈蘭秘典論》）

得神者昌，失神者亡。

（《黃帝內經・素問・移精變氣論》）

智者之養生也，必順四時而適寒暑，和喜怒而安居處，節陰陽而調剛柔，如是則僻邪不

至，長生久視。（《黃帝內經·靈樞·本神篇》）

魏伯陽語錄

內以養己，安靜虛無；元本隱明，內照形軀；閉塞其兌，築固靈株；三光陸沉，溫養子珠；視之不見，近而易求。黃中漸通理，潤澤達肌膚。初正則終修，幹立末可持。一者以掩蔽，世人莫知之。

方圓徑寸，混而相拘；先天地生，巍巍尊高；旁有垣闕，狀似蓬壺；環匝關閉，四通踟躕；守御密固，閼絕奸邪；曲閣相通，以戒不虞；可以無思，難以愁勞；神炁滿室，莫之能留；守之者昌，失之者亡；動靜休息，常與人俱。

金來歸性初，乃得稱還丹。

耳目口三寶，固塞勿發揚。真人潛深淵，浮游守規中；旋曲以視覽，開闔皆合同；為己之軸轄，動靜不竭窮；離氣內營衛，坎乃不用聰；兌合不以談，希言順以鴻。三者既關鍵，緩體處空房，委志歸虛無，無念以為常。證難以推移，心專不縱橫，寢寐神相抱，覺悟候存亡。顏容寖以潤，骨節益堅強；辟卻衆陰邪，然後立正陽；修之不輟休，庶氣雲雨行；淫淫若春澤，液液象解冰；從頭流達足，究竟復上升；往來洞無極，佛佛被容中。反者道之驗，

弱者德之柄，芸鋤宿污穢，細微得調暢，濁者清之路，昏久則昭明。（《周易參同契》）

《黄庭經》語錄

老子閑居作七言，解脱身形及諸神。
上有黄庭下關元，後有幽闕前命門，
呼吸廬間入丹田，玉池清水灌靈根，
審能修之可長存。（《黄庭外景經·上部經》）

明堂四達法海源，真人子丹當吾前。
三關之中精氣深，子欲不死修崑崙。（《黄庭外景經·上部經》）

虛無自然道之固，物有自然道不煩，
垂拱無為身體安，虛無之居在幃間，
寂漠曠然口不言。（《黄庭外景經·上部經》）

作道游優深獨居，扶養性命守虛無，

恬淡無為何所慮，羽翼戊己正扶疏。

（《黃庭外景經・上部經》）

外本三陽神自來，內養三陰可長生，

魂欲上天魄入淵，還魂返魄道自然。

（《黃庭外景經・上部經》）

至道不煩訣存真，泥丸百節皆有神。

（《黃庭內景經・至道章第七》）

皆在心內運天經，晝夜存之自長生。

（《黃庭內景經・心神章第八》）

瓊室之中八素集，泥丸夫人當中立。

專閉御景乃長寧，保我泥丸三奇靈，

恬淡閉視內自明，物物不干泰而平。

（《黃庭內景經・瓊室章第二十一》）

隱景藏形與世殊，含氣養精口如朱，

帶執性命守虛無，名入上清死籙除。

（《黃庭內景經・隱景章第二十四》）

仙人道士非有神，積精累氣以為真。

（《黃庭內景經・仙人章第二十八》）

達摩語錄

夫煉胎息者，煉氣定心是也。常息於心輪，則不著萬物，氣若不定，禪亦空也。氣若定則色身無病，道禪雙安。

修行之人，因不守心，元氣失了不收，道怎成矣？古人云：氣定心定，氣凝心靜，是大道之要。又名「還丹」。道人無諸掛念，日日如斯，則名「真定禪觀」。故三世賢聖修行皆在此訣，名為「禪定雙修」也。

（《諸真聖胎神用訣・達摩禪師胎息訣》）

胎從伏氣中結，氣從有胎中息。氣入身中為之生，神去離形為之死。知神氣可以長生，固守虛無以養神氣。

神行則氣行，神住則氣住。若欲長生，神氣相注。心不動念，無來無去，不出不入，自然常住。勤而行之，是真道路。

（《性命圭旨・達摩祖師胎息經》）

劉海蟾語錄

夫元氣者，天地之母，大道之根，陰陽之質，在物名「淳利之氣」，在人名「元氣」者也，乃性命也。凡一晝一夜一萬三千五百息，常常口鼻泄了真氣。聖人久煉胎息者，常納氣於丹田，故微微出入定，自身安而得長生。長生者，乃心與神氣相合，與道同真也。

（《諸真聖胎神用訣・海蟾真人胎息訣》）

崔希范語錄

先天炁，後天氣，得之者，常似醉。日有合，月有合，窮戊己，定庚甲。上鵲橋，下鵲橋，天應星，地應潮。起巽風，運坤火，入黃房，成至寶。水怕乾，火怕寒，差毫髮，不成丹。鉛龍升，汞虎降，驅二物，勿縱放。產在坤，種在乾，但至誠，法自然。盜天地，奪造化，攢五行，會八卦。水真水、火真火、水火交，永不老。水能流，火能焰，在身中，自可驗。是性命，非神氣，水鄉鉛，只一味，歸根竅，復命關，貫尾閭，通泥丸。真橐龠，真鼎爐，無中有，有中無。托黃婆，媒姹女，輕輕地，默默舉。一日內，十二時，意所到，皆可為。飲刀圭，窺天巧，辨朔望，知昏曉。識浮沉，明主客，要聚會，莫間隔。採藥時，調火功，受氣吉，防成凶。火候足，莫傷丹。天地靈，造化慳。初結胎，看本命；終結胎，看四

正。密密行，句句應。（《入藥鏡》）

呂洞賓語錄

若夫先天一氣，混混沌沌，窅窅冥冥，視之不見，求之不聞，其大無外，其小無內，藏於一身天地之中，運於冥漠虛靈之域。惜乎！世人以三尸內攻，九蟲蝕精，六賊盜形，七情擾心，萬緣惑真，真一離身，既動其心，耗氣泄精，神亦旋喪，流浪死生。予實憐之，示以還元返本之道，由後天以復其先天，於是金丹之道著，而修煉之書成。顧此丹道非無，無中生有；非有，有中生無；非無非有，至妙至神。鼎爐、藥物、火候、後天之法象已備，始終之作用俱明。試以藥物論之，曰：乾坤、坎離、陰陽、水火、砂汞鉛銀、金精母血、青龍白虎、日魂月魄、交梨火棗、嬰兒姹女、兔髓烏精，種種不一，皆藥物之異名。不知捨先天祖炁而外，別無藥物之可求。再試以鼎爐論之，曰：神室、丹穴、蓬壺、真竅、黃婆、戊己、明堂、虛谷、刀圭、玄牝、黃房、中宮、種種不一，皆鼎爐之異名。不知舍玄關一竅而外，更無爐鼎之可臨。更試以火候論之，曰：法周天、測潮候、准晦朔、審弦望、按八卦、象五行、鼓橐龠、定斤兩、立進退、數抽添、分二至、行復姤、種種不一，皆火候之異名。不知捨元神妙用而外，實無火候之可憑！

藥火：以氣攝精謂之藥，以心煉念謂之火。

得藥原容易，　煎烹亦不難。
心頭無一事，　真火透三關。

（《三寶心燈・水集・藥火真詮》）

靈寶：萬神不散謂之靈，一氣常流謂之寶。

吾身所具寶，　寂照總皆靈。
誰能含蓄得，　放出大光明。

清淨：心田泿息謂之淸，性地無塵謂之靜。

心本來歸性，　離塵水自溶。
只今常不動，　慧日滿晴空。

（《三寶心燈・水集・藥火真詮》）

蝶戀花

積氣存神通祖竅，不遇知音，那識長生妙。覓始求終須自了，基深隱載乾坤道。處處頭頭無白皂，採擷掃來都入壺中奧，酌酒尋花秋月皎，天空雲淨花如掃。

（《三寶心燈・火集・捉月雲梯》）

不可以有心守，　不可以無心求。

一點靈明一點金，隨風蕩去窅沉沉。

（《三寶心燈・火集・捉月雲梯》）

分明有個菩提種，性亂神昏何處尋？

回春子註：穿衣吃飯，不知飽暖。心去性空，火中蓮現。

（《三寶心燈・土集・西池度楫》）

養氣忘言守，降心為不為。
動靜知宗祖，無事更尋誰。
真常須應物，應物要不迷。
不迷性自住，性住氣自回。
氣回丹自結，壺中配坎離。
陰陽生反復，普化一聲雷。
白雲朝頂上，甘露洒須彌。
自飲長生酒，逍遙誰得知。
坐聽無弦曲，明通造化機。
都來二十句，端的上天梯。

（《呂祖百字碑》）

張伯端語錄

七返九還金液大丹者，七乃火數，九乃金數，以火煉金，返本還源，謂之「金丹」也。以身心分上下兩弦，以神氣別冬夏二至，以形神契坎離二卦。以東魂之木，西魄之金，南神之火，北精之水，中意之土，是為「攢簇五行」。以含眼光，凝耳韻，調鼻息，緘舌氣，是為「和合四象」。以眼不視而魂在肝，耳不聞而精在腎，舌不聲而神在心，鼻不香而魄在肺，四肢不動而意在脾，故名「五氣朝元」。以精化為氣，以氣化為神，以神化為虛，故名曰「三花聚頂」。以魂在肝而不從眼漏，魄在肺而不從鼻漏，神在心而不從口漏，精在腎而不從耳漏，意在脾而不從四肢孔竅漏，故曰「無漏」。精、神、魂、魄、意，相與混融，化為一氣，不可見聞，亦無名狀，故曰「虛無」。煉精者，煉元精，非淫佚所感之精；煉氣者，煉元氣，非口鼻呼吸之氣；煉神者，煉元神，非心意念慮之神。故此神、氣、精者，與天地同其根，與萬物同其體，得之則生，失之則死。以陽火煉之，則化成陽氣；以陰符養之，則化成陰精，故曰：見之不可用，用之不可見。身者，心之宅；心者，身之主；心之猖狂如龍，身之獰惡如虎。身中有一點真陽之氣，心中有一點真陰之精，故曰「二物」。心屬乾，身屬坤，故曰：「乾坤鼎器」。陽氣屬離，陰精屬坎，故曰：「烏兔藥物」。抱一守中，煉元養素，採先天混元之氣，朝屯暮蒙，晝午夜子，故曰：「行周天之火候」。木液旺在卯，金精旺在酉，故當「沐浴」。震男飲西酒，兌女攀北花，巽風吹起六陽，坤土藏蓄之數，故當「抽添」。夫採藥之初也，動乾坤之橐籥，取離坎之刀圭，初時如雲滿千山，次則如月涵萬水，自然如龜蛇之交合，馬牛之步驟。殊不知龍爭魂，虎爭魄，烏戰精，兔戰神。恍惚之中，見真鉛；杳冥之內，有真汞。以黃婆媒合，守在中宮。鉛見火則飛，汞見火則走。遂以無為油和之，復以無名璞鎮之。鉛歸坤宮，汞歸乾位，真土混合，含光默默。火數盛則燥，水銖多則濫。火之燥，水之濫，不可以不調勻，故有斤兩法度。修煉至此，泥丸風生，絳宮月明，丹田火熾，谷海波澄，夾脊如車輪，四肢如山石，毛竅如浴之方起，骨脈如睡之正酣，精神如夫婦歡合，魂魄如子母留戀，此乃「真境界」也，非譬喻也。以法度煉之，則聚而不散；以斤兩煉之，則結而愈堅。魂藏魄滅，精結神凝，一意沖和，肌膚爽透，隨日隨時，漸凝漸聚，無質生質，結成「聖胎」。夫一年十有二月也，一月三十日也，一日百刻也。一月總計三千刻，十月總計三萬刻。行、住、坐、臥，綿綿若存，胎氣既凝，嬰兒顯相，玄珠成象，太乙含真。故此三萬刻之中，可以奪天上三萬年之數，何也？一刻之工夫，自有一年之節候，所以三萬刻可以奪三萬年之數也。故一年十二月，總有三萬六千之數，雖愚昧小人行之，立躋聖地，奈何百姓日用而不知也？元精喪也，元氣竭也，元神離也。是以三萬刻，刻刻要調和，如有一刻差違，則藥材消耗，火候虧缺，故曰：「毫髮差殊不作丹」也。是宜刻刻用事，用之不勞，真氣凝結，元神廣大。內則一年煉三萬刻之丹，外則一身奪三萬年之數；大則一日結一萬三千五百息之胎，小則十二時行八萬四千里之氣。故曰：「奪天地一點之陽，採日月二輪之氣，行真水於鉛爐，運真火於汞鼎」。以鉛見汞，名曰「華池」；以汞入鉛，名曰：「神水」。不可執於無為，不可形於有作，不可泥於存想，不可著於持守，不可枯坐灰心，不可盲修瞎煉。惟恐不識藥材出處，又恐不知火候法度。要須知，夫身中一竅，名曰「玄牝」。此竅非心，非腎，非口鼻也，非脾胃也，非谷道也，非膀胱也，非丹田也，非泥丸也，能知此之一竅，則冬至在此矣，藥物在此矣，火候亦在此矣，沐浴在此矣，結胎在此矣，脫體亦在此矣。夫此一竅，亦無邊傍，更無內外，乃神氣之根，虛無之谷，在身中求之，不可求於他也。此之一竅，不可以私意揣度，是必心傳口授。苟或不耳，皆妄為矣。今作此（《金丹四百字》），包含造化之根基，貫穿陰陽之骨髓，使煉丹之士，尋流而知源，捨妄以從真，不至乎忘本逐末也。夫金丹於無中生有，養就嬰兒，豈可泥象執文而溺於旁蹊曲徑？然金丹之生於無也，又不可為頑空。常知此空，乃是真空；無中不無，乃真虛無。講此數語，汝其味之。

（《金丹四百字・序》）

虛無生白雪，　　寂靜發黃芽。
玉爐火溫溫，　　鼎上飛紫霞。

（《金丹四百字》）

藥物生玄竅，　火候發陽爐。

龍虎交會時，　寶鼎產玄珠。（《金丹四百字》）

此竅非凡竅，　乾坤共合成。

名為神氣穴，　內有坎離精。（《金丹四百字》）

火候不用時，　冬至不在子。

及其沐浴法，　卯酉亦虛比。（《金丹四百字》）

蓋心者，君之位也，以無為臨之，則其所以動者，元神之性耳；以有為臨之，則其所以動者，慾念之性耳。有為者，日用之心；無為者，金丹之用心也。以有為返乎無為，然後以無為而涖正事，金丹之入門也。夫神者，有元神焉，有慾神焉。元神者，乃先天以來一點靈光也。慾神者，氣質之性也。元神者，先天之性也。形而後有氣質之性，善返之，則天地之性存焉。自為氣質之性所蔽之後，如雲掩月，氣質之性雖定，先天之性則無有。然元性微，而質性彰，如人君之不明，而小人用事以蠹國也。且父母媾形，而氣質具於我矣。將生之際，而元性始入，父母以情而育我體，故氣質之性，每遇物而生情焉。今則徐徐鏟除，主於氣質盡，而本元始見。本元見，而後可以用事。無他，百姓日用，乃氣質之性勝本元之性。善反之，則本元之性勝氣質之性。以氣質之性而用也，則氣亦後天之氣也。以本元之性而用之，則氣乃先天之氣也。氣質之性本微，自生以來，日長日盛，則日用常行，無非氣質。一旦反之矣，自今以往，先天之氣純熟，日用常行，無非本體矣。此得先天制後天，無為之用也。（《玉清金笥青華秘文金寶內煉丹訣・神為主論》）

所謂收神者，蓋收心之餘用耳。行之至久，見如不見，聞如不聞，形心兩忘，合乎至道，則元性彰露，而元氣生矣。（《玉清金笥青華秘文金寶內煉丹訣・下手功夫》）

神者，元性也。余前所說神為主論，蓋亦盡之矣。今念夫修丹者，多昧凝神之法，而凝神之法，不在乎速，故又為之論。

凝者，以神凝於精氣之內。精氣本相依，而神亦戀之。今獨重於神，何也？神者，精氣之主，交會採取，至於行火，無非以神而用精氣。苟先以神凝於氣之中，則氣未可安，神亦未肯戀氣，而反害藥物矣。且神，元性心。性方尋見尚未定，搖搖蕩蕩，進退存亡，而遽使凝之，性豈能自凝？其所以凝之者，亦氣質之性而凝之也。初云質性而尋本性，此以質性而逐本性，可乎哉？今之為學者，多為凝神所誤，何耶？蓋神仙有下手先凝神之說，故妄引以盲衆。豈知其所謂凝神者，蓋息念而返神於心之道。神歸於心，則性之全體現；全體現而用之，無非神用。念念不離金丹，故丹成而神自歸之，何凝之有？故曰：凝神者，神融於精氣也。精氣神合而為一，而陽神產矣，到此際，此身乃始為無用之物也。（《玉清金笥青華秘文金寶內煉丹訣•凝神論》）

石泰語錄

意馬歸神室，　心猿守洞房，
精神魂魄意，　化作紫金霜。

一孔玄關竅，　三關要路頭，
忽然輕運動，　神水自然流。

制魄非心制，　拘魂豈意拘？
惟留神與氣，　片餉結玄珠。

藥取先天氣，　火尋太易精，
能知藥取火，　定裡見丹成。

一竅名玄牝，中藏氣與神，
有誰知此竅，更莫外尋真。
萬物皆生死，元神死復生。
以神歸氣內，丹道自然成。
神氣歸根處，身心復命時，
這般真孔竅，料得少人知。
心田無草穢，性地絕塵飛。
夜靜月明處，一聲春鳥啼。

（《還源篇》）

薛道光語錄

大道之祖，不出一氣而成，變喻之為日月，名之為龍虎，因之為陰陽，托之為天地。

（《還丹復命篇・序》）

歸根復命復元真，氣入四肢精養神。
神氣若還俱不散，混同塵世一閑人。
（《還丹復命篇・七言絕句》）

昔日遇師親口訣，只要凝神入氣穴。
以精化氣氣化神，煉作黃芽併白雪。
無白雪，無黃芽，白雪乃是神室水，
黃芽便是氣樞花。
（《還丹復命篇・丹髓歌》）

陳楠語錄

心地虛閑絕萬緣，且宜清淨返身觀。
要知鐵脊梁之漢，何慮修丹下手難？
不是燈光日月星，藥靈自有異常明。
垂簾久視光明處，一顆堂堂現本真。

大藥須憑神氣精，　採來一處結交成。
丹頭只是先天氣，　煉作黃芽發玉英。
一旦工夫盡至誠，　疑神聚氣固真精。
顏容如玉無飢渴，　方顯金丹片餉成。

（《翠虛篇・金丹詩訣》）

白玉蟾語錄

今修此理者，不若先煉形。煉形之妙，在乎凝神，神凝則氣聚，氣聚則丹成，丹成則形固，形固則神全。

若學道之士，冥心凝神，致虛守靜則虛室生白，信乎自然也。若能於靜定之中，抱沖和之氣，守真一之精，則是封爐固濟以行火候也。火本南方離卦屬心。心者，神也，神則火也，氣則藥也，以火煉藥而成丹者，即是以神御氣而成道也。

以眼視眼，以耳聽耳，以鼻調鼻，以口緘口，潛藏飛躍，本乎一心。先當習定凝神，懲忿窒慾，懲忿窒慾則水火既濟，水火既濟則金木交併，金木交併則真土歸位，真土歸位則金丹自然大如黍米，日復一日，神歸氣復，充塞天地。

但能凝然靜定，念中無念，工夫純粹，打成一片，終日默默，如雞抱卵，則神歸氣復，自然見玄關一竅。（《紫清指玄集．玄關顯秘論》）

谷者，天谷也；神者，一身之元神也。天之谷，含造化，容虛空；地之谷，容萬物，載山川。人與天地同所稟也，亦有谷焉，其谷藏真一，宅元神。是以頭有九宮，上應九天，中間一宮，謂之「泥丸」，亦曰「黃庭」，又名「崑崙」，又名「天谷」，其名頗多，乃元神所居之宮，其空如谷而神居之，故謂之「谷神」。神存則生，神去則死。日則接於物，夜則接於夢，神不能安其居也。黃糧未熟，南柯未寤，一生之榮辱富貴，百歲之悲憂悅樂，備嘗於一夢之間。使其去而不還，游而不返，則生死路隔，幽明之途絕矣。由是觀之，人不能自生而神生之，人不能自死而神死之。若神居其谷而不死，人安得而死乎？然谷神所以不死者，由玄牝也。玄者，陽也，天也；牝者，陰也，地也。然則玄牝二氣各有深旨，非遇至人授以口訣不得而知也。《黃帝內經》云：「天谷元神，守之自真。」言人身中上有天谷泥丸，藏神之府也；中有應谷絳宮，藏氣之府也；下有靈谷關元，藏精之府也。天谷，玄宮也，乃元神之室，靈性之所存，是神之要也。聖人則天地之要，知變化之源，神守於玄宮，氣騰於牝府，神氣交感自然成真，與道與一，而入於不死不生，故曰：谷神不死，是謂玄牝也。

（《紫清指玄集・谷神不死論》）

又問曰：古者入道，以調心為要，以精思為妙。精思則是存念也，調心則是把握也。存念既久則其念或差，把握稍緊則心轉難調。或者謂存念不宜久，把握不宜緊。愚竊謂曰，存念不久，則其念必不真；把握不緊，則此心何可調？答曰：存者，有也；亡者，無也。存者存我之神，想者想我之身。閉目見自己之目，收心見自己之心，有物則可以存，謂之真想。無物而強存之，謂之妄想。此乃精思存念之妙。操者，存也；舍者，亡也。操者，操真一之氣；存者，存太玄之精。凝一神則萬神俱凝，聚一氣則萬氣俱聚。順我之物，可以無心藏之；逆我之物，可以無心順之。至如真妄本空，逆順俱寂，則三際圓通，一靈晃耀，此乃把握調心之要也。蓋緣一念起動則萬念起，一竅開則九竅開。此無他，乃是以神馭氣之意。我自無始以來，無名煩惱，業識茫茫，不可消釋於頃刻，而寢息於目前也。故古人有「心息相依，息調心靜」之語，此非調心乎？又如「用志不分，乃凝於神」等語，此非精思乎？先聖有曰：「制心一處，無事不辦。」所以譚真人云：「忘形以養氣，忘氣以養神，忘神以養虛。」只此忘形二字，則是制心之旨。

（《紫清指玄集・鶴林問道篇》）

形神與性命，身心與神氣，交媾成大寶，即是金丹理。

（《紫清指玄集・大道歌》）

一吟一醉一刀圭，真氣真精滿四肢，若到酒酣眠熟後，滿船載寶過曹溪。（《紫清指玄集・華陽吟》）

元神夜夜宿丹田，雲滿黃庭月滿天，兩個鴛鴦浮綠水，水心一朵紫金蓮。（《紫清指玄集・華陽吟》）

大道之妙，全在凝神處。凡聞道者，宜領此意求之。凝神得竅則勢如破竹，節節應手。否則面牆而立，一步不能進。（《修道真言》）

凡人心不內守則自散，若能時時內觀，則氣自斂，調養臟腑，久之神氣充足。古云：「常使氣通關節透，自然精滿谷神存。」靜時煉氣，動時煉心。（《修道真言》）

人心猶目也，纖塵入目，目必不安；小事入心，此心即亂。故學道只在定心。若心不定，即紙窗之微，為人扯破必生怒忿；一針之細，為人去取便生吝惜。又不徒以富貴亂心，得失分念，煩邪亂想，隨覺即除；毀譽善惡，聞即撥去，莫將心受。心受則滿，心滿則道無所居。要令聞見是非不入於心。是心不外受，名曰「虛心」；使心不逐外，是名「安心」。心安而虛，道自來居。（《修道真言》）

有諸內必形諸外，一毫也假不得，前賢云：山有美玉，則草木為之不凋；身有妙道，則形骸為之不敗。故心有真功夫者，貌必有好顏色。

（《修道真言》）

大道之傳原自不難，是世人錯走路頭，做得如此費力。豈不聞「大道不遠在身中，萬物皆空性不空。性若空時和氣住，氣歸元海壽無窮。」又曰：「欲得身中神不出，莫向靈台留一物。物在身中神不清，耗散真精道難得。」

（《修道真言》）

一念動時皆是火，萬緣寂處即生真。此守中之規，進道之要。

（《修道真言》）

捷徑之法，惟守此一心。陽氣不走，相聚為元海。

（《修道真言》）

性之根，命之蒂，同出異名分兩類。合歸一處結成丹，還為元始先天氣。

（《性命圭旨・安神祖竅、翕聚先天》引玉蟾白真人云）

王重陽語錄

磨鏡真如磨我心，　我心自照遠還深。

鑒回名利真清淨，顯出虛無不委沉。
一片靈光開大道，萬般瑩彩出高岑。
教公認取玄玄寶，掛在明堂射古今。

（《重陽全真集・磨鏡》）

如金如玉又如珠，兀兀騰騰五色鋪。
萬道光明俱未顯，一團塵垢盡皆塗。
頻頻洗滌分圓相，細細磨揩現本初。
不滅不生閑朗耀，方知卻得舊規模。

（《重陽全真集・任公問本性》）

本來真性喚金丹，四假為爐煉作團。
不染不思除妄想，自然滾出入仙壇。

（《重陽全真集・金丹》）

學道修真非草草，時時只把心田掃。
吾超全在絕塵情，天若有情天亦老。
自然消息自然恬，不論金丹不論仙。

（《重陽全真集・唐公求修行》）

一氣養成神愈淨，　萬金難買日高眠。
紅紅火焰三峰透，　白白蓮花五葉鮮。
勘破行功無作用，　于斯堪可認玄玄。

（《重陽全真集·友人求問》）

內三寶者，精氣神是也。外三寶者，耳目口是也，須以耳目口閉塞勿發通。目視色，則神從目漏；耳聽聲，則精從耳漏；口開言，則氣從口漏。視、聽、言時動於外，則精氣神日耗於內，漸漸衰老，耗盡則死。所謂固三寶者，目不妄視，耳不妄聽，口不妄言，是為外三寶不漏也。目不視而神在心，耳不聽而精在腎，口不言而氣在丹田，是為內三寶自合也。

（《五篇靈文重陽祖師註·序》）

修仙之士，若常涵養如如不動之心，靈妙不昧之元神，行住坐臥攝於玄關一竅之中，自然目不妄視，耳不妄聽，口不妄言，內真外應，先天之氣自然感通，歸於吾身矣。

（《五篇靈文重陽祖師註·序》）

人之一身，外有四肢百骸，內有五臟六腑，至於涕唾津精氣血液者，俱是有形之物，皆屬後天陰濁。這點至陽之氣，即先天真一之氣，謂太乙含真氣是也。恍惚杳冥者，指先天發生之所也。欲先天至陽之氣發現，別無它術，只是一靜之功夫耳！靜功之道，只在去妄念上做功夫，觀一身皆空，寂然不動之中忽然一點真陽發現於恍惚之中，若有若無，杳冥之內，觀測難窺，非內非外，不知所以然而然者也。

先天若無後天，何以招攝？後天不得先天，豈能變通？此乃無中生有，有中生無。無因有激之而成象，有因無感之而通靈。先後二天之氣，如谷之應聲。（《五篇靈文重陽祖師註・序》）

重陽註：先天者入於無象，後天者滯於有形；先天者真淨妙明之心也，後天者端嚴具足之形也。先天妙明真性本來清淨，無始以來，一念垂珠至於今日，若不得後天具足之體招攝，則陰靈孤渺，後天具足之體若不得先天靈妙之元神，則不能變化通靈，豈能超凡入聖？夫性命者，神氣之根源也。炁者，天一之水；神者，太乙含真。性者，無中之有象；命者，有中之虛無；命無性不靈，性無命不立。無者，是先天之性，神者，真一之氣；有者，後天之命，氣者，真一之精也。此有形陰質，因一點無象陽炁而生，此有形之內懷無象之真，必假鍛鍊澄清，方得玄珠顯像。玄珠既顯，採歸爐內，有無混融，二氣感通，如影之隨形，如谷之應聲，自然心凝形釋，骨肉都融，形神俱妙，與道合真。（《五篇靈文重陽祖師註・序》）

神仙妙用，只是採用先天真陽之炁以為金丹之母，點化己身陰氣以變純陽之體。

重陽註：金丹在內，藥從外來，實由內孕何也？蓋神依形生，既有此物，一點先天在人身，個個不無，人人本有。世人迷真順情，情境既熟，愛河流浪，欲海波深。實觀覺悟之者，得遇真師指示，這先天一炁，藥從外來，依形而生。採取之法，只是忘情、忘形，委志虛無，一念不生，靜中至寂忽然天光自發，不內不外之間，若有一物，或明或隱，乃玄珠成象。玄珠因何成象？皆因靜寂之時，神抱於氣，氣結精凝，結成一粒金丹，永在丹田之內，外現玄境之象，猶如室內之燈光照透窗外之明朗。「天根月窟閑來往，三十六宮都是春。待他一點自歸復，身中化作四時春。「溫養丹鼎，光透簾幃，此之謂歟！玄珠，外藥也，先天真元也，真陽火也，鉛遇癸生也。于斯之時，宜當于靜，方可採取歸來。自覺丹田火熾，兩腎氣暖，三關升降，一氣沖和，醍醐灌頂，甘露灑心，內景無窮，筆難盡述。先天氣生，即一陽動時，更生天地，別立乾坤，回陽換骨之時也。

（《五篇靈文重陽祖師註・序》）

卻從煉己純熟，方得先天造化，玄珠成象，太乙含真，形神俱妙，與道合真，此皆自然而然，不假一毫作為也。

重陽註：二六時中逆而修之，不順熟境，動持道念，目不隨色順境，耳不隨聲逐境，鼻不隨香臭境，舌不隨味美境，身不隨觸欲境，意不隨情熟境。覺而常照，照而常寂，如斯不順人情熟境，久久自然天理純真。煉己即煉心也，心為離，離者己土也。煉心不動，即離宮修定，定則氣和，和則身安，安則精氣充滿，滿則鉛汞凝結，結則造化自身。玄珠成象，太乙含真，金液煉形，骨散寒瓊，形神俱妙，與道合真，皆自然也。若非操存謹守，降心煉性，必無自致之理。然此功夫，必加勇猛決烈之心，舍死忘生之志，乃可純熟矣。心死方得神活此之謂也。

神不離炁，炁不離神；呼吸往來，歸乎一源；不可著體，不可運用；委志虛無，寂然常照。身心無為而神炁自然有所為，猶天地無為，萬物自然化育。（《五篇靈文重陽祖師註・序》）

重陽註：先天一炁自虛無中來，二氣相交，自然神抱於氣，氣抱於神。先後二天之氣相交相得者，渾如醉夢，自然而然，無一毫作為也。吸則炁，呼則神，神呼炁吸，上下往來，復歸於本源，煉結成丹為之胎，身心大定無為而神炁自然有所為。委志虛無，不可存想，猶如天地之定靜，自然陽升陰降、日往月來而造萬物也。

功夫已久，靜而生定；神入炁中，炁與神合；五行四象，自然攢簇；精凝炁結，此坎離交媾，初靜之功。純陰之下，須用陽火鍛鍊，方得真炁發生，神明自來矣。（《五篇靈文重陽祖師註・玉液章第一》）

重陽註：煉已純熟，功夫靜久，自然神炁交合。神屬南方火，火在卦為離；精屬北方水，水在卦為坎，魂屬東方木，木在卦為震，魄屬西方金，金在卦為兑，意屬中央土，土在卦為神，名曰「中宮黃庭」。先天玄關為乾，既神與氣合，神入氣中，自然五行四象攢簇，是為坎離交媾之功也。純陰用火，謂凝神下照坤宮，杳杳冥冥而得真炁發生，神明自來，謂一陽生而為復也。

神守坤宮，真火自來。坤宮乃產藥川源，陰陽交媾之處。（《五篇靈文重陽祖師註・玉液章第一》）

重陽註：坤宮乃人身中黃庭宮也。即心下腎上，肝西肺東，內腎之前，臍輪之後，中虛之竅，真氣發生之所。人自父母胞胎，一身之精粹，其連如環，其白如練，先生三元，後生兩腎。兩腎既生，漸生兩目，後生兩外腎。三才既全，五臟六腑、四肢百骸漸次而生。此一竅乃祖炁之宮，故曰「坤宮」。坤乃承載萬物之謂也，實為產藥川源之處，陰陽交媾之所也。神守坤宮要晝夜之間時刻不離，元神下照，迴光靜定，逆施造化，撥轉天關，大藥自此而生，金丹由是而結也。

（《五篇靈文重陽祖師註・產藥章第二》）

若不得真火鍛鍊，則金水混融；若不專心致志，則陽火散漫，大藥終不能生。先天何由而得?鍛鍊之久，水見火則自然化為一炁，薰蒸上騰，河車搬運，周流不息。真精自此而生，元炁胚胎於此，呼吸相含，脈住氣停。靜而生定，大定之中先天一炁自虛無中而來，是以先天母炁而伏後天子氣，順其自然，不可欲速，先天自發也。

重陽註：坤宮之火曰：「真人之火」也。常以神照坤宮，鍛鍊陰陽，精化為炁，專心致志，於行住坐臥之間皆可隨意守之，不可散亂。日久而不見其功者，皆因心中散亂。若鍛鍊之久，精爲火煉，自然化為一炁。日久三震響，上泥丸，化為甘露，降下重樓，凝為精液，復歸坤位。胚胎元炁，漸漸壯旺，神呼炁吸，自然含育，周流不息，氣脈以停，而入靜定。大定之中忽然而動，乃先天一炁發生，自乾宮而來，如母戀子，自然感合，神變莫測，聽其自然，不可欲速，時至氣化，自然見其功效也。天光者，神光也。功夫久靜，神光照燭，靜則神靈，表裡透徹，發現於外，色象不能礙，愛慾不能障，自然隔牆見物，預知前世矣。（《五篇靈文重陽祖師註·產藥章第二》）

混沌之初，天地未判，玄黃相雜，時至氣化，定中生動，只這動處，方知造化。若有一物或明或隱，不內不外，此是大藥始萌，不可遽採之。若有一毫念起，天真遂喪矣。

重陽註：天之輕清在上，其色玄；地之重濁在下，其色黃。天地未判之前，渾淪一炁，玄黃不分，清濁未定，混而為一。時至氣化，清氣上升為天，濁氣下凝為地。地氣上升，天氣下降，二氣氤氳化生萬物。清淨之功亦然，先天真陽與後天真陰，陰陽混一，猶如天地玄黃相雜。忽然定中生動，造化自現，如天地一判，別立乾坤是也。若有一物，或明或隱，乃玄珠成象也。此玄珠似乎在外，閉目甚分明；似乎在內，開眼卻清白有象。他人不能見，無象獨自見分明，故曰：「無象玄珠」。乃是大藥之苗始生，其藥尚嫩，故不可採。若有妄念採之，必失玄珠，喪卻天真至寶，反成魔狂，呼吸亂奔，不可救也。命寶不可輕弄，其斯之謂也。

（《五篇靈文重陽祖師註・產藥章第二》）

神守乾宮，真炁自歸。乾宮乃造化之源，生身受炁之初，知之修煉，謂之聖人。

重陽註：坤宮屬地為明，應人後天有終之形；乾宮屬天為陽，應以先天無始之神。乾宮乃虛無玄關一竅是也，實為造化之源。自無而有，謂之「造」；自有而無，謂之「化」。由造而化也，始則受炁於虛無一竅而生，終則散精於幻妄六賊而死，造化循環，不知幾萬劫矣。

（《五篇靈文重陽祖師註・採藥章第三》）

始則凝神於坤，鍛鍊陰精化為陽炁，薰蒸上騰，河車搬運，周流不息；次則凝神於乾，漸煉漸凝，漸聚漸結，結成一顆玄珠，大如黍米，恆在目前，一得永得。先天虛無真炁自然歸之。待其鉛光閃灼，如月之象；汞氣飛揚，如日之象。不時日月交合一處，一點靈光，圓陀陀，光爍爍，照耀上下，內真外應，先天之炁自虛無中而來。是以母氣而伏子氣，自然感合，造化之妙，藥從外來，非假存想。

重陽註：人稟天地陰陽二氣以生。真陽之炁在身為鉛、為精、為坎；真陰之炁在心為汞、為神、為離。象曰：人與天地之氣同體是也。修真之士既得大藥始萌，玄珠成象而內精神壯旺，當此之際，神中之精下交於坎，精中之神上交於離，內則精神交合於內，外則陰陽交合於外。內外明徹，照耀上下，化為一顆明珠，圓陀陀，火爍爍，三關升降，上下旋轉如輪，周流不息。如斯景象，是內之精神和合，金木交併，水火激發之際，是內有真實，故外應其景象也。若非親造真境，豈能有此哉？先天之炁，母炁也；後天之氣，子氣也。自然感合。返斯造化之妙，始得藥從外來。母炁，天炁也；子氣，人氣也。人能常清靜，天地悉皆歸；天炁歸一身，皆成自然人；還將上天炁，以制九天魂，此同類之謂也。先坤後乾者，又名「移爐換鼎」是也，此乃金丹之真竅妙，先天火候之秘訣也。（《五篇靈文重陽祖師註‧採藥章第三》）

初煉丹時便向水中求之，終落頑空，畢竟無成。須以我之真炁而感天地之至精，當以陽燧，方諸水火感通之理推之自得。

重陽註：初煉丹時，先須神照坤宮，以火煉藥，以神馭氣，待真炁發生後守乾宮，懸胎鼎內，結成玄珠，煉成大藥，吞入腹中，點化己之陰氣，變成純陽之體，此空中之妙用也。時人不悟真空之妙用，不遇至人之傳授，道聽塗說，盲修瞎煉，便向水中求之。水者，杳冥之謂也。念念忘體於杳冥之中，豈不落於頑空乎？畢竟終無成丹之理也。當以陽燧、方諸水火感通之理推之自得。（《五篇靈文重陽祖師註‧採藥章第三》）

不知、如醉，此是得藥之景象也。當其玄珠成象，日月交光，正是採藥之時，先天適至之候。當此之時，泥丸自覺風生，從天吹下，灌入玄關兩目之中，徑通周身，關竅齊開，骨節如斷，酸軟如綿，心冷如冰，丹田如火，身心欠爽，慎勿恐怖，正是水火烹蒸激發之時，龍虎金木交會之際。少刻三宮氣滿，二氣沖和，塵情盡絕，神氣泰定，恍如醉夢，猶如萬水萬火互相感激，不知有天地人我，只聞千鐘雷鳴，萬道霞光，靈明內外，琳琅滿空，雷轟電掣，撼通乾坤，採藥歸來。這個妙用，如半寸之機，發千鈞之弩；一旋之水，斡萬斤之舟。經云：「人發殺機，天地反覆。」乃真機之妙用也。又云：「月到天心處，風來水面時」又云：「楊柳風來面上吹，梧桐月向杯中照。」「泥丸風清，絳宮月朗；林間嫩風清，一派天音降。」之句，皆形容先天一炁自外而來也。

（《五篇靈文重陽祖師註・採藥章第三》）

神守玄宮，意迎牝府，神意相合，先天自得。恍恍惚惚，杳杳冥冥，一點紅光，閃入下元，己之真炁噏然湊合。陰乃抱陽，陽乃激陰；至精發現，海泛浪湧。自太玄關升入泥丸，化為金液，吞入腹內，香甜清爽，萬孔生春，遍體生光，至此乃是乾坤交媾。一得永得之妙，全在防危慮險，即當牢封固閉，勿令滲漏，以便溫養。

重陽註：玄宮即玄關也，煉黍米之所也。又云：懸胎鼎、朱砂鼎、乾坤鼎，皆異名也。前言乾坤，所謂：初煉丹以乾坤為鼎器，先凝神聚於坤位，靜中生動，採陰中之陽，名曰：「兔髓」；真炁上騰，升上乾宮，動而後靜，合陽中之陰，名曰：「烏肝」。二物混融，煉成如意之珠，所謂：「坎離交媾」。癸花發現，真鉛初露，先天初現，一陽初動之時，如初三日月出庚方之象，正所謂「活子時」也。一時分作六候，二候得藥，四候別有妙用，此時是得藥之初一候。既得初一候之藥，宜當深入靜室，運天然之火，再入兌丁半輪之月現，此時有龍吟虎嘯之聲，鉛汞恐有滲漏，全在洗心滌慮，沐浴堤防。漸過十三日而生乾甲，即十五日是也，此日圓滿乾坤之時也，鄞鄂已成，玄牝已立，金花已現。三陽已備之時，月圓滿於甲方，應乾之象。恐其金逢望遠，正是日月重明之際，再得藥之候，二候得藥也。四候別有妙用之法：為前半月之象，半輪明月之內有龍吟虎嘯之聲，要防危慮險之妙用也。仙胎已成之後，月到十八，一陰巽方，守城、野戰之妙用也。次煉二陰，下弦二十三日，艮地洗心沐浴之妙用也。煉盡三陰，陽神出現，堤防固濟之妙用也，此名「前三三，後三三」。四候之妙用也，二候得藥之理也。「神守玄宮，意迎牝府」，此二句是採藥之口訣。當其玄宮之中至精發生，真鉛之炁發現，一輪明月之象；真汞之火發現，一輪紅日之象。日月之中各發金花二朵，狀如丹山，金紅赤色，斯時正不老不嫩，急急採取。何採、何取？訣曰：只是意迎牝府，自然杳杳冥冥，恍恍惚惚，一點紅光閃入下元，交會真陰，陰乃翕然湊合，陰乃激陽，陽乃抱陰。陰陽激潑，海浪泛湧，自太玄關至尾閭、夾脊，過玉枕，化為金液瓊漿，吞入腹內，香甜清爽；耳聽鼓聲，萬顆雷鳴；鈞天妙樂，非琴非瑟，非笛非簫，別是一般妙音：似寒泉漱玉，似金磬搖空，似秋蟬拽緒，似風鼓青松。非常之異：琳琅振響，有群鴉齊噪之聲，衆鳥頻伽之韻；口涵目驚，心歡意悅；誠為極樂之邦，實乃天宮妙境，塵寰俗客如瞽如聾；身心清靜，百關和暢，萬孔生春；遍體生出萬道霞光，現一圓光，內有嬰兒之象，乃陽神出現也。全在防危慮險，不可遠離。

（《五篇靈文重陽祖師註・得藥章第四》）

神守黃房，金胎自成。黃房乃乾之下，坤之上。規中之妙：十二時中念茲在茲，含光藏耀；行住坐臥綿綿若存，如雞抱卵，如龍養珠；抱元守一，先天元神、元炁刻刻相合，漸漸相化；但安神息，不運火而火自運；百日功靈，十月胎圓，陰魄自化，陽神出現；千日之後，溫養火足，剝盡群陰，體變純陽，嬰兒現象，身外有身，形如煙霞，神同太虛，隱則形同於神，顯則神同於氣；步日月而無影，貫金石而無碍。溫養三年之後嬰兒老成，不可遠離，直至九年與太虛同體，形神俱妙，與道合真。天地山川有時崩壞，惟吾之道體浩劫長存，潛伏人間，積功立行，提挈天地，把握陰陽，所以陰陽不能陶鑄也。天仙之道，斯乃畢矣。

重陽註：黃房即黃庭宮也，故為乾之下，坤之上，規矩之中也。金胎即仙胎也，金乃堅剛不壞不物，此乃人之元神也。此元神不壞不朽，淸靜妙明之體，如金之堅，如剛之利，淨如琉璃，光如滿月，存不虧明，因一念之妄，緣於幻化。今既修五篇之口訣，得返還之丹道，要煉有合無，投黑結紅而成仙胎，返本來之真常，合元始之妙用，金胎自成。規中之妙：以神守之，黃房之中，一意不散，十二時中，念茲在茲，含光藏耀，斂視收聽，綿綿若存，不可須臾離也，如雞抱卵，如龍養珠。龍養項下之珠，心意不忘，精神感化，其珠有光，生光既久，珠成小龍，飛騰太空，或收或斂，時人見之，是為龍象。乃龍之神也，神全變化，興雲致雨，脫骨飛騰，是謂神龍，所以能大能小，可潛可顯。動則裂泰山，發洪浪，興雲起霧，掣電轟雷；靜則隱藏淵泉，是陽靈之物。金丹之道，學天仙者，亦如此理也。初則抱元守一，養先天黍米、元神妙珠。《度人經》云：元始天尊懸一寶珠，去地五丈，於空懸之中，萬聖千真從珠口中出，渤渤然後從珠口中入。存養之久，自然元神黍米劫劫相會，漸漸相化，新月娥眉，次而半輪上弦，漸至滿月之圓，自有金光發現，日月合璧，鉛汞相投，結成仙胎，溫養三年，嬰兒老成，直至九年，功圓行滿，陰滓盡消，一神可化百神、萬神，形神俱妙，出有入無，煉神與太虛同體，返乎無極之真道，合乎元始之妙境。觀天地在玄妙中，如太倉一粒黍，太虛一片雲耳！（《五篇靈文重陽祖師註·溫養章第五》）

以太虛為鼎，太極為爐，清淨為妙用，無為為丹基，性命為鉛汞，定慧為水火，以自然造化為真種子，以勿忘勿助為火候，洗心滌慮為沐浴，存神定息為固濟，戒定慧為三要，先天之中為玄關，明心為應驗，見性為凝結，三元混合為聖胎，打成一片為丹成，身外有身為脫胎，打破虛空為了當，此最上一乘之妙道。（《五篇靈文重陽祖師註·最上一乘妙訣》）

馬丹陽語錄

薄滋味所以養氣，去嗔怒所以養性，處汚辱低下所以養德，守一、清淨、恬淡所以養道。（《丹陽真人語錄》）

雖歌詞中每咏龍虎、嬰姹，皆寄言爾！是以要道之妙，不過養氣。人但汨沒利名，往往消耗其氣。學道者無他，務在養氣而已。夫心液下降，腎氣上升至於脾，元氣氤氳不散，則丹聚矣。若肝與肺，往來之路也，習靜至久當自知之。苟不養氣，雖挾泰山超北海，非道也。（《丹陽真人語錄》）

氣之難御，迅若奔馬，唯靜者為易。必去其外慕，雖睹紛華之在眼前，正如深山窮谷中，方是道人心腸。倘不到無心地面，莫能制御。（《丹陽真人語錄》）

心定則情忘，體虛則氣運，心死則神活，陽盛則陰消，自然之理，昧者不知。（《丹陽真人語錄》）

守氣妙在乎全精，尤當防於睡眠。方欲寢時令正念現前，萬慮悉泯，斂身側臥，鼻息綿綿，魂不內蕩，神不外游，如是則氣精自定矣。（《丹陽真人語錄》）

世人惟務名之與利，不知身之有神，逐物不返，喪盡天真，其誰咎矣？（《丹陽真人語錄》）

夫道以無心為體，忘言為用，以柔弱為本，以清淨為基。若施於人必節飲食，絕思慮，靜坐以調息，安寢以養氣。心不馳則性定，形不勞則精全，神不擾則丹結。然後滅情於虛，寧神於極，可謂戶不出庭而妙道得矣。（《丹陽真人語錄》）

凡事必當有備則無患。故為道者，於少壯之時，防其情慾，早為之備，則神仙可冀。若素髮垂領、志氣衰憊，始欲學道，譬若大寒而後索衣裘，不亦晚乎？（《丹陽真人語錄》）

道家留丹經子書千經萬論，可一言以蔽之曰：清淨。

清淨者，清為清其心源，淨為淨其氣海。心源清則外物不能撓，故情定而神明生焉；氣海淨則邪慾不能干，故精全而腹實矣。是以澄心如澄水，養氣如養兒，氣秀則神靈，神靈則氣變，乃清淨所致也。

無為者，不思不慮也。愛慾嗔怒，積蓄利害，其間雖有為而常無為，雖涉事而常無事。（《丹陽真人語錄》）

何況專一清心淨意，養氣全神，飄游於逍遙之地，入於無何有之鄉。

虛其心，實其腹，去其華，忘其名，棄其利，清其神，全其氣，丹自結，仙自成。（《丹陽真人語錄》）

無心者，非同貓狗蠢然無心也。務存心於清淨之域而無邪心也。故俗人無清靜之心，道人無塵垢之心，非所謂俱無心而與木石貓狗一般也。（《丹陽真人語錄》）

學道上，行、住、坐、臥不得少頃心不在道。行則措足於坦途，住則凝情於太虛，坐則勻鼻端之息，睡則抱臍下之珠，久而調息，無有間斷而終日如愚，方是端的功夫！（《丹陽真人語錄》）

身中之氣不可散，心中之神不可昧。或問曰：「何由得氣不散？」師曰：「身無為。」又曰：「何由得神不昧。」師曰：「心無事。」（《丹陽真人語錄》）

但自澄心遣慾，萬緣不染，神氣沖和，便是道也。（《丹陽真人語錄》）

道無形名，是神氣之祖也。元氣降化，神明自生，煉神合道，乃是修真。其餘名相紛紜，難為憑準。我今為汝舉其大綱：夫修此之要不離神氣，神氣是性命，性命是龍虎，龍虎是鉛汞，鉛汞是水火，水火是嬰姹，嬰姹是真陰真陽，真陰真陽即是神氣。種種名相，皆不可著，只是神氣二字而已！欲要養氣全神，須當屏盡萬緣，表裡清淨，久久精專、神凝、氣沖。三年不漏，下丹結；六年不漏，中丹結；九年不漏，上丹結。是名三丹圓備，九轉功成。（《丹陽真人語錄》）

若能常守彎彎竅，神自靈明氣自充。（《性命圭旨・涵養本源、救護命寶》引馬丹陽云）

《大丹直指》語錄

臍在人身之中，名曰：「中宮」、「命府」、「混沌」、「神室」、「黃庭」、「丹田」、「神氣穴」、「歸根竅」、「復命關」、「鴻蒙竅」、「百會穴」、「生門」、「太乙」、「神爐」、「本來面目」，異名甚多。此處包藏精髓，貫通百脈，滋養一身，淨裸裸，赤洒洒，無可把。蓋常人不能親者，被七情六慾所牽，迷忘本來去處，呼吸之氣止到氣海（氣海在上膈，肺府也）往來，即不曾得到中宮命府與元氣真氣相接，金木相間隔，如何得龍虎交媾，化生純粹？又不知運動之機，如何是氣液流轉，以煉神形？蓋心屬火，中藏正陽之精，名曰「汞」、「木龍」。腎屬水，中藏元陽真氣，名曰：「鉛」、「金虎」。先使水火二氣上下相交，升降相接，用意勾引，脫出真精、真氣，混合於中宮，用神火烹煉，使氣周流於一身，氣滿神壯結成大丹，非特長生益壽，若功行兼修，可躋聖位。

（《大丹直指・序》）

火氣多則頭痛，火少則金精不飛，須行加減。如行火太猛，遍身壯熱，不可再進火，恐火炎熏燒頭目，太陽作痛，口舌燒破，必傷藥物，當減息，意離中宮，聽火自然，庶不相傷，卻不要外思邪想，須用沐浴。如行火至金木兩停，欲飛不飛之時，欲濟不濟之際，最要正意守持，一念不生，若思念才生，即是塵垢。塵者，陰也，魔也。被魔所障，三關即閉不通也，須要斬除。其意一正，二氣自合，以結大丹。師云：「洗滌塵垢」，道云：「沐浴金丹」。

（《大丹直指・卷上・三田返復、金液還丹訣圖》）

初時漸覺丹田、黃庭有物和暖，真氣上升，耳聞風雨之聲，漸漸頂內有箏箏金玉之音。腮門內謂之天池，有金液沸滾，如涼泉降下，或流面上，或流上腦，或如珠露之狀，或從上腭入口，其味甘美。久則頂內如笙簧琴瑟絲竹之音，又如鶴唳猿啼，蟬、磬之聲，諸般自然之韻，無所比擬。但初行時，夢中聞霹靂之聲，是真氣沖開頂陽骨以通九宮。神初入室（中宮），乍超向上，須自（當作「勿」字）驚恐。閉目自坐之際，或時一大物驚跳起，開目卻無，是陽神未壯，切勿驚懼、著念，久而神壯自無，隱顯莫測，變化無窮，將來自知。凡見聞，皆不著相。但聽其自然，若著相即是幻也。

（《大丹直指・卷上・行功應驗》）

金丹之秘，在於一性一命而已。性者，天也，常潛於頂；命者，地也，常潛於臍。頂者，性根也；臍者，命蒂也。一根一蒂，天地之元也，祖也，臍下黃庭也。庭常守乎頂及臍，是謂「三疊」。《黃庭》曰：「琴心三疊舞胎仙」是也，琴取其和。且人之生，其胞胎結於我之臍，綴接在母之心宮，自臍剪落，所謂之蒂也。蒂者，命蒂也；性者，性根也。但恐泄漏，是以千千名、萬萬狀，多方此論。

（《大丹直指・卷下》）

月行命蒂者，只用兩手相摩令熱，捧定臍輪，以意專之，只守在臍輪，無思無想，只靜定之，自覺神水下臍，真水（當為「火」字）奮發，從臍下丹田跳躍直湊乎頂門，任其自然，亦無遍數，只一意守於臍輪，若欲休歇行住，就便不拘，久而丹田如火，精神暢美，神妙難述。

夜行性根者，只以舌拄上腭，漸塞定喉嚨二竅，以意專之，只守在頂門，無思無想，只靜定，自覺真火從下滾（gǔn，不斷）上，踴躍直至頂門，欲休歇行住，任便不拘，久而頂中漸如遠聞仙樂之音，真香發於鼻之中，神妙難述，金丹秘訣，盡於此矣。

（《大丹直指・卷下・行持》）

陳虛白語錄

《悟真篇》：「要得谷神常不死，須憑玄牝立根基。真精既返黃金室，一顆明珠永不離。」夫身中一竅名曰玄牝，受氣以生，實為神府。三元所聚，更無分別。精神魂魄，會於此穴。乃金丹還返之根，神仙凝結聖胎之地也。古人謂之太極之蒂、先天之柄、虛無之宗、造化之源、混沌之根、太虛之谷、歸根竅、復命關、戊己門、庚辛室、甲乙戶、西南鄉、真一處、中黃宮、丹元府、守一壇、偃月爐、朱砂鼎、龍虎穴、黃婆舍、鉛爐、土釜、神水華池、帝乙、神室、靈台、絳宮、皆一處也。然在身中而求之，非心非腎，非口非鼻，非肝非肺、非脾非胃，非臍輪，非尾閭，非膀胱，非谷道，非兩腎中間一穴，非臍下一寸三分，非明堂，非泥丸，非關元、氣海。然則果何處也？曰：我得妙訣，名曰規中，一意不散，結成胎仙。《參同契》云：「真人潛深淵，浮游守規中。」此其所也。《老子曰》：「多言數窮，不如守中。」正在乾之下，坤之上，震之西，兌之東，坎離水火交媾之鄉。人之一身，天地之正中，八脈九竅，經絡聯接，虛閑一穴，空懸黍米，不依形而立，惟體道而生。似有似無，若亡若存，無內無外，中有乾坤。《易》曰：「黃中通理，正位居體。」《書》曰：「惟精惟一，允執厥中。」《度人經》曰：「中現五氣，混合百神。」《崔公入藥鏡》曰：「貫尾閭，通泥丸。」純陽曰：「窮取生身受氣初。」平叔曰：「勸君窮取生身處。」元氣之所由生，真息之所由起。白玉蟾又謂之：「念頭動處。」修丹之士，不明此竅，則真息不住，神化無基矣。且此一竅，先天而生，後天相接，先後二氣，總為混沌。杳杳冥冥，其中有精，非常精也；恍恍惚惚，其中有物，非常物也。天得之以淸，地得之以寧，人得之以靈。

譚真人曰：得灝氣之門，所以歸其根；知元神之囊，所以韜其光。若蚌內守，若石內藏，所以為珠玉之房，皆直指也。然此一竅，亦無邊傍，更無內外，若以形體色相求之，則又大成錯謬。故曰：不可執於無為，不可形於有作，不可泥於存想，不可著於持守。聖人法象，見諸丹經：或謂之圓高中起，狀如蓬壺，關閉致密，神運其中；或謂之狀如雞子，黑白相扶，縱廣一寸，以為始初，彌歷十月，脫出其胞；或謂之其白如綿，其連如環，中廣一寸二分，包一身之精粹。此固明示玄關之要，顯露造化之機。學者苟不探其玄，不賾其奧，用功之時便守之以為蓬壺，存之以為雞子，想之以為連環模樣。若此形狀，執著為有，存無入妄，豈不大可嘆耶？要之，玄關一竅，玄牝之門，乃神仙聊指造化之機耳。

玉蟾曰：似是而非除卻自身，安頓著落何處去？然其中體用權衡，本自不殊。如以乾坤法天地，坎離配日月是也。《參同契》曰：「混沌相交接，權輿樹根基，經營養鄞鄂，凝神以成軀。」則神氣有所收藏，魂魄不致散亂，迴光返照便歸來，造次不離常在此。其詩曰：「經營鄞鄂體虛無，便握元神裡面居。息往息來無間斷，聖胎成就合元初。」玄牝之旨，備於斯矣。抑又論之，杏林曰：「一空（『空』《還源篇》作孔）玄關竅，三關要路頭。忽然輕運動，神水自周（『周』《還源篇》作『然』）流。」又云：「心下腎上處，肝西肺左中，非腸非胃府，一氣自流通。」今曰：玄關一竅，玄牝之門，在人一身天地之中正，造化固吻合乎此。

然愚常審思其說，大略初明，尤未得為直指。天不秘道，流傳人間，太上慈悲，必不肯靳。愚敢漏泄天機，指出玄關一竅的大旨，冒禁相付。使骨相合仙之士，一見豁然，心領神會，密而行之，句句相應。是書在處，神物護持。若業重福薄於是無緣，自不邂逅斯訣；雖及見之，忽而不敬，亦不過瞽之文章，聾之鐘鼓耳！玄之又玄，彼烏知之其密，《語》曰：徑寸之質，以混三才，在臍之上，約以三指彷佛，其內謂之玄關。不可以有心守，不可以無心求。以有心守之，終莫之有；以無心求之，愈見其無。若何可也？蓋用志不分，乃凝於神。但澄心絕慮，調息令匀，寂然常照，勿使昏散，候氣安和，凝神入定於此。定中觀照內景，才若意到，其兆即萌，便覺一息從規中起，混混續續，兀兀騰騰。存之以誠，聽之以心，六根安定，胎息凝凝，不閉不數，任其自然。靜極而噓，如春沼魚；動極而反，如百蟲蟄；氤氳開闔，其妙無窮。如此少時，便須忘氣合神，一歸混沌，致虛之極，守靜之篤，心不動念，無往無來，不出不入，湛然常住，是謂真人之息以踵。踵者，其息深深之義，神氣交感，此其候也。前所謂元氣之所由生，真息之所由起。此意到處，便見造化；此息起處，便見玄關。非高非下，非左非右，不前不後，不偏不倚，人一身天地之中，正此處也。採取在此，交媾在此，烹煉在此，沐浴在此，溫養在此，結胎在此，脫體在此。今若不分明說破，學者必妄意猜度，非太過則不及矣。紫陽曰：「饒君聰慧過顏閔，不遇真師莫強猜。縱有丹經無口訣，教君何處結靈胎？」然此竅陽虛陰慘，本無正形，意到即開，開闔有時，百日立基，養成氣母，虛室生白，自然見之。黃帝三月內視，蓋此道也。自臍下腸胃之間，則謂之酆都地獄，九幽都司，陰境積結，真陽不居。故《靈寶》煉度諸法，存想此為幽關，豈修煉之所哉？學者試思之！

（《規中指南．玄牝》）

古歌曰：「借問因何有我身？不離精氣與元神。我今說破生身理，一粒玄珠是嫡親。」夫神與氣精，三品上藥。煉精成氣，煉氣化神，煉神合道，此七返九還之要道也。紅鉛黑汞、木液金精、朱砂水銀、白金黑錫、金公姹女、離女坎男、蒼龜赤蛇、火龍水虎、白雪黃芽、交梨火棗、金烏玉兔、乾馬坤牛、日精月華、天魂地魄、水鄉鉛、金鼎汞、水中金、火中木、陰中陽、陽中陰、黑中白、雄中雌、異名多象，皆譬喻也。然則果何謂之藥物？曰：修丹之要，在乎玄牝。欲立玄牝，先固本根。本根之本，元精是也。精即元氣所化也，故精氣一也。以元神居之，則三者聚為一也。杏林驛道人曰：「萬物生皆死，元神死復生。以神居氣內，丹道自然成。」施肩吾先生曰：「氣是添年藥，心為使氣神。若知行氣主，便是得仙人。」若精虛則氣竭，氣竭則神逝。《易》曰：「精氣為物，游魂為變。」欲復命歸根，不亦難乎！玉溪子曰：「以元精未化之元氣而點化至神，則神有光明而變化莫測矣。名曰神仙。」是皆明身中之藥物，非假外物而為之也。然而產藥有川源，採藥有時節，製藥有法度，入藥有造化，煉藥有火功。昔聞之師曰：西南之鄉土名黃庭，恍惚有物，杳冥有精。分明一味水中金，但向華池仔細尋。此產藥之川源也；垂簾塞兌，窒欲調息，離形去智，幾於坐忘。勸君終日默如愚，煉成一顆如意珠，此採藥之時節也；天地之先，無根靈草，一意制度，產成至寶。大道不離方寸地，功夫細密要行持，此製藥之法度也；心中無心，念中無念，注意規中，一氣還祖。息息綿綿無間斷，行行坐坐轉分明。此入藥之造化也；清淨藥材，密意為丸，十二時中，氣煉火煎。金鼎常令湯用暖，玉爐不要火教寒。此煉藥之火功也。大抵玄牝為陰陽之源，神氣之宅。神氣為性命之藥，胎息之根。胎息為呼吸之祖，深根固蒂之道。胎者乃藏神之府，息者乃化胎之源。胎因息生，息因胎住。胎不得息胎不成，息不得胎神無主。原夫人之未生，漠然太虛，父母媾精，其兆始見，一點初凝，一念是也。純是性命混沌，三月玄牝立焉。玄牝既立，繫如瓜蒂。嬰兒在胎，暗注母氣，母呼亦呼，母吸亦吸。幾百動蕩，內外相感，何識何知，何明何曉。天之氣混之，地之氣混之，但有一息焉。及期而育，天翻地覆，人驚胞破，如行大巔失足之狀，頭懸足撐而出之。大叫一聲，其息即忘，故隨性隨情，不可拘也。況乳以沃其心，巧以玩其目，愛以牽其情，慾以化其性，渾然天真，散之物者皆是矣。胎之一息，無復再守也。神仙教人修煉，必欲返其本而復其初，重生五臟，再立形骸，無質生質，結成聖胎。其訣曰：專氣致柔，能如嬰兒？除垢止念，靜心守一。外想不入，內想不出。終日混沌，如在母腹。神定以會乎氣，氣和以合神。神即氣而凝，氣煉神而住。於寂然大休歇之場，恍惚無何有之鄉。灰心冥冥，注意一竅，如雞抱卵，似魚在淵，呼至於根，吸至於蒂，綿綿若存，再守胎中之一息也。守無所守，其息自住。得此息住，泯然若無。離心於心，無所存注。杳冥之內，但覺虛空之中，一靈為造化之主宰，時節若至，妙理自彰。輕輕然運，默默然舉，微以意而定氣，應造化之樞機，則金木自然混融，水火自然升降。忽然一點大如黍珠，落於黃庭之中，此乃採鉛投汞之機。為一日之內，結一日之丹。《復命篇》：「夜來混沌顛落地，萬象羅森總不知。」當此之時，身中混融與虛空等，亦不知神之為氣，亦不知氣之為神。似此造化，亦非存想，是皆自然之道，吾亦不知其所以然而然。藥既生矣，火斯出焉。大抵藥之生也，小則可以配坎離之造化，大則可以同乾坤之運用。金丹之旨，又於此泄無餘蘊矣。豈傍門小法所可同語哉！若不吾信，舍玄牝而立根基，外神氣而求藥物，不知自然之胎息而妄行火候，棄本趨末，逐妄迷真，天奪其算，吾末如之何也已矣！（《規中指南・藥物》）

古歌曰：「聖人傳藥不傳火，從來火候少人知。」夫所謂不傳者，非秘而不傳也。蓋採時謂藥，藥之中有火焉；煉時謂之火，火中有藥焉。能知藥而收火，則定裡見丹成，自有不待傳而知者矣。詩曰：「藥物陽內陰，火候陰內陽。會得陰陽理，火候一處詳。」此其義也。後人惑於丹經不能頓悟，聞有二十四氣、七十二候、二十八宿、六十四卦、十二分野、日月合璧、海潮升降、長生三昧、陽文陰武等說，必欲窮究何者為火，何者為候，疑心一生，種種作相，雖得藥物之真，懵然不敢烹煉。殊不知真火本無候，大藥不計斤。玉蟾云：「火本南方離卦，離屬心，心者，神也。神即火也，氣即藥也。神不亂，氣歸神。以火煉藥而成丹者，即是以神馭氣而成道也。」其說如此分明直截，夙無仙骨，誦為空言，當面錯過，深可嘆息！然火候口訣之要，尤當於真息中求之。蓋息從心起，心靜息調，息息歸根、金丹之母。《玉皇心印經》所謂「回風混合，百日功靈」者此也。《入藥鏡》所謂「起巽風，運坤火，入黃房，成至寶」者此也。海蟾翁所謂「開闔乾坤造化樞，鍛鍊一爐真日月」者此也。丹陽子所謂「神火夜煮鉛汞髓，老龍呑盡祝融魂」者此也。何則？「真人潛深淵，浮游守規中。」必以神馭氣，以氣定息，橐籥之開闔，陰陽之升降，呼吸出入，任其自然，摶氣致柔，含光默默，行住坐臥，綿綿若存，如婦人之懷孕，如小龍之養珠，漸採漸煉，漸凝漸結，功夫純粹，打成一片。動靜之間，更宜消息：念不可起，念起則火炎；意不可散，意散則火冷。但使其無過不及，操捨得中，神氣相抱，一意沖和，包裹混沌。斯謂之：火種相續，丹鼎常溫，無一息之間斷，無毫髮之差失。如是煉之，一刻有一刻之周天也；如是煉之，百日謂之立基；如是煉之，十月謂之胎仙。以至元海陽生，水中火起，天地循環，造化反覆，皆不離乎一息也。況所謂沐浴溫養，進退抽添，其中皆密合天機，潛符造化，初不容吾力焉。無子午卯酉之法，無晦、朔、弦、望之節，無冬至、夏至之分，無陰火陽符之別。若言其時，則「一日內，十二時，意所到，皆可為」。若言其妙，則一刻之功夫，自有一年之節候；一年之功夫，可奪天地三萬六千年之氣數。要知「謾守藥爐看火候，但安神息任天然」此平叔之的言也。「晝夜屯蒙法自然，何用孜孜看火候」此高象先之確論也。噫！聖人傳藥不傳火之旨，盡於斯矣。（《規中指南・火候》）

神無方，氣無體。夫所謂玄關一竅者，不過使神識氣，使氣歸根，迴光返照，收拾念頭之法耳！玉溪子曰：以正心誠意為中心柱子者，是也。夫所謂藥物火候者，亦皆譬喻耳！蓋大道之要，自然而然，不假造作，凡屬心思意為者，皆非也。但要知人身中自有個主張造化底，且道只今何者為主？若能如此以靜為本，以定為機。一斡旋頃，天機自動，不規中而自規中，不胎息而自胎息，藥不求生而自生，火不求出而自出。莫非自然之妙用，豈待吾存想持守，苦已勞形，心知之，意為之，然後為道哉！究竟到此可以忘言矣。明眼者以為何如？（《規中指南・後序》）

俞琰語錄

採藥之初，凝神聚氣，調勻鼻息，呼吸應手。迨夫神氣之入乎其根，閉極則失於急，縱放則失於蕩，唯使其綿綿續續，勿令間斷，然後神久自凝，息久自定。少焉巽戶轟雷，龍騰虎躍，則驅回尾穴連空焰，趕入天衢直上奔也。

（《周易參同契發揮・上》）

今魏公謂「乾剛坤柔，配合相包」，言作丹之時，以乾陽下交於坤陰，使呼吸相含，剛柔相當，配為夫婦，打成一片，則神氣歸根，性命合一而至藥孕於其中也。或名之曰：「龍虎交媾」；又曰「金木交併」；又曰：「龜蛇蟠虬」；又曰：「紅黑相投」；又曰：「天地交泰」；又曰：「玄黃相雜」；又曰：「金土混融」（《性命圭旨》作「金火混融」）；又曰：「金汞同鼎」；又曰：「金火同爐」；又曰：「赤白相交」；又曰：「日月同宮」；又曰：「烏兔同穴」；又曰：「夫婦歡合」；又曰：「牛女相逢」；又曰：「牝牡相從」；又曰……「魂魄相投」；又曰：「水火同鄉」。究而言之，不過心息相依而陰陽內感，神氣交結爾！

（《周易參同契發揮・中》）

夫身猶國也，心猶君也。心定則神凝氣和，三宮自然升降，百脈自然流通，勤而行之，無有不仙者。谷神子《了然論》云：治身之道，以至神為本，以至精為藥，以沖和為用，以無為為治。無為則神凝，神凝則和氣所鐘，和氣所鐘則深根固柢，深根固柢則長生久視之道成矣。若不由此，即非金液大還丹之法也。大抵氣血之寓於人身，貴乎不撓。修煉之功，至簡至易，不過抱元守一，專氣致柔如嬰兒耳！是故作丹之際，亦無他術，但虛心靜默，凝神入於氣穴，順其往來，綿綿延延，勿令間斷，久之則神自凝，息自定，息定而氣聚，氣聚而丹成。

（《周易參同契發揮・中》）

蓋金丹聖胎以陰陽內感、神氣交結而成，曰男女，曰赤白，皆身中夫婦之異名也。當其陰陽內感之時，神與氣交，猶金火之相拘。金火相拘而止於北方坎水之中，則神凝氣聚，其水自定，水定則藥物結矣，《還金篇》云：「水澄凝琥珀」是也。水也者，大丹之根源也，天一生水，其位在北，其卦為坎，居五行之首，乃吾身藥物所產之鄉也。人能迴光返照於此，出息微微，入息綿綿，勿令間斷，則神氣歸根，漸漸入而漸漸柔，漸漸和而漸漸定，定之之久則呼吸俱無，藥物當自結也。

（《周易參同契發揮・中》）

「真人潛深淵，浮游守規中。」真人，即元神也。深淵，即太淵也，異名衆多，今試舉而言之，曰：泥丸宮、流珠宮、玉清宮、紫清宮、翠微宮、太微宮、太一宮、太玄關、玄門、玄宮、玄室、玄谷、玄田、砂田、第一關、都關、天開關、天門、天谷、天田、天灰、天輪、天軸、天源、天池、天根、天堂、天宮、乾宮、乾家、交感宮、離宮、神宮、神室、神關、神京、神都、玄都、故都、故鄉、故丘、故林、故宮、紫府、紫庭、紫金城、紫金鼎、朱砂鼎、汞鼎、玉鼎、玉室、玉京、玉宇、瑤峰、第一峰、最高峰、祝融峰、崑崙頂、崆峒山、蓬萊、上島、上京、上宮、上玄、上元、上谷、上土釜、上丹田。其名雖衆，其實則一也。《翠虛篇》云：「天有七星地七寶，人有七竅權歸腦。」《太古集》云：「金丹運至泥丸穴，名姓先將記玉都」是也。故帝一回元之道，溯流百脈，上補泥丸，腦實則神全，神全則形全也。今魏公謂：「真人潛深淵，浮游守規中」者，隨真息之往來，任真氣之升降，自朝至暮，元神常棲於泥丸也。《黃庭經》云：「子欲不死修崑崙」；《靜中吟》云：「我修崑崙得真訣」；《復命篇》云：「會向我家園裡，栽培一畝天田」；《還元篇》云：「悟道顯然明廓落，閑閑端坐運天關」。此乃至簡至易之道，但撥動頂門關棙而匀匀地、默默舉，三宮自然升降，百骸萬竅自然通達。有如萬斤之舟而唯用一尋之木，發千鈞之弩而唯用一寸之機，且是不費絲毫之力，但昧著自不信爾！

（《周易參同契發揮·中》）

委志歸虛無者，心無雜念，意不外游，而鎮日玩真空也。念念以為常者，念念相續勿令間斷，而長將氣度隨天道也。或疑此法與禪學稍同，殊不知，金丹於無中生有，養就嬰兒，蓋非塊然面壁、槁木死灰之謂也。《白紫清語錄》云：「修丹口訣，第一是聚氣凝神。」常握固即聚氣，念念守默即凝神。常握固即聚氣，念念守默即凝神。學者若徒知無心無念，而不知聚氣凝神則墮於頑空，又安得胎仙之成也？

（《周易參同契發揮・中》）

修煉有三分功夫，則有三分證驗；有十分功夫，則有十分證驗。若能勤而行之，夙夜不休，以至百日功靈，則兩腎如湯煎，膀胱如火燃，目有神光，耳有靈響，鼻有異香，口有甘津，此身融融液液。

（《周易參同契發揮・中》）

精生有時，時至神知。百刻之中，切忌昏迷。須是行、住、坐、臥，綿綿若存，如雞抱卵，暖氣不絕，方可謂之修煉。至於真積力久，功夫純熟，晝夜如一，更無夢覺之異，雖當寢寐之間，神亦不昧，而精生之時神與天通，雖不待喚醒，亦自覺悟。夏雲峰云：「自然時節，夢裡也教知」是也。今魏公謂：「寢寐神相抱，覺悟候存亡」，欲修煉之士常惺惺也。蓋金丹大藥由神氣交結而成，乃是無質生質，結成聖胎，辛勤保護十月，如幼女之初懷孕，似小龍之乍養珠。蓋神氣始凝結，極易疏失，寢寐之際，須當與神相抱，切不可昏迷而沉於夢境。覺悟之後，唯恐火冷而丹力或遲，故必候其存亡。要在一日十二時中，無晝無夜，念茲在茲，然後功夫純粹而藥材不致消耗，火候不致虧闕，焉可須臾離哉！

（《周易參同契發揮・中》）

「修之不輟休，庶氣雲雨行，淫淫若春澤，液液象解冰，從頭流達足，究竟復上升，往來洞無極，弗弗被谷中。」《內指通玄秘訣》云「晝夜無休作大丹，精華透頂百神攢。」蓋一年處室，夜以繼日，功夫不輟，自然效驗顯發：其和氣周匝於一身，溶溶然如山雲之騰太虛，霏霏然似膏雨之遍原野，淫淫然若春水之滿四澤，液液然如何冰之將欲解釋，往來上下，百脈沖融，被於谷中，暢於四肢，拍拍滿懷都是春，而其狀如微醉也。《入藥鏡》云：「先天炁，後天氣，得之者，常似醉。」《靈光集》云：「顛倒循環似醉人，不憂不喜內全真。」是皆丹功之靈驗也。丁靈陽《迴光集》云：若一念無生，則自然丹田氣海之內太陰之精渡過尾閭穴，把夾脊雙關、天府泥丸，返下明堂鼻柱，入於華池，化為甘津，咽下重樓，澆灌五臟六腑，至丹田上下流轉，充盈四大，周而復始，無不遍矣。如其朝行暮輟，用志弗專，又安能進於是哉？

（《周易參同契發揮・中》）

天地之施化，水火之炎潤，此豈人力使之，乃自然而然爾！吾身自有天地，自有水火，其施化炎潤，亦豈人力使之，皆不過自然而然爾！《指玄篇》云：「必知會合東西路，切在沖和上下田。」蓋人之一身，法天象地，首即天也，腹即地也，但潛神內守而勿忘勿助，調勻鼻息而勿縱勿拘，自然一闔一辟，一稟一受，與天地施化之道無異。若夫時至氣化，機動籟鳴，則火從臍下發，水向頂中生，其妙自有不期然而然者，初不在勞神用力而後得也。是道也，乃天造地設，一定而不可易者也。魏公恐學者不明身中陰陽上下，遂以天地之施化，水火之炎潤為喻，可謂詳且明矣。（《周易參同契發揮・中》）

蓋古之修丹者，一念不生，萬法俱忘，澄澄湛湛，惟道是從。於靜定之中，抱沖和之氣，出息微微，入息綿綿，上至泥丸，下至命門，周流不已，神氣無一刻之不相聚。及其內丹將成，則元氣兀然自住於丹田中，與天地分一氣而治。昔者黃帝閑居大庭之館，三月內視，蓋用此道也。此道至簡至易，於一日十二時中，但使心長馭氣，氣與神合，形乃長存，與日月而周回，同天河而輪運轉，輪轉無窮，壽命無極。《指玄篇》云：「但能息息皆相顧，換盡形骸玉液流」，其說是已。至若呼而不得神宰，則一息不全；吸而不得神宰，亦一息不全。要在心與息常相依，神與氣常相守，念念相續，打成一片，然後形神俱妙，與道合真。《靈源大道歌》云：「神是性兮氣是命，神不外馳氣自定。」《仙樂集》云：「氣神相見，性住命定」，蓋不可斯須少離也。

常人則不然，氣雖呼吸於內，神嘗縈役於外，自幼而趨壯，自壯而趨老，未嘗有一息駐於形中，遂使神與氣各行而不能守，卒之宅舍空虛，牆壁頹毀，而主人不能以自存。此豈天地殺之，鬼神害之哉？失道而自逝也！

「自然之所為兮，非有邪偽道。」（《周易參同契發揮・下》）

金丹大道，古仙往往以為自然。夫既曰：自然，則有何法度，有何口訣，但付之自然足矣，又安用師授為哉？曰：非然也。大丹之法，至簡至易，其神機妙用，不假作為，不因思想，是故謂之自然。然必收視返聽，潛神於內，一呼一吸，悠悠綿綿，不疾不緩，勿令間斷，然後神歸氣中，氣與神合，交結成胎，蓋非一味付之自然也。《金碧龍虎經》云：自然之要，先存後亡。夫先存後亡者，先存神於氣穴，而後與之相忘也。如是為之，則神自凝，氣自聚，息自定。即非澄心入寂，如槁木死灰也。蓋澄心入寂，如槁木死灰，以之入道則可，以之修真則未也。《指玄篇》云：「自然功績自然偏，說來自然不自然」蓋謂此也。乃若時至而氣化，機動而籟鳴，則於自然之中又有烹煉進火之訣存焉。《悟真篇》云：「始於有作人爭覺，及至無為眾所知。但見無為為要妙，豈知有作是根基？」學者苟未知丹法之有作而便求無為自然，是何異乎不耕不耘而坐待豐稔者哉？

「瞻理腦，定升玄。」（《周易參同契發揮・下》）

腦為上田，乃元神所居之宮。人能握元神棲於本宮，則真氣自升，真息自定，所謂「一竅開而百竅開，大關通而百關盡通」也。

人之心為太陽，氣海猶太陰。心定則神凝，神凝則氣聚，人能凝神入於氣中，則氣與神合，與太陰受太陽之光無異。（《周易參同契發揮・鼎器歌》）

內煉之道，以神氣為本。（《易外別傳》）

內煉之道，至簡至易，唯欲降心火入於丹田耳！丹田在臍之後、腎之前，正居腹中。（《易外別傳》）

腎屬水，心屬火，火入水中則水火交媾，如晦朔之間日月之合璧。（《易外別傳》）

內煉之道，貴乎心虛，心虛則神凝，神凝則氣聚，氣聚則興雲為雨，與山澤相似。（《易外別傳》）

張三豐語錄

「凝神調息」，調息凝神八個字就是下手功夫，須一片做去，分層次而不斷乃可。凝神者，收已清心而入其內也，心未清時眼勿亂閉，先要自動自勉，勸得回來清涼恬淡，始行收入氣穴，乃曰：凝神。凝起神了，然後如坐高山而視衆山衆水，如燃天燈而照九幽九昧，所謂凝神於虛者此也。調息不難，心神一靜，隨息自然，我只守其自然，加以神光下照，即調息也。調息者，調度陰蹻之息與吾心中之氣相會於氣穴中也。

（《張三豐先生全集‧道言淺近說》）

心止於臍下曰：凝神，氣歸於臍下曰：調息。神息相依，守其清淨自然曰：勿忘，順其清淨自然曰：勿助。勿忘勿助，以默以柔，息活潑而心自在，即用鑽字訣，以虛空為藏心之所，以昏默為息神之鄉，三番兩次，澄之又澄，忽然神息相忘，神息融合，不覺恍然陽生而人如醉矣。

（《張三豐先生全集‧道言淺近說》）

陸潛虛論調息法云：如何是勿忘？曰：守自然。如何是勿助？曰：順自然。如何守？曰：依息。如何順？曰：平息。依息則息能通息矣，平息則息能勻息矣。問守與順是二乎？是一乎？曰：知所以守則知順之矣，知所以順則知守之矣，是二是一，原是不錯，由博返約，唯在凝神，切勿用意，如用意則非真意。真意從靜中生，鴻蒙初判，無有染著，乃克用之。故要死過來乃知生，不知生亦不知死，生死是動靜深機。

（《張三豐先生全集‧三豐先生輯說》）

潛虛翁又論調息法云：凡調息以引息者，只要凝神入氣穴。神在氣穴中，默注陰蹻，不交而自交，不接而自接。所謂隔體神交理最詳，古仙已言之確矣。

（《張三豐先生全集·三豐先生輯說》）

潛虛翁三論調息法云：今夫水與水合，火與火合，風與風合，雲與雲合，常理也。調息者以氣合氣，何待強為？只要凝神入氣穴，神光下照，陰蹻脈不期而會者，一氣之感通，自然而然也。

（《張三豐先生全集·三豐先生輯說》）

打坐之中，最要凝神調息，以暇以整，勿助勿忘，未有不逐日長功夫者。凝神調息，只要心平氣和。心平則神凝，氣和則息調。心平，平字最妙，心不起波謂之平，心執其中之謂平，平即在此中也，心在此中乃不起波，此中即丹經之玄關一竅也。修煉不知玄關，無論其他，只此便如入暗室一般，從何下手？玄關者，氣穴也。氣穴者，神入氣中如在深穴之中也。神氣相戀則玄關立體已立。

（《張三豐先生全集·道言淺近說》）

夫功夫下手不可執於有為，有為都是後天，今之道門多流此弊，故世罕全真；亦不可著於無為，無為便落頑空，今之釋門多中此弊，故天下少佛子。此道之不行，由於道之不明也。

（《張三豐先生全集·玄機直講》）

初功在寂滅情緣，掃除雜念，除雜念是第一著築基煉己之功也。人心既除，則天心來復；人欲既淨，則天理常存。

（《張三豐先生全集・玄機直機》）

每日先靜一時，待身心都安定了，氣息都和平了，始將雙目微閉垂簾，觀照心下腎上一寸三分之間，不即不離，勿忘勿助，萬念俱泯，一靈獨存，為之正念。斯時也，於此念中活活潑潑於彼氣中，悠悠揚揚，呼之至上，上不沖心；吸之至下，下不沖腎。一闔一辟，一來一往，行之一七、二七，自然漸漸兩腎火蒸，丹田氣暖，息不用調而自調，氣不用煉而自煉。氣息既和，自然於上、中、下，不出不入，無來無去，是為胎息，是為神息，是為真橐籥、真鼎爐，是為歸根復命，是為玄牝之門、天地之根。氣到此時，如花方蕊，如胎方胞，自然真氣薰蒸，營衛由尾閭穿夾脊，升上泥丸，下鵲橋，過重樓，至絳宮，而落於中丹田，是謂河車初動。但氣至而神未全，非真動也，不可理他，我只微微凝照，守於中宮，自有無盡生機，所謂養鄞鄂者此也。行之一月二月，我神益靜，靜久則氣益生，此為神生氣，氣生神之功也。或百日或百餘日精神益長，真氣漸充，溫溫火候，血水有餘，自然坎離交媾，乾坤會合，神融氣暢，一霎時間真氣混合，自有一陣回風上沖百脈，是謂河車真動。中間若有一點靈光覺在丹田，是為水底玄珠、土內黃芽。爾時一陽來復，恍如紅日初升，照於滄海之內，如霧如煙，若隱若現，則鉛火生焉。方其乾坤坎離未交，虛無寂滅，神凝於中，功無間斷，打成一片，是為五行配合。至若水火相交，二候採取；河車逆轉，四候得藥。神居於內，丹光不離，謂之大周天，謂之行九轉大還也。此時一點至陽之精凝結於中，隱藏於慾淨情寂

之時，而有象有形，到此地位，息住於胎，內外溫養，頃刻無差，又謂之十月功夫也。（《張三豐先生全集・玄機直講》）

古仙云：「調息要調真息息，煉神須煉不神神。」真息之息，息乎其息者也；不神之神，神乎其神者也。總要無人心，有道心，將此道心返入虛無，昏昏默默，存於規中，乃能養真息之息，得不神之神。

調息須以後天呼吸尋真人呼吸之處。古云：「後天呼吸起微風，引起真人呼吸功。」然調後天呼吸，須任他自調，方能調得先天呼吸。我唯致虛守靜而已，真息一動，玄關即不遠矣。照此進功，築基可翹足而至，不必百日也。（《張三豐先生全集・道言淺近說》）

初學必從內呼吸下手，此個呼吸乃是離父母、重立胞胎之地。人能從此處立功，便如母呼亦呼，母吸亦吸之時，好像重生之身一般。（《張三豐先生全集・道言淺近說》）

大凡打坐，須將神抱任氣，意繫住息，在丹田中宛轉悠揚，聚而不散，則內藏之氣與外來之氣交結於丹田，日充月盛，達乎四肢，流乎百脈，撞開夾脊雙關而上游於泥丸，旋復降下絳宮而下丹田。神氣相守，息息相依，河車之路通矣。功夫到此，築基之效已得一半了，總是要勤虛煉耳！

凡人養神養氣之際，神即為收氣主宰，收得一分氣，便得一分寶；收得十分氣，便得十分寶。氣之貴重，世上凡金凡玉雖百兩不換一分。道人何必與世人爭利息乎！利多生忿恚，忿恚屬火；氣亦火種，忿恚一生，氣隨之走，欲留不能留。又有甚者，連母帶子一齊飛散。故養氣以戒忿恚為切，欲戒忿恚仍以養心養神為切。

（《張三豐先生全集・道言淺近說》）

《道德經》：「致虛極，守靜篤」二句可渾講，亦可拆講：渾言之，只是教人以入定之功耳；拆言之，則虛是虛無，極是中極，靜是安靜，篤是專篤。猶言致吾神於虛無之間而準其中極之地，守其神於安靜之內，必盡其專篤之功。

（《張三豐先生全集・道言淺近說》）

神要真神，方算先天。真神者，真念是也，真心是也，真意是也。如何辨得？真訣曰：玄關火發，杳冥沖醒，一靈獨覺者是也。丹家云：一念從規中起，即真神，即真念也。又云：微茫之中，心光發現，即真神，即真心也。又云：定中生慧，一意斡旋，即真神，即真意也。真神從不神中煉出。

（《張三豐先生全集・道言淺近說》）

《仙經》云：神入氣成胎，氣歸神結丹。所謂一點落黃庭是也。但人雜念少者，得丹早；雜念多者，得丹遲。此法簡易，奈人不肯勇猛耳！

（《張三豐先生全集·玄機直講》）

學道人原有常格宜破，乃能引心入裡，熱心去則冷心來，人心絕則道心見，此吾所以撇功名、勢利，棄兒女家園也。頂真學道，要把道當為奇貨可居，乃有效驗。

（《張三豐先生全集·道言淺近說》）

大道以修心煉性為首，性在心內，心包性外，是性為定理之主人，心為棲性之廬舍。修心者，存心也；煉性者，養性也。存心者，堅固城廓，不使房屋倒坍，即築基也；養性者，澆培鄞鄂，務使內藥成全，即煉己也。心朗朗，性安安，情慾不干，無思無慮，心與性內外坦然，不煩不惱，此修心煉性之效，即內丹也。

世有學道數月而不見其寸進者，為無兲心向道也。人若有心於道，自然無事於心；人若心重於道，自然心輕於事；人若心濃於道，自然心淡於事。守其性兮不散亂，存其神兮不昏沉，又安有渴睡、雜念之擾哉？咄！理勝慾則存，慾勝理則亡。

潛心於淵，神不外游；心牽於事，火動於中；火動於中，必搖其精。心靜則息自調，靜久則心自定；死心以養氣，息機以純心。精、氣、神為內三寶，耳、目、口為外三寶，常使內三寶不逐物而游，外三寶不透中而擾，呼吸綿綿，深入丹田，使呼吸為夫婦，神氣為子母，子母、夫婦聚而不離，故心不外馳，意不外想，神不外游，精不妄動，常薰蒸於四肢，此金丹大道之正宗也。

（《張三豐先生全集・道言淺近說》）

大道從中字入門。所謂中字者，一在身中，一不在身中。功夫須兩層做：第一尋身中之中，朱子云：「守中制外」。夫守中者，須要迴光返照，注意規中，於臍下一寸三分處，不即不離，此尋身中之中也。第二求不在身中之中，《中庸》云：「喜怒哀樂之未發」，此未發時，不聞不見，戒慎幽獨，自然性定神清，神清氣慧，到此方見本來面目，此求不在身中之中也。以在身中之中，求不在身中之中，然後人慾易淨，天理復明，千古聖賢仙佛，皆以此為第一步功夫。

（《張三豐先生全集・道言淺近說》）

養氣忘言守。

凡修行者先須養氣，養氣之法在乎忘言守一。忘言則氣不散，守一則神不出。訣曰：緘舌靜抱神定。

（《張三豐先生全集・註呂祖百字碑》）

降心為不為。

凡人之心動蕩不已，修行人心欲入靜，貴乎制伏兩眼，眼者心之門戶，須要垂簾、塞兌。一切事體以心為劍，相世事無益於我，火烈頓除，莫去貪著。訣云：以眼視鼻，以鼻視臍，上下相顧，心息相依，著意玄關，便可降伏思慮。

（《張三豐先生全集・註呂祖百字碑》）

保身以安心，養腎為主：心能安則離火不外熒，腎能養則坎水不外崩；心不外熒則無神搖之病而心益安，水不外崩則無精涸之症而腎愈澄；腎澄則命火不上沖，心安則神火能下照。神、精交凝乃可以袪病，乃可以言修矣。

（《張三豐先生全集・道言淺近說》）

真常須應物，應物要不迷。

不迷性自住，性住氣自回。

凡人性烈如火，喜、怒、哀、樂、愛、惡、慾、憎，變態無常，但有觸動便生妄想，難以靜性。必要有：真懲忿則火降，真寡慾則水升。身不動，名曰：煉精，煉精則虎嘯，元神凝固；心不動，名曰：煉氣，煉氣則龍吟，元氣存守；意不動，名曰：煉神，煉神則二氣交、三元混，元氣自回矣。三元者，精、氣、神也；二氣者，陰陽也。修行人應物不迷則元神自歸，本性自住矣。性住則身中先天之氣自回，復命歸根，有何難哉？訣曰：迴光返照，一心中存，內想不出，外想不入。

（《張三豐先生全集・註呂祖百字碑》）

氣回丹自結，壺中配坎離。

修行人性不迷塵事，則氣自回，將見二氣升降於中宮，陰陽配合於丹鼎，忽覺腎中一縷熱氣上沖心府，情來歸性，如夫婦配合，如痴如醉，二氣氤氳結成丹質，而氣穴中水火相交，循環不已，則神馭氣，氣留形，不必雜術自長生。訣曰：「耳目口三寶，閉塞勿發通，真人潛深淵，浮游守規中。」直至丹田氣滿結成刀圭也。

（《張三豐先生全集・註呂祖百字碑》）

真消息，玄關發現時也。

凡丹旨中有先天字、真氣、元字，皆是陰陽鼎中生出來的，皆是杳冥昏默後產出來生，就如混沌初開諸聖真一般，以後看丹經可類推矣。

（《張三豐先生全集・道言淺近說》）

伍守陽語錄

問曰：藥火之說紛紛，不知所以信受。一云：神是火，氣是藥，以神馭氣即以火煉藥，此即言神、言氣為二也。一云：火即藥，藥即火，即言藥火不分，神氣一也。一云：採時為之藥，煉時爲之火，意謂神氣皆可言藥，皆可言火，三說同耶？異耶？伍子曰：同說。問曰：言旨似異，而理旨何同？答曰：皆以神馭氣也。採時氣向神中，神氣合一而同升同降，而得藥矣，則謂之藥也。可即得汞之物而名真鉛者是也。煉時神歸氣穴，神氣渾融而同行同住，則有火矣，則謂之火矣。可即得鉛之物而名真汞者是也。縱二物交幷歸一矣，謂火、謂藥，謂一、謂二何所不可？我有詩云，子其悟之。

詩曰：言鉛言汞總言非，　日月雙輪馭氣飛。
子後幷升天上去，　午前同降地中回。
歷神十二皆留伏，　灌頂雙雙默轉移。
古聖強言為火藥，　不離神氣自相隨。

（《仙佛合宗・門人問答》）

柳華陽語錄

欲修大道者，理無別訣，無非神炁而已。神乃心中之元神，炁即腎中之元炁。煉神之時，則炁原在乎精中，精炁本是一物。所以曹祖師云：大道簡易，只神炁二者而已。凡學道之士，能識神炁之道，即是陰陽、性命之道也。故曰：無別訣，神炁而已矣。

（《金仙證論・序》）

精生者，元炁之動是謂精生。採者，採其炁之妙處，必須以我之正念欲收微細之神，誠志專意，採入其炁之動所，招攝已生之精，歸於本穴，用火烹煉。

呼吸者，巽風也。其用則有次序轉變之法，非可一概論也。如精生之時，則當用攝精之呼吸；如藥生之時，則當用採藥之呼吸；藥即歸爐，則用封固之呼吸；如起火之時，則用起火之呼吸；沐浴之時，則用沐浴之呼吸。金丹始終全仗呼吸。（《金仙證論・序》）

夫仙道者，原乎先天之神炁。神乃元神，炁即元炁。何以謂之先天？當虛極恍惚之時是也。既知恍惚，是誰恍惚？此即先天之神也。恍惚之時，不覺忽然真機自動，陽物勃然而舉，此即先天之炁也。若此時即能下手修煉，何患不仙也！（《金仙證論・序》）

煉神者，則炁在乎其中。精由炁化，炁由精滿。煉精者，即是煉炁。故曰：炁在其中矣。（《金仙證論・序》）

煉形者，則神在乎其內。煉神即是煉精。古云：形化而後炁生，神凝而後火融，神炁合一，故神在其內矣。（《金仙證論・序》）

煉時必明其火，用火必兼其風。

火者，神也。精生之時，必以神而馭精，則精歸源。既知歸矣，又當久久以呼吸薰蒸，則精方能化為炁。（《金仙證論・序》）

存乎其誠，入乎其竅，合乎自然。

凝神之時，外除耳目，內絕思慮，專志一心，凝入炁穴，又要合自然之動靜，不可強制、放縱。

若能如此，依時而煉，則藥物自然生矣。

依時者，是陽動之時。依時而煉，凡有動時，遂即煉之，既煉已則藥物自然生矣。（《金仙證論・序》）

古人修丹，以神炁比喻鉛汞，以真精比喻藥物，使人易悟。愚夫聞之，言鉛汞便以凡鉛、凡汞燒煉藥物，妄圖點化服食，求富貴長生，反倒喪身破家，愚之甚也。

群書喻名雖多，究其根源之所在，無出乎心腎之神炁而已。（《金仙證論・序》）

凡行火之時，炁依神而行，神依炁而住。火候當行，則神炁亦當行；火候當住，則神炁亦當住；火候當止，則神炁亦當止。如此而煉，則金丹無不成矣。

凡煉丹下手之仙機，即煉腎中之元精，精滿則炁自發生，復煉此發生之炁，收回補其真炁，補到炁足，生機不動，是謂丹也。

（《金仙證論·序》）

昔日呂祖云：七返還丹在人，先須煉己待時。己，即我心中之念耳！若欲成還丹者，必須煉己為先，己若不純，焉得精還為炁，炁還為神也。

（《金仙證論·正道淺說》）

先若不煉己還虛，則臨時熟境難忘。神馳炁散，安能奪得造化之機還我神室，而為金丹生發之本耶？

（《金仙證論·煉己直論》）

此神室，即下丹也。凡神室，卻有三釜。煉精之造化，即以下丹田為主，故神炁起由此，歸藏亦由此，是之謂神室，即神炁所居之室也。

（《金仙證論·煉己直論》）

夫藥物既根於元精，而又曰元炁者何也？

靜為元炁，動為元精；順為元精，逆爲元炁。

且欲得藥之真者，惟賴神之靜虛，炁則生矣。

（《金仙證論・小周天藥物直論》）

凡云起火、引火、火逼、行火、止火，皆為呼吸氣之火也；凡云凝火、入火、降火、以火、移火、離火、心火，皆屬神之火也；凡云運火、取火、提火、坎火、神火、水中火、爐中火，皆言先天炁之火也；凡呼吸之火，能化飲食之穀精而助元精；凡神火，能化元精而助元炁；凡元炁之火，能化呼吸而助元神；元神之火，又能化形而還虛，助道成始終，皆承火之力。

（《金仙證論・風火經》）

夫修煉者，方入室之時，當外除耳目，內絕思慮，真念內守，使一點元神渾渾淪淪，隨其形體榮枯，聽其虛靈，自然融然乎流通，湛然乎空寂，於此常覺常悟，冥心內照，防其昏沉，昧乎正念。《參同契》云：「真人潛深淵，浮游守規中」，規中指元關一竅也，然又不可執著，以致真陽不生，其妙總在不急不怠，勿助勿忘而已。《清淨法》云：「空無所空，寂無所寂，真常應物。」果如此，則神炁渾然如一，恍恍惚惚，若太虛然。古云：先天一炁從太虛而來者，即此也。

（《金仙證論・顧命說》）

夫機之未發，靜以俟之；炁之既動，以神聚之，而顧命之旨，盡在斯矣。

古人謂降龍伏虎，何謂龍虎？答曰：龍即心中之靈念也，虎即炁海中之暖信也。若要龍虎降伏先以龍宿虎窟，後以虎歸龍穴，乃自然之降伏矣。

（《慧命經・決疑》）

黃元吉語錄

是知玄牝者，從有息以煉至元息，至於大定大靜之候，然後見其真也。近日用功，雖氣息能調，然未歸於虛極靜篤，則玄牝之門猶不能現象。惟於日夜之際，不論有事無事，處變處常，時時以神光直注下田，將神氣二者收斂於玄玄一竅之中，始則一呼一吸猶覺粗壯，久則覺其微細，則少靜矣！又久則覺其若有無，則更定矣！迨至氣息純返於神，全無氣息之可窺，斯時方為大定大靜，煉丹則有藥可採，此可悟玄牝之消息，此可見生身受氣之初，是即真正玄牝之消息。以之修煉，可以得藥成丹也。

（《樂育堂語錄・卷一》）

修煉之道莫要於水火，須要水清火白，方為先天水火。火何在？心中之性，性即火也。然性有二，有氣性，有真性。氣性不除則真性不見，仍不免事物之應酬，一時煩惱心起，化為凡火，熱灼一身，而真性為之消滅焉。故煉丹者，第一在凝神。凝神無他，只是除卻凡火，純是一團無思無慮、安然自在之火，可化凡氣而為真氣也。諸子打坐務將那凡火任其消停下去，然後慢慢的凝神，如此神為真神，心為真火，然後神有方所。不知其地，漫無歸宿；

不知其法，何以下手。此氣穴一處所以為歸根復命之竅也，其間一開一合，順其自然，我之神只有主宰之而已，絕不隨其長短消息，此即凝神之法也。神凝於此，息自然調，日變月化，仙胎成就，猶赤子初得父精母血，有此一團胎息，不疾不徐，不寒不熱，而十月出胎成人矣。

至於水何在？腎中之情，情即水也。然有妄情，有真情，二者不明，丹必不就。苟妄情不除，則水經濫行，勢必流蕩而為淫慾。學者慾制妄情，離不得元神返觀內照，時時檢點，自然淫心邪念一絲不起，始是真情。倘有動時，即為真氣之累。我於此攝念歸真，採取而上升下降，收回中宮土釜鍛鍊一番，則大藥易得，大丹必成。此水火二者，為生人身之本，成仙作聖之根，切勿混淆而用，不分清濁也。（《樂育堂語錄．卷一》）

吾示明心見性之真諦：夫先天之心即性，先天之性即虛無元氣，要之一虛而已矣。人自有生之後，氣質之拘，情慾之蔽，恩愛之纏，此心之不虛者久矣。氣為心使，精為神役，馳逐妄游，消耗殆盡，此學人下手興工所以貴凝神調息也。蓋神不凝則散，散則游思妄想迭出，安能團聚一區，以為煉丹之主帥？惟能凝則一，一則虛。我心之虛即本來天賦之性，外來太空之虛即未生虛無之性。息不調則放，放則內而臟腑、外而肌膚，無非一團躁急之氣運行，欲其凝聚一團而為我造命之本，蓋亦難矣。惟能調則平，平則和，我身之和即我生以後受天地之命，太和一氣即未生以前懸於天地之命，此即真性真命，與天地人物合而不分之性命，亦即神仙造而爲神仙之性命也。生等欲復命歸根，以臻神化之域，亦無他修，只是凝神令靜，調息令勻，勿忘勿助，不疾不徐，使心神氣息皆入於虛極靜篤而已矣。但非造作之虛，乃自然之虛。

學者下手之初，必要先將此心放得活活潑潑，託諸於穆之天，游於太虛之表，始能內伏一身之鉛汞，外盜天地之元陽。久之神自凝而息自調，只覺丹田一點神息渾浩流轉，似有如無，我於此守之、照之，有如貓之捕鼠，兔之逢鷹，一心顧諟，不許外游，自然外感內應，覺天地之元氣流行於一身內外，而無有消息也。性功到此，命功自易焉。

（《樂育堂語錄・卷一》）

夫進火者，凝神壹志不分也。採藥是用外呼吸之氣一升一降，一出一入，順其自然是也。若陽動藥生之時，即將內之精神一意凝於丹鼎，即是進火。將外之呼吸出入升降，以包果之，即是採藥。進火是進火，採藥是採藥，不可混而為一也。若但用外呼吸，升降往還，而神不凝於丹鼎，則雖真機勃發，必散漫一身，而無歸宿之處。若但見陽氣勃發，以意凝注，而不用後天呼吸以包果之，則藥止於其所，惟以壯旺下元、沖舉腎氣而已。生等若未了然，吾再喻之：夫進火，猶鐵匠之爐而加以柴炭也；採藥，猶鐵匠之風箱而抽動之也。若但抽其

（《樂育堂語錄・卷一》）

風箱，而爐中不加以炭火，則火不雄而金不化；若但加以炭火，而手中不抽動其風箱，縱有柴有炭，亦只溫溫爐內而已，安望煉成有用之物哉？生等思之。火是火，藥是藥；進是進；採是採。後天法工，原是如此。他如採大藥於無為之內，行火候於不動之中，此是火藥合一，進採無分。

（《樂育堂語錄・卷一》）

古云：「凝神於虛，合氣於漠」。此個虛無竄子古人謂不在身中，又卻離不得身中，此即太上所謂「谷神不死，是謂玄牝」。此個玄牝門，不先修煉則不見象。必要呼吸息斷，元息始行，久久溫養，則玄牝出入，外接天根，內接地軸，綿綿密密，於臍腹之間一竅開時而周身毛竅無處不開，此即謂胎息，即赤子未離母腹與母同呼吸之氣一般。生能會得此竅，較從前煉口鼻之氣大有不同，生自今後須從口鼻之氣微微收斂，斂而至於氣息若無，然後玄牝門開，元息見焉。此點元息即人生之本能，從此採取，庶得真精、真氣、真神。

（《樂育堂語錄・卷一》）

修煉第一要調得外呼吸均勻，無過不及，一任出玄入牝，如如自如，可開則開，可閉則閉。為粗、為細，略加收斂調協之意足矣。切勿氣粗而按之至細，氣浮而按之使斂，致令有形凡火燒灼一身精血可也。

無息之息，方是真息；不神之神，斯為真神。學者調息凝神之際，務要尋得真息，認得真神，斯可渾合為一。否則，有形之息，皆凡火也。真火生神，凡火傷身；真神可作主張，凡神騷擾不寧。何謂真息？即丹田中悠悠揚揚，旋轉不已者是。何謂真神？即無思無慮之中，忽焉而有知覺，此為真神。

修煉家欲採元氣化凡精，欲升真鉛以制陰汞，使之返還乾性，乃成不思不慮之元神，非採先天元息不能。夫元息在丹田，若有若無，不寒不暖，如火種者然，外不見有焰，內不知有火，只覺暖氣融融，薰蒸在抱，斯無形之神火，自然變化無窮，神妙莫測。否則有形之火，氣勢炎炎，未有不忽焉而起，忽焉而滅，其為身心性命之害不可勝言。修行人以無形之真火為用，而外面呼吸有形之火非謂全法不用，不過如鐵匠之風扇，吹噓於外，周遭包果，以衛中間神息而已。吾恐諸子未明用火之道，故將呼吸有形之凡火與先天無形之真火相提並論，庶以免妄採妄煉。

願諸子閑時打坐，用此有形之火，袪逐一身風寒暑濕；復用此無形之火，鍛鍊此身之渣滓陰霾，而全丹可成矣。

（《樂育堂語錄・卷一》）

諸子近日靜養，無非從色身上尋出真性出來，第一要做一次見一次之功效，長一番之精神，法身涵養久久始足，昭高明廣大之天。若真機初到，遽行下榻，則真氣未充，真神未壯，安能撥開雲霧，獨見青天。從今後不坐則已，一坐必將真神元氣收得十分完足，自然真機在抱，不須守而自存，不費力而自在。俗云：久坐必有禪，洵不誣也。又三豐云：大凡打坐，去慾存理。務必一槍下馬，免得另來打戰。此等言，非過來人不能知也。

（≪樂育堂語錄・卷一≫）

在於命功雖不一等，顧其要領，總不外一雙眼目。夫人一身之中，雖是神氣為之運用，要不若兩目之神光，炯炯不昧，惺惺長存。故昔人謂一身皆是陰，惟有目光猶屬陽。須常常收攝，微微下照，則精氣神自會合一家。到得丹田氣壯，直上泥丸，遍九宮，注黃庭，自然陰氣消盡，而陽氣常存。猶之太空日照，雲霧自消歸無有。諸子近時用工不可專顧下田，雖下田氣壯，自能升至泥丸，消煉上田渣滓。若神氣猶懦，未至圓明，須久久顧諟，不妨以真心真意回顧上田，則泥丸陰氣被陽氣一照，自然悉化，而頭目不至昏暈也。

夫玄工別無妙法，只在升降上下，往來運度而已。亦非教諸子專用神氣升散於外，而不收斂也。夫以神氣不運於周身，則周身陰氣不化，無非死肉一團，終是無用。且日積一日，不免疾病糾纏。故吾教修命，是教人以水火周身運動，使血肉之軀化為活活潑潑，隨心所用，無有阻礙。到得一身毛竅晶瑩，肌膚細膩得矣。又不可貪神氣之周於一身，蘇軟快樂，流蕩忘返，還要收之回宮，不准外泄。

（≪樂育堂語錄・卷一≫）

是知天地無功，以日月為功；人身無用，以水火為用。天地無日月，天地一死物而已；

人身無水火，人身一屍殼而已。日月者，天地之精神；水火者，人身之元氣。惟能交會於中，則內之元氣假外之呼吸以為收斂。始能覺其各別，久則會萃一團，而真陽自此生矣。倘陰陽不交，則氤氳元氣不合，而欲陽之生也其可得乎？

（《樂育堂語錄・卷一》）

修煉之術別無他妙，但調火候而已。夫煉丹有文火，有武火，有沐浴溫養之火，有歸爐封固之火，此其大較也。夫武火何以用，何時用哉？當其初下手時，神未凝，息未調，神氣二者未交，此當稍著意念，略打緊些，即數息以起刻漏者，是其武火也。迨至神稍凝，氣稍調，神氣二者略略相交，但未至於純熟，此當用文火以固濟之，意念略略放輕，不似前此之死死執著數息，是即文火也。古云：野戰用武火，守城用文火。野戰者何？如兵戈擾攘之秋，賊氛四起，不可不用兵以戰退魔寇，即是武火之謂。迨至干戈寧靜，烽煙無警，又當安置人民，各理職業，雖不用兵威，然亦不可不提防之耳，此為文火，有意無意者也。若民安物阜，雨順風調，野無雞犬之驚，人鮮雀鼠之訟，斯可以文武火不用，而專用溫養浴沐之火。至於沐浴有二：卯沐浴，是進火進之至極，恐其升而再升，為害不小，因之停符不用，稍微溫養足矣。此時雖然停功，而氣機之上行者猶然如故，上至泥丸，鍛鍊泥丸之陰氣，此其時也。況陽氣上升，正生氣至盛，故卯為生之門也。酉沐浴，是退符退之至極，恐其著意於退，反將陽氣收於中宮，使陽丹不就。學人至此，又當停功不用，摶氣致柔，溫之養之，以候天然自然，此為酉沐浴也，昔人謂之死之門。是即吾所謂收斂神光，落於絳宮，不似卯門之斂神泥丸也。然此不過言其象耳，學者切勿泥象執文，徒為兀坐死守之功夫焉。至歸爐封固，此時用火無火，採藥無藥，全然出於無心無意，其實心意無不在也，此即玄牝之門現其真景。然而此個功夫，非造到火候純熟之境不能見其徵也。

（《樂育堂語錄・卷一》）

吾示生一活法。論丹書所云：初三一痕新月是一點陽精發生之始，是為新嫩之藥，急宜採取。然以吾思之，不必拘之。如生等打坐興工，略用一點神光下照丹田氣穴之中，使神氣兩相依，乃是一陽初動之始，切不可加以猛烹急煉，惟以微微外呼吸招攝之足矣。古人謂：二分新嫩之水，配以二分新嫩之火。庶水不泛溢，火不灼燒，慢慢的溫養沐浴，漸抽漸添，水火自然調和，身心自然爽泰，而有藥生之兆焉。然氣機尚微，藥物未壯，不可遽用河車，以分散其神氣也。此即初八，月上弦，一點丁火之象。若要搬運升降，往來無窮，必待藥氣充盈，勃然翕然，上而眉目之間朗朗然如星光點點，其氣機開朗無比，非謂果有星光點點紛飛可見也；下而丹田中浩浩然如潮水漫漫，其真氣流動充盈有如此，非謂果有潮水泛流也，此是比喻之法，一切不可著跡以求。有此景到，始如十五一團明月遍滿大千，普照恆河，即是大藥初生，可以興工採取、搬運河車，升之降之，進之退之，由是而溫養烹煉之。日復一日，自然智慧日開，精神大長。否則水尚初潮，金生未兆而遽以神火猛烹急煉，不惟金氣不生，反因凡火熾熱，燒竭一身元精元氣也。若藥氣已長，而猶以二分之火應之，則金氣旺而火不稱，猶之爐火煉鐵，礦多炭少而火不宏，火反為礦所埋，安望融化成金，而為有用之物哉？此等細密工夫在生等自家在坐上較量，為增為減，以柔以剛，定其分數銖兩可也。

（《樂育堂語錄・卷一》）

總之丹道千言萬語，不過神氣二字。始而神與氣離，我即以神調氣，以氣凝神；終則神氣融化於空，結成一團，大如黍米之珠，懸於四大、五行不著之處，一片虛無境象，是即打破太虛空，獨立法王身也。而其功總不外性情二字，始而以性和情，繼則以情歸性，到性情合一，現出本來法身，即返本還原，復吾生身受氣之初。

（《樂育堂語錄・卷一》）

吾今特將上品煉法示之：爾生務須隨事應酬，不可全不經心，亦不宜太為計較，惟從容鎮靜，思一過即置之，行一念即忘之，如此應酬雖日夜千頭萬緒無傷矣。如此用心，用而不用，不用而用，益生聰明智慧，益見安閑恬淡，此即大道常存，而真氣日充矣。吾見生行功數年，疾病難捐，只緣動念起火，以傷元氣。如依法行持，元氣一壯百病潛消，長生可得。人之煉丹，雖曰：性命雙修，其實煉心為要。心地清淨，那太和一氣自在於此。

（《樂育堂語錄・卷二》）

性是慈愛的物事，命是身中氤氳之元氣。卻將此心安意順之，念活潑蓬勃之氣，常常玩味，不許一息偶離，不令一念摻雜。此即古人「行住坐臥，不離這個」，這個即性命，性命即太極也。此為頭腦功夫，根本學問。

如此煉心，無在不是道矣。尤必加一調息功夫，方是煉命之學。然調息非閉氣之謂也，必要慢慢操持，始而有息，久而息微，再久則息無，始是命學之真。故曰：伏氣不服氣，服氣不長生，長生須伏氣。此個伏字，須要認清，不可徒然閉氣、數息為也，須心無出入，息亦無出入，方是性命兼修之學。

總之煉心伏氣二者，必兼而修之。若但煉心，身命必難保固；若但伏氣，縱壽亦是愚夫。生須以兩者為法，時刻不離可也。

（《樂育堂語錄•卷二》）

修煉以精、氣、神為主，如不寶精裕氣則神不入氣，氣不伏神，不能打成一片。猶男精女血各居其所，兩不相合，安有生男育女之時？學道人欲求一元真氣，始也水火不交，安有真鉛之產？及真陽一動，不行河車功法、交媾乾坤，安得成丹？如此神了神，氣了氣，不相凝聚，焉得無息之息，以成先天法身、不神之神？

（《樂育堂語錄•卷二》）

再示諸子神氣之要：氣機運行而心神不大爽快者，斯神未與氣交也，所謂「鉛至而汞不應」；若心神已快而氣機不甚充滿洋溢者，斯氣未與神合也，所謂「汞投而鉛不來」。到則真鉛汞融會為一，然後以如來空空之心合真人深深之息，相吞相啖於黃房。如靜極而動即忙起火，動極而靜又須停符，任其一升一降，往來自如，合天地之造化，與日月為盈虧，是為小周天法功。

（《樂育堂語錄・卷二》）

元神者，修丹之總機括也。藥生無此元神是凡精無用，不能結胎；還丹無此元神是為幻相，不能成嬰。吾竊怪世之修士，徒知精氣為寶，不知元神為主，總說成藥，亦不過保固色身而已，烏能結成聖胎哉？吾今為生道破，夫所謂烹煉陽神者，即此元神，採而服之，日積月累，日充月盛而成之者也。不然，何不曰：「陽精」、「陽氣」，而必曰「陽神」哉？可知煉丹者，即煉此元神一味為之主也。然此是上上乘法，以成金液大還之丹者。若中、下兩品，雖不全用陽神，亦卻離不得陽神。若無陽神，凡精凡氣亦不能凝結於身心，以成長生不老人仙。若最上乘法純是陽神一件，雖不離精氣二者，然不過爲之補助而已，生須要認為元神清楚以後才有作用。

夫元神，即無極而太極也，當其虛靜無事，混混淪淪，無可名狀，及氣機不觸忽焉感孚，躍然而動，此躍然一動之際即是真正元神。《易》曰：寂然不動，感而遂通天下之故是也。若未動時，先存逆料是未來心；若已動後，猶懷追憶是過去心；忽感忽應，忽應忽止，是即元神作用，其中稍有計較，不能隨應隨忘是謂現在心，皆不名元神。由此採取，即帶濁穢，即使養成，難以飛騰變化，去來自如。吾今略為抉破，生好好用功，以行採取焉。

（《樂育堂語錄・卷二》）

火候不明，終難結丹。古云：「藥物生玄竅，火候發陽爐。」斯時金已鍛出，惟有略用一點真意採而受之足矣；若藥未出時，不妨溫溫鉛鼎。故曰：「藥未出礦須猛火，藥已歸爐宜溫養。」足見藥生之火，武火也；藥還之火，文火也。火候文武，只有意無意之分焉耳！其餘周天火候，只一個溫溫神火，不即不離，斯無危殆焉！故曰：「凝其神，柔其意。」蓋神不凝則丹不聚，意不柔則火不純，火不純而丹亦難成也。故升降之際，有沐浴、抽添者此耳！到得藥氣已上泥丸，尤當一意不散，一塵不起，凝聚精神，團於一處，溫養片刻，然後腦中陰精化為甘露神水，滴入絳宮，冶煉片時而後化爲金液，歸於丹田，溫養成珠，此處務須溫溫鉛鼎，以行封固可也。然此封固，內想不出，外想不入，人多知之。若泥丸宮內，凝聚一時，烹煉成藥，人少知也。夫以此個宮內，極是清虛玄朗；落於後天，致有渣滓之窒塞，所以其神不清，其心不靈，常不免於昏憒。若能凝聚片響則濁氣自降，清氣自升，常與天地輕清之氣相通。苟能久久溫養則清氣充而濁氣去，不但身體康強，顏色光耀，而金液大還無非由此靜養之功積成也。

（《樂育堂語錄・卷二》）

若打坐時，不先將六根、六塵一齊放下，大休大歇一場，驟引凡息上下往來，以希此真之一氣未有能得者也。惟能於大靜之後，真陰真陽方能兆象，吾然後以離宮之元神下照水府，則水府之金自蓬勃氤氳，直從下田鼓蕩，所謂「地湧金蓮」是也。我於是收回中宮，再加神火溫養，久之，此個元氣倏然而上升泥丸，所謂「天垂寶蓋」是也。我於此凝聚片刻，以藏於宥密之地，此即順天地造化之機，合盈虛消長之數，如是而不結丹成嬰者，未之有也。

（《樂育堂語錄・卷二》）

古云：「聖人傳火不傳藥，傳藥不傳火。」火候之說，不過內外呼吸之息盡之。然直指呼吸為火又不是，呼吸風也，火則神也，以風扇火而成藥，即以息運神而成丹。故古云：「藥不得火不化，火不得風不融。」於此可見火藥矣。又曰：「藥即是火，火即是藥」。蓋火藥之名無有定論，當其神氣合一、坎離相交而大藥生。其間氤氳騰兀謂之為「藥」，然火即在藥中也；及乾坤交會、龍虎金木混合為一，收斂黃庭，無聲無臭，但以一點真意持守，是即以火溫養，故煉時謂之為火，火中自有藥在也。然只是一個動靜而已，動而有形，喻之為藥；靜而無象，擬之為火。此殆無可名而名，無可狀而狀者，爾等須知火藥二物，是先天一元真氣。

（《樂育堂語錄・卷三》）

至於子進火、午退符者，是坎離交媾於曲江之下，聚火載之而上升於乾，乾即鼎，鼎即首也；乾坤交媾於泥丸之地，聚之凝之而下降於坤，坤即爐，爐即腹也。是聚火之法，為修丹要旨。昔人云：「下不閉，則火不聚而金不升。」金即氣，氣即藥也。「上不閉，則火不凝而丹不結。」丹即外之陽氣以合人身之陰精，兩相交合為丹，猶夫婦交會精血，結而為子也。

總之得藥結丹，火為要矣。火即神，神即我，修道之主帥也。下閉，即凝神下田；上閉，即凝神上田。世之修士，多有知下田凝神之法；而泥丸一所，能知凝神片晌者少矣。蓋此時金氣雖升泥丸，要知此氣從至陰濁穢之中鍛出，雖名真陽，其實夾雜慾火者多，既上泥丸，無非神火猛烹、追逐之力為之上騰，其中渣滓尚未能淘汰得淨、鍛鍊得清。於此不凝神一刻則陽氣不真，安得收歸爐內而成丹？故曰：都來片晌功夫。輕清者，上升於天；重濁者，下降於地。故經一番洗刷，然後收歸鼎爐，加以神火溫養，自然緝熙光明，猶太陽之洗刷於海中，然後旭日曈曈，越見光華可愛、清淨無塵耳，此理同也。

他如卯酉周天，即東木西金平時兩相間隔，不能大暢所懷，惟卯酉為生殺之門，卯酉正令一行，而陰自消、陽自純，金木合而為一，即性情合而為一也。何以卯酉為生殺哉？以喻卯酉沐浴之時洗心滌慮，息氣存神，庶幾陰私盡消，陽氣長凝，即生欲存試，以比生殺也。生等行功，不但身有煩熱當停符退火，行卯門酉門之沐浴。即行之已久而得玄關妙竅，猶天地開闢其間生齒日繁，世道人心不無變遷，故當頓除思慮以溫養之。故曰：忘機絕慮為生殺。

（《樂育堂語錄·卷五》）

大凡修道，必以虛靈之元神養虛無之元氣。此個元氣，非精、非氣、非神，然亦即精、即氣、即神，是合精、氣、神而為一者也。

（《樂育堂語錄·卷三》）

吾再示止念之功夫：人思慮營營，自墮母胎而後已為氣質之性拘蔽，不能如太初之全無事事。及知識甫開，嗜好一起，而此心此神憧憧往來，朋從爾思，已不能一刻之停止矣。於此而欲使有思無思、有念無念，非百倍其功不能，且徒止之未必即能至於無思無慮。而況念起一心，止念又一心，不惟無以止息其心，且縱此心而紛馳者多矣，此又將何以處之？惟有以神入於丹田，納氣會於規中，此即水火交而為一。到得水火既濟，兩不相刑，則神之飛揚者不飛揚，氣之動蕩者不動蕩，即是止念之正法眼藏也。

到有事應酬，我惟即事應事，因事而施，稱量為予。務令神氣之相交者，仍然無異於其初，斷不使外邊客氣奪吾身之主氣，其功不過些些微微。以一點神光覺照之，不使氣離神、神離氣，即止念矣。不然一念起而隨止之，一念滅而隨滅之，起滅無常，將有止之不勝止者，似此之不止，更甚於克制私慾之功多矣。何也？蓋神氣之交，渾然在抱，即得本來真面，真面現前即止念現前，那一切邪私雜妄，自不能干。

（《樂育堂語錄·卷三》）

昔人云：「動處煉性，靜處煉命。」二語已包括性命雙修之要，獨惜人不知耳。何謂動處煉性？動非舉動不停之謂，乃有事應酬之謂也。人生世間，誰無親戚朋友往來應酬？亦誰無衣服飲食、身家意計？要知此有事之時，即是用功修性之時。於此不煉，又從何處煉焉？我於此時視、聽、言、動必求中禮，喜怒哀樂必求中節，子臣弟友必求盡道，衣服飲食必求適宜。如此隨來隨應，隨應隨忘，以前不思，過後不憶，當前稱物平施，毫無顧慮計較，所謂：我無欲而心自定，心定而性自定。煉性之功莫此為最，否則捨卻現在，而於閑居獨處之地自謂誠意正心，此皆空談無著，何如對境而有返勘之念。於時時應事，即可時時養性，稍有念動欲起，人不指責於己，即己亦有不自安之處。此所以煉性於動處，其功夫為易進也。古人云：「煉己於塵俗」。邱祖云：「吾於靜處修煉不勝大益，及後遊行塵市，應酬於事為，始知動處之煉性，勝過靜處之煉多矣！」

至於靜處煉命又是何說？靜亦非不動之謂，乃無事而未應酬之謂也。我能於無事之際，無論行、住、坐、臥總將一個神光下照於丹田之處，務使神抱住氣，意繫住息，神氣戀戀兩不相離，如此聚而不散，融會一團，悠揚活潑往來於丹田之中，如此日積月累，自然真氣沖沖，包固一身內外而河車之路通矣！

（≪樂育堂語錄・卷五≫）

夫大道之要，不過神氣二者而已。但有先後天之別，修士不可不知。古經云：「先天元神，體也；後天識神，用也。」無先天元神，大道無主；無后天識神，大道無用。爾等用功修煉，必要於混混沌沌、無知無覺時，養得先天元神以為主宰；然後一驚而醒，一覺而動，發為后天識神。此個識神，非朋從爾思，憧憧往來之私識，乃是正等正覺之元神，因其發動而有知覺，故曰識神。只怕此識一起，即紛紛擾擾，惡妄雜念，紛至沓來而不已者，就墮於私流於慾，而不可以煉丹也。惟有一心了照，矢志靡他，如此用志不分，乃凝於神，神凝而息可調，息調即丹可結。故曰：「一心只在絲綸上，不見蘆花對岸紅。」如此一心，雖曰識神，其實即元神也。所以古云：「天心為主，元神為用」，巧使盜機返還造化，何患不立躋聖神。總要於天心發動之後，常常穩蓄，不許一念游移，一息雜妄，庶幾天心常在，道心常凝，雖有識亦此無識也。學者修真下手之際，貴乎一心制服兩眼，幷口、耳、身、意之妄識，於是集神於丹扃，調息於丹田，務使凡息斷滅，然後元氣始來歸命。既得元氣來歸，氤氳活潑，宛轉悠揚，如活龍動轉，十分爽健，此元氣之充壯，可以運行河車矣。苟氣機大動，不行河車化精為氣，化氣為神之功，仍然凝聚丹鼎，奈未經火化，陰精難固，不能長留於後天鼎中，一霎時凡火一起，必動淫根生淫事而傾矣。即或強制死守，不使他動，奈後天精氣皆屬純陰，未經鍛鍊，不強制他必泄，即強制他亦必泄也。夫以此訣一行，即可以奪天地鬼神之權，參造化陰陽之法，而自主自奪，我命由我不由天矣。既有元氣於丹田，而行河車之法，尤須假後天凡氣，為陽火陰符逼迫而催促之，使之上升下降，往來無窮，鼓舞而鍛鍊之，使之化凡成真，變化莫測。苟徒有元氣之發生，活子時之現象，而無後天凡氣，則先天元氣豈能自上自下，自鍛自化，此金丹雖先天之元氣為本，然亦必需後天凡氣為之功用也。至於金丹始終全仗火候，古人臨爐十分慎重，惟恐一息偶乖，有干陰陽造化。故曰進火行符，猶之煮飯，火緩則生，故貴惺惺常存；火急則焦，故貴綿綿不絕。生於此二語，可知用火之微矣。到得地下雷鳴，火逼金行，此時若非武火，金氣安能上升？然必善於用武，任他烈焰萬丈，光芒四射，我則以一滴清涼水，遍灑十方足矣。此即氣壯而心亨之道也，亦即清淨活淡為本之妙術也。故曰：「龍虎相逢上戰場，霎時頃刻定興亡，勸君逢惡須行善，若要爭強必損傷。」以勢可畏，其機甚危，而其心不可不臨爐審慎也。生既明得此旨，永無傾泄之患焉。雖然，此行河車之法，當如是耳，若一概施之於守中，氣機未暢，心神未寧，一以純任自然之法行之，則神氣安能打成一片，有何藥物可採哉？此必於玄關初現之時，腎氣上升，心液下降，用起數息之武火，不許一念走作、一息紛馳。如此緊催慢鼓，鼓動橐龠機關，然後凡息方停，真息始見，人心乃死，道心乃生。否則慢說自然，必無自然也。故曰：雖有生知之聖人，亦必下困知勉行功夫始得。古云：「西山白虎正猖狂，東海青龍不可當，兩手捉來令死鬥，化成一塊紫金霜」。又曰：「降龍須要志如天，伏虎心雄氣似煙，痴蠢愚人能會得，管教立地作神仙」。此種武火，施之於龍虎不交，水火不濟之時則可，若行河車則已。龍吟虎嘯，夫唱婦隨，再用此法，則又恐怕逐真氣散亂。（《道德經註釋・第八十一章註》）

靜坐之功，必俟內念不萌，外感不接，此心如停雲止水，然後凝神而注於下田，合耳目與心皆交併於其間，如貓捕鼠，視於斯，聽於斯，結念於斯，此道家顧諟天之明命也。其所以然者何哉？蓋坎中之一陽為人身之太極，即邵子所謂天根也。人受此氣以生，自孩提以至成立，皆賴一陽以滋長。自男女交，而此氣遂損矣。旦旦伐之，而此氣愈損矣。伐之不已，久之而其氣漸微，久之而此水漸涸，坎宮日虛，水冷金寒，地道不能上行，天道不能下濟，上乾下坤，此否之象也。天地不交，火日炎於上，而不能下；水日潤於下，而不能上。水火不融，心腎不交，上離下坎，此未濟之象也。人身有此二卦之象，生機日危，百病皆作矣。道者，知其然也。以先天之神凝而注於先天之氣，是天道下濟也。孟子曰：「志，氣之帥也」。將帥從天而下，卒徒必隨而俱下，是以乾照坤矣，是以火溫水矣，是即所謂金灶初開火也。灶因火而名。金者指坎中之一陽也，得於乾之金也。火初開者，初得乾陽離火之下照也。是以離之上下二陽，暖坎中之上下二陰，以離中之空陰，養坎中之空陽。以中女之畜中男也。其所以然者又何哉？蓋陽性主動，動則易泄，惟陰可以畜之。故云：男性見女則悅，得女則留，此小畜，皆取以陰畜陽之義也。況前以乾坤一交，乾之中爻入於坤，而為坎。坤之中爻入於乾，而為離，是夫婦之情投意洽，陰陽互易也。今以離中坤入於乾之陰，下求坎中乾，入於坤之陽，是再世重逢之真夫婦也。兩情交悅，可以畜空陽而不使之泄。孤陰不生，獨陽不長，有此空陰以養此空陽，一動一靜，互為其根，乃可以回既損之元氣，使潛滋暗長於極陰之地，以冀七日之來復也，此神能煉氣之秘機也。世傳性命諸書，從未有如此透發。即以神煉氣，亦多隱語，如龍虎汞鉛諸說是也。龍者，靈物也，變化莫測，喻離中空陰之神，以火生於木，木青色，故或云：青龍。火色赤，又或云赤龍。虎者，猛物也，坎中空陽之氣，此氣純陽，陽則易動，有如虎之難防。此氣最剛，剛則性烈，有如虎之難制。惟龍之下降，可以伏此虎也。汞者，水銀也，活潑靈動，無微不入，喻空陰之神。鉛者，黑錫也，其色黑，有似坎中之水，其體重，似坎中之金，以喻空陽之氣。且鉛非汞不能化，亦猶氣非神不能化，而鉛又可以乾汞，氣又可以化神，故以為喻。老子所謂「知白守黑」，又所謂「抱一」者皆是也。白者，金之色。黑者，水之色。知坎有乾金之白，故守水之黑者，正以守黑中之白也，所守者，氣也；守之者，神也。又云「戊己」者，云「彼我」者。戊己屬土，以坎中有戊土，離中有己土。五行分配四時，分配臟腑，而惟土則旺於四時之季，統乎臟腑之全，故人之六脈，皆取有胃氣則生，以萬物發生於土也。故《河》、《洛》之數一與六共宗，二與七同道，三與八為朋，四與九為友，皆以中隔五數，陰陽乃能相生，而又以五、十居中。蓋天地之數皆不離乎土，惟人亦然。所以坎有陽土之戊，離有陰土之己也。以己合戊，亦指降神於氣也。彼者，指坎中之陽也。我者，謂離中之陰也。氣無知，神有知，以有知之神，求無知之氣，以神為主，以氣為賓。主者，我也。賓者，彼也。凡此皆以神煉氣之隱語也，本無關於精義，而諸書皆以此拒人，好異者驚為奇談，甚至謬解而入於邪語，特破之以釋其疑。

修道者煉精為大藥，藥以火而成丹，採大藥亦非火不為功。但煉丹之火，兼內外呼吸而成，採大藥之火，只有內呼吸而無外呼吸。息有一毫不定則藥摻真偽，反有傷於大藥。

（《樂育堂語錄・卷四》）

煉丹之法，別無奇異，只是煉自然之藥，成自然之丹，古人一切比名喻象，不過想像得藥、成丹光景，心神開朗，志氣清明中大約有似於此耳！其實非真有也，學者須善會之。

（《樂育堂語錄・卷四》）

人之修煉無非效法天地之法象，順造化之自然。有何景象？如謂實有物事橫亙於中，要皆後起之塵緣，殊非我本來面目，寂然湛然，天然自然者焉！生們切勿以虛為實，認假作真，一如天地之不以清空為實，反將雲煙等等幻形、幻色為天，豈不大錯乎哉！

（《樂育堂語錄・卷五》）

以後煉丹，只將眼、耳、口、鼻一切神光不用於外，一齊收入丹田中，以為吾身生生不息之本。道家別無玄妙，惟大團固元神不令外出，長使在家，則壽長千歲者在此，神超萬古者亦在此。故人生則身熱，死即身冷。神即氣也，氣即火也。天有此火，則生育無疆；人有此火，安得不眉壽萬年乎！至於視、聽、言、動，酒、色、財、氣一切微末之事，皆當好生行持，以免銷灼神氣，而金丹有本，法身可成。

壯而懦弱故也。

若非以元氣養元神，元神安得充壯？既不充壯，凡遇一切憂患逆境皆能動之，蓋以神不（《樂育堂語錄·卷五》）

今為諸子再言後天氣。夫人之身所以爽健者，無非此後天之氣足也。氣何在？即身間一呼一吸，出入往來，氤氳內蘊者是。此氣即腎間動氣，肺主之而出，腎迎之而入，一出一入，往返於中黃宮內，則內而臟腑，外而肢體，無處不運，即無處不充，所謂身心兩泰，毛髮肌膚皆精瑩矣。顧自後天言，肺之出氣，腎之納氣，兩相調和勻稱，無或長或短之弊，自然無病，可以長生不老。然先天則金生水，即天一生水是；而後天則必自土而生金，金而生水，金水調勻，生生不息。故必節飲食，薄滋味，慎言語以養肺氣；少思慮以養脾氣。與夫一舉一動，節其勞逸，戒其昏睡，則土旺自能生金，金旺自能生水，水氣一通則脾土滋潤，而金清水白，可以光華四達，無有違礙焉。諸子欲收先天元氣蘊於中宮，生生不已，化化無窮，離不得一出一入之呼吸息息歸根，神氣兩相融結，和合不解，然後，後天氣足，先天之氣之生，始有自也。若不於後天呼吸之息，息息向中宮吹噓，則金無所生，水不能足，一身內外，多是一團燥灼之氣，猶之天氣亢陽而土無滋潤之氣，萬物之枯焦不待言，此一呼一吸所以為人生生之本也。諸子於今用功，不必尋奧妙，但於行住坐臥之時常常調其呼吸，順其自

（《樂育堂語錄·卷三》）

然，任其天然，毫無加損於其間，亦不縱放於其際，一切日用云為總總一個不動心，不動氣，不過勞、過逸，自然後天氣旺，先天元氣自回還於五官之地。不必問先天何在，而先天之氣自在是矣。若不知保養後天，徒尋先天元氣，勢如炊沙求飯萬不可得。到得後天之氣一聚於中，先天之氣自在於內，氤氤氳氳，兀兀騰騰，莫可名狀，而亦無可名狀者。

若先天元氣到時，只有一點可驗之處，心如活潑之泉，體似峻峋之石，自然一身內外，無處不爽快，無處不圓融，非可意想作為而得者也，故先天一氣名曰「虛無元氣」。此個虛無一氣，又謂「真一之氣」，又曰「真一之精」，又曰「天然元氣」，又曰「天空一氣」，種種名色，不一而足。要無非無聲無臭，無思無慮之真。卻不在內、不在外，隱在色身之中，謂之法身。

（《樂育堂語錄・卷一》）

大修行人將神氣打成一片，於此而動是太極之動，神與氣兩不相離也；於此而靜是太極之靜，神與氣自成一致也。其曰：坎離交而生藥，乾坤交而結丹，亦無非此真陰真陽之動靜為之，亦無非此太極圓成之物致之。雖曰：藥，曰：丹，亦非二也，不過陰陽初交始見陽氣之發皇，迨至丹成有象，是採外來之靈陽以增吾固有之元氣，故曰：以外藥配內藥。及收歸爐，封固溫養，焉有不神超無極耶?但恐克念作聖，罔念作狂。一息不檢，或接人而為人牽，應物而為物所撓，於是神爲氣馳，氣因神遷，神氣之歸一者而今又分為二矣。

下手採取精氣，必要心息相依，神氣不違，真陽、真藥即從此發生出來。行功至此，又要以定為水，以慧為火，日夜修持，隨動隨靜，總要心性空明，定而不亂，然後此個元氣、真陽才暢發得起來。若慧覺花開，此是真慧，不可無也。今之思慮不息，智謀日多，此是知覺之心，在人謂之智慧，而吾道家則目為邪火。何也？有思慮靈巧即有營營逐逐之私心，得之則喜，失之則怒，怒為邪火，為身心之害者大矣。故曰：嗔恚之火一燃，胎息去如奔馬，直待火滅煙消方才歸於爐舍。所以修行人最忌者，莫如嗔恚之火。而去嗔恚之火，莫如守拙守愚，那聰明才智半點不用。不惟不用，且必去焉，然後真氣始育。古來得道之士所以多愚樸也。（《樂育堂語錄・卷二》）

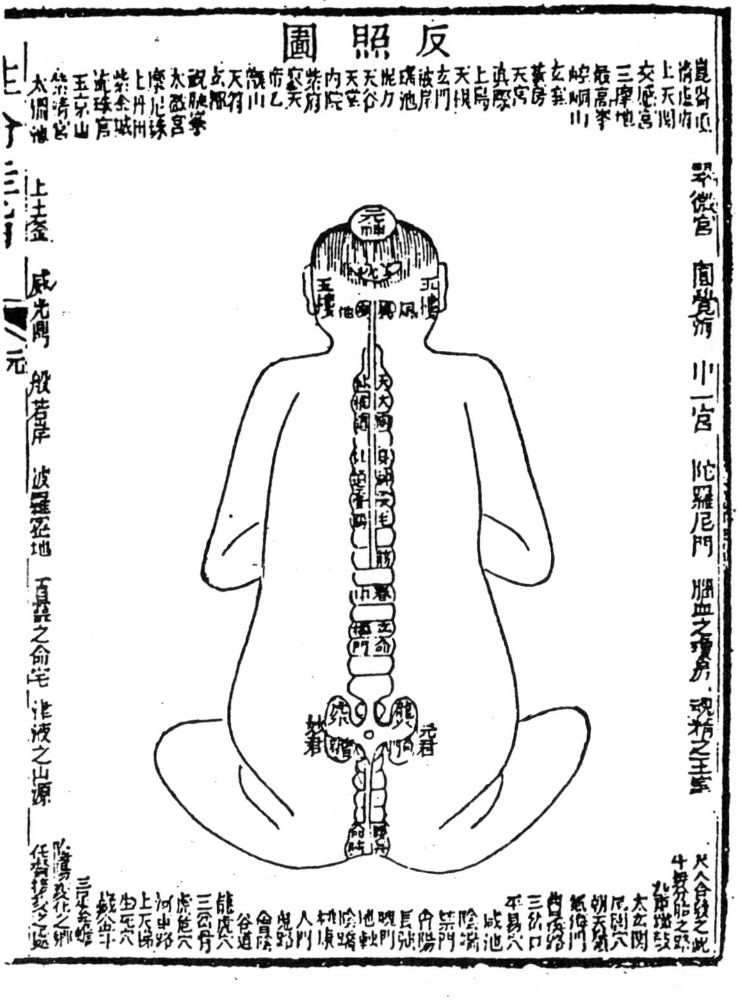
反照圖
上天關
交感宮
三摩地
最高峯
崆峒山
內院
天谷
上丹田
紫金城
玉京山
翠微宮
陀羅尼門
腦血之瓊房
魂精之玉室
上土釜
威光鼎
般若岸
波羅蜜地
百靈之命宅
津液之山源

人之元氣，逐日發生。子時復氣到尾閭，丑時臨氣到腎堂，寅時泰氣到立極，卯時大壯氣到夾脊，辰時夬氣到陶道，巳時乾氣到玉枕，午時姤氣到泥丸，未時遯氣到明堂，申時否氣到膻中，酉時觀氣到中脘，戌時剝氣到神闕，亥時坤氣歸於氣海矣。

時照圖

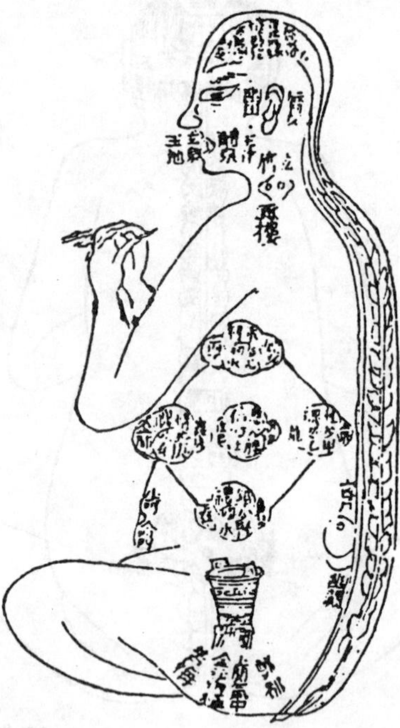

人身有任督二脈，爲陰陽之總。任督者，起於中極之下，循腹裏上關元，至咽喉，屬陰脈之海。督脈者，起於下極之腧，穿脊裏，上風府，循額，至鼻，屬陽脈之海。鹿運尾閭，蓋能通其督脈也。龜納鼻息，蓋能通其任脈也。人能通此二脈，則百脈皆通而無疾矣。

內照圖

心者君主之官也神明出焉肺者相傅之官治節出焉肝者將軍之官謀慮出焉膽者中正之官決斷出焉膻中者臣使之官喜樂出焉脾胃者倉廩之官五味出焉大腸者傳道之官變化出焉小腸者受盛之官化物出焉腎者作强之官伎巧出焉

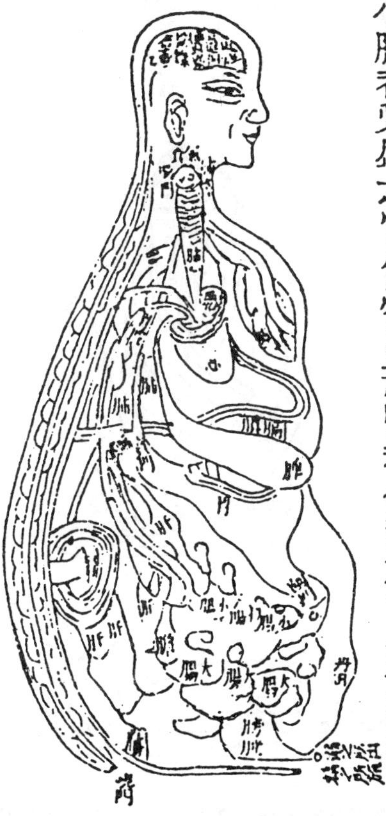

腦者髓之海諸髓皆屬之故上至泥丸下至尾骶俱腎主之

膻中在兩乳間爲氣之海能分布陰陽爲生化之源故名曰海

膈膜在肺下與脊腹周回相着如幕以遮濁氣使不熏蒸上焦

幽門在大小腸之間津液滲入膀胱滓穢流入大腸變化出矣

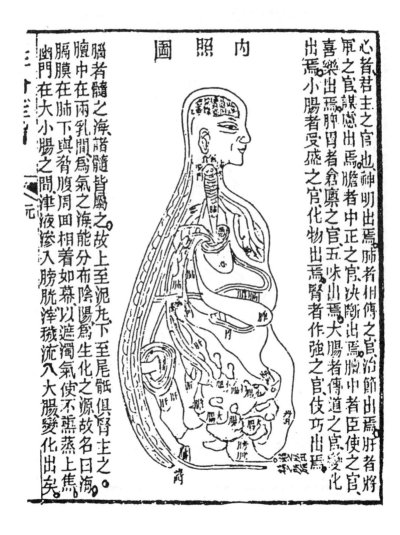

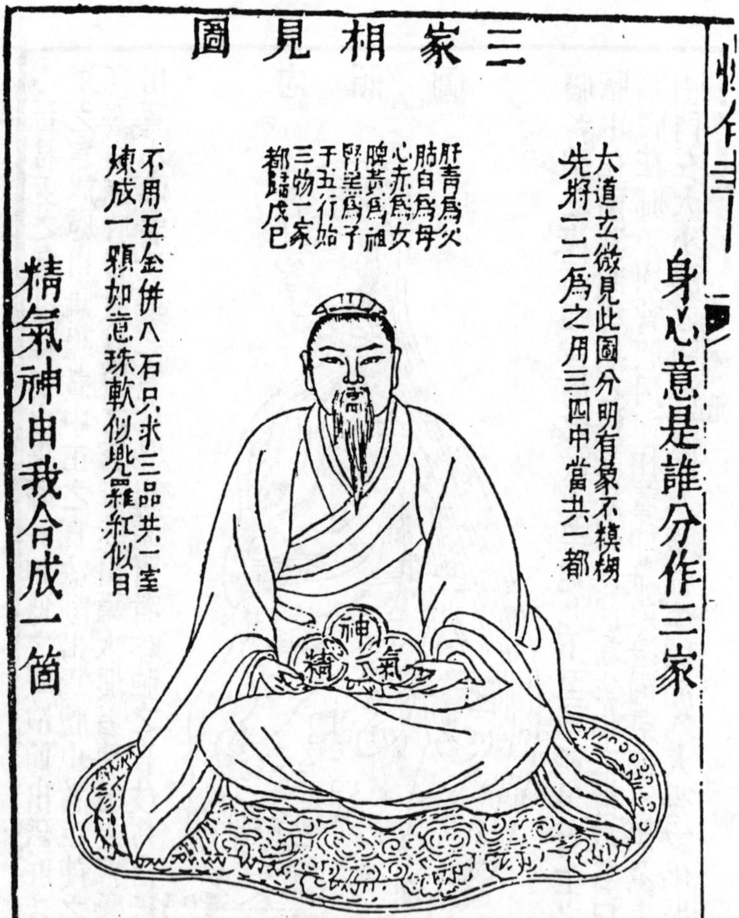
三家相見圖
身心意是誰分作三家
大道立微見此圖分明有象不模糊
先將一二為之用三四中當共一都
肝青為父
肺白為母
心赤為女
脾黃為祖
腎黑為子
子五行始
三物一家
都歸戊己
不用五金併八石只求三品共一室
煉成一顆如意珠軟似兜羅紅似日
精氣神由我合成一箇
神
氣
精

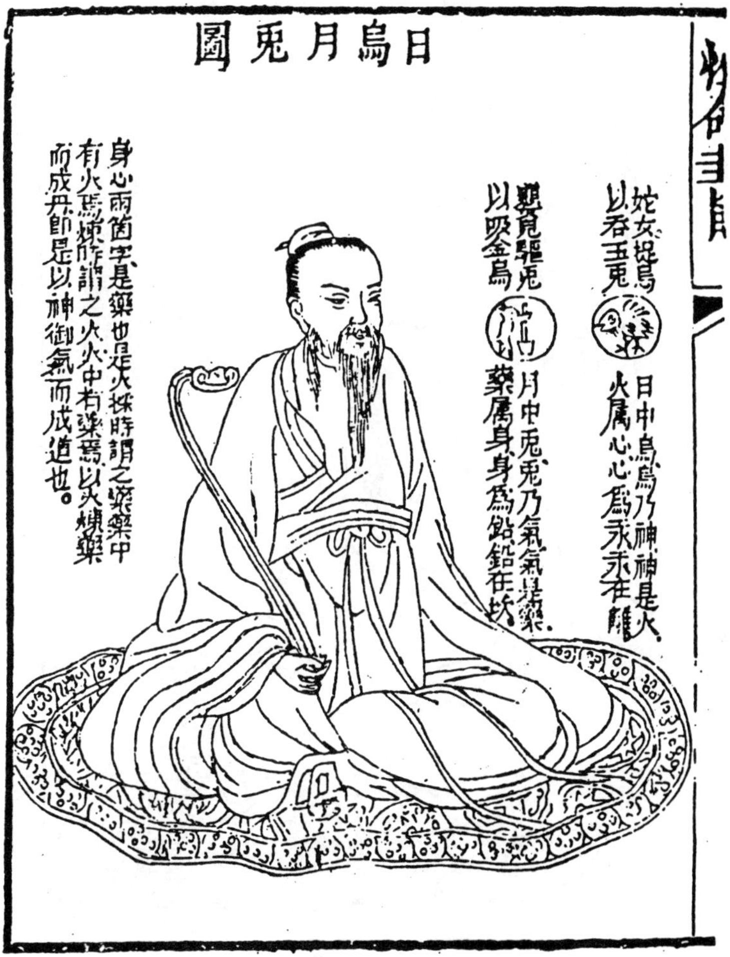
日烏月兎圖
姹女捉烏以吞玉兎
日中烏烏乃神神是火火屬心心爲汞汞在離
嬰兒驅兎以吸金烏
月中兎兎乃氣氣是藥藥屬身身爲鉛鉛在坎
身心兩箇字是藥也是火採時謂之藥藥中有火焉煉時謂之火火中有藥焉以火煉藥而成丹即是以神御氣而成道也。

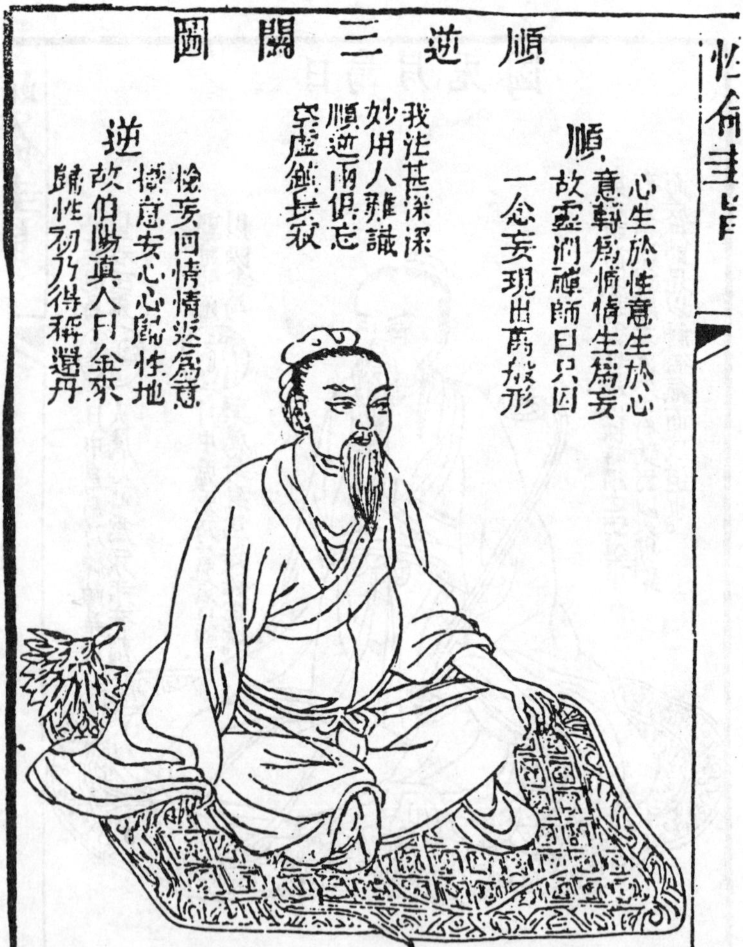
性命圭旨
順逆三關圖
順
心生於性意生於心
意轉為情情生為妄
故靈潤禪師曰只因
一念妄現出萬般形
我法甚深深
妙用人難識
順逆兩俱忘
空虛鎮長寂
逆
檢妄回情情返為意
攝意安心心歸性地
故伯陽真人曰金來
歸性初乃得稱還丹

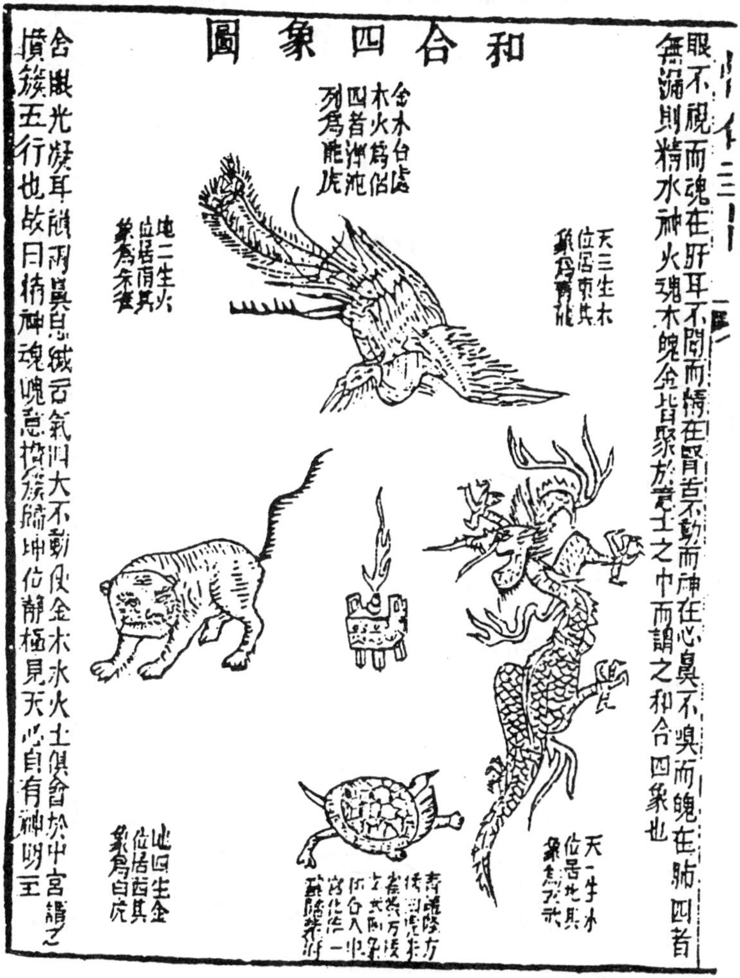
和合四象圖
眼不視而魂在肝耳不聞而精在腎舌不動而神在心鼻不嗅而魄在肺四首
無漏則精水神火魂木魄金皆聚於意土之中而謂之和合四象也
金水合處
木火為侶
四者渾沌
列為龍虎
天三生木
位居東其
象為青龍
地二生火
位居南其
象為朱雀
天一生水
位居北其
象為玄武
地四生金
位居西其
象為白虎
含眼光凝耳韻調鼻息緘舌氣四大不動使金木水火土俱會於中宮謂之
攢簇五行也故曰精神魂魄意攢簇歸坤位靜極見天心自有神明王

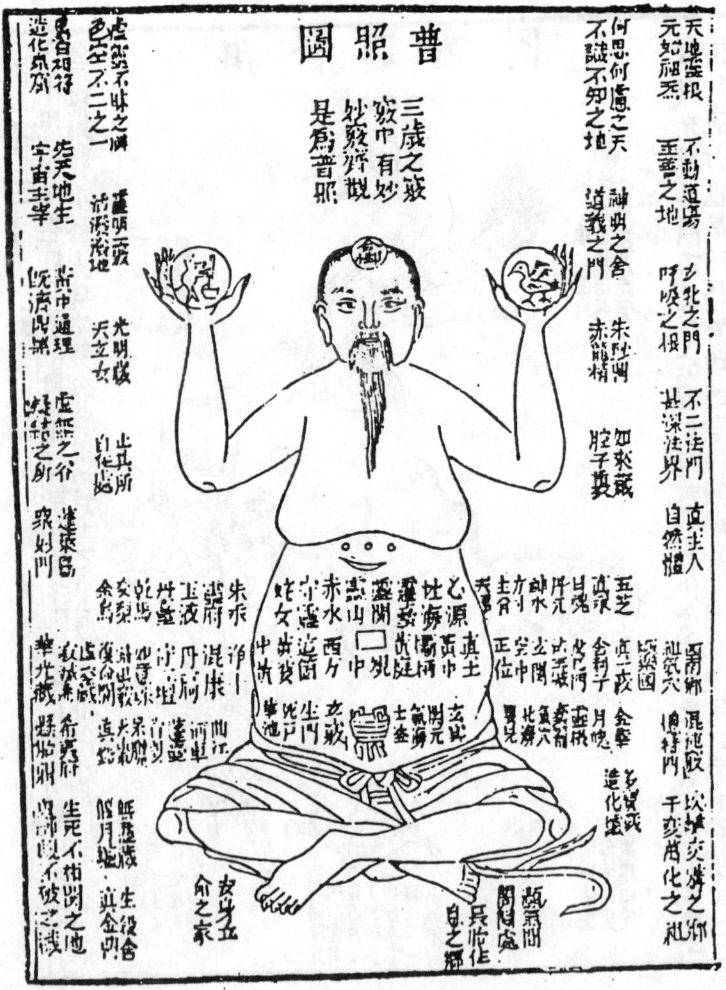
普照圖
何思何慮之天
不識不知之地
神明之舍
道義之門
呼吸之根
不二法門
甚深法界
如來藏
自然體
千变万化之祖

取坎填離圖
取出坎中畫補離還復乾
純陽命本固靈砂作珠圓
克命全天理離虎合上禪
採鉛夘下手三盤舞胎仙
坎象來填
離卦成乾
天地定位
返本還元
陽丹結在陰海中猶如坎裏一爻雄
搶來離內點凝此即神仙顛倒功

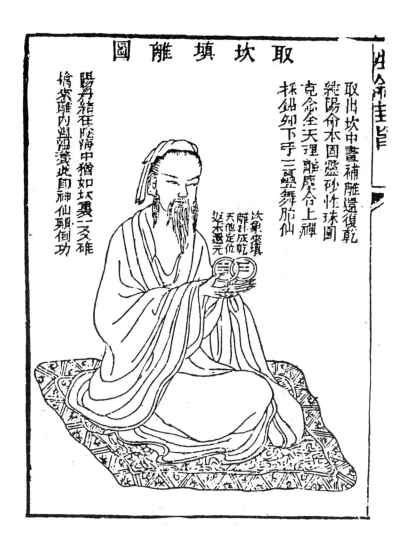

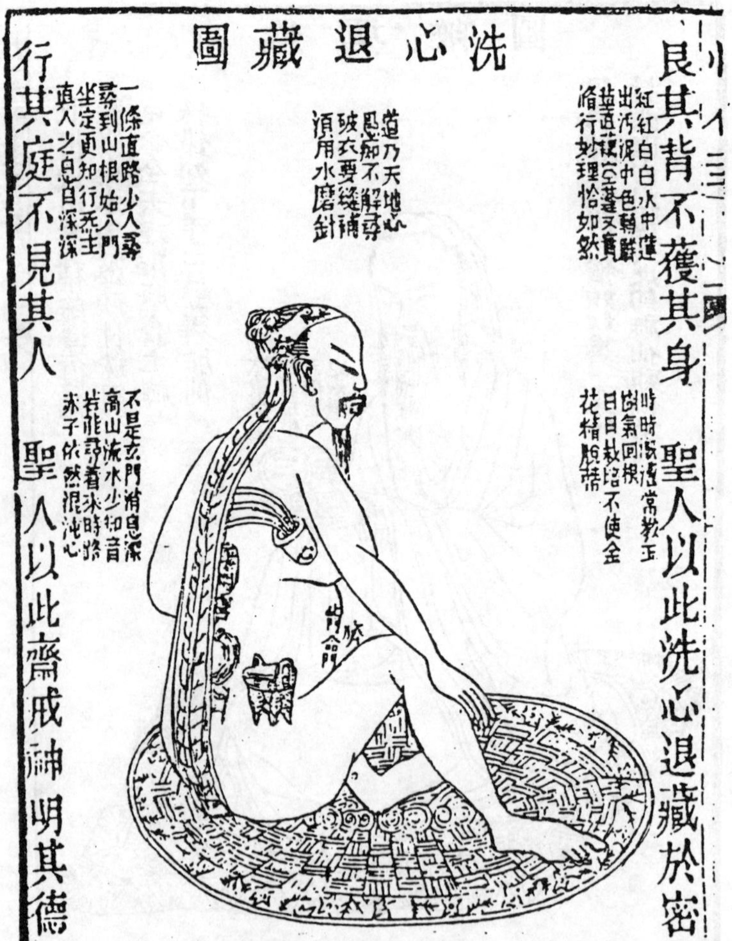
洗心退藏圖
艮其背不獲其身 聖人以此洗心退藏於密
紅紅白白水中蓮
出污泥中色轉鮮
若直識空蓮又實
洛行妙理恰如然
時時滌慮常教玉
樹氣回根
日日栽培不使金
花精脫落
道乃天地心
思病不解尋
破衣要縫補
須用水磨針
一條直路少人尋
尋到山根始入門
坐定更知行炁主
真人之息自深深
不是玄門消息深
高山流水少知音
若能尋着來時路
求子依然混沌心
行其庭不見其人 聖人以此齋戒神明其德

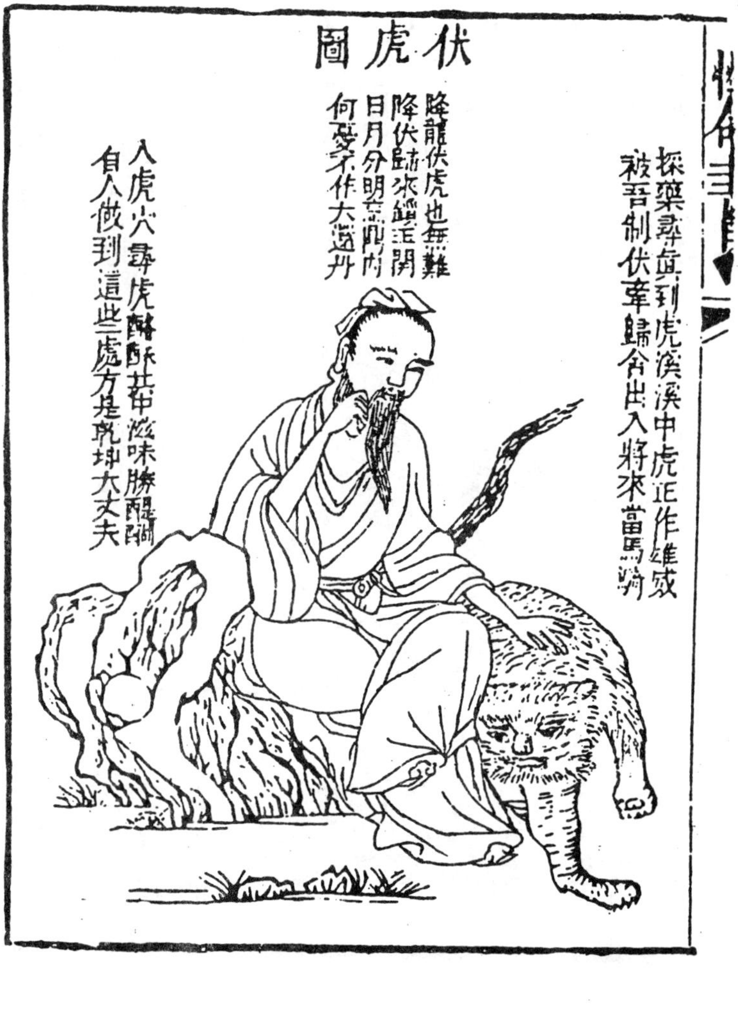
伏虎圖
採藥尋眞到虎溪溪中虎正作雄威
被吾制伏牽歸舍出入將來當馬騎
降龍伏虎也無難
降伏歸來鎖定閑
日月分明宗門內
何愁不作大還丹
入虎穴尋虎髓酥其中滋味勝醍醐
自人做到這些處方是乾坤大丈夫

性命圭旨

從來眞火本天然
何事迷徒妄指傳
若將方木投圓竅
醜姹爭教得少年

火候崇正圖

玉爐靄靄騰雲氣
金鼎濛濛長紫芝
神水時時勤溉灌
腹運丹使火龍飛

契論經歌講至眞
不將火候著於文
要知口訣通玄處
須共神仙仔細論

眞橐籥
眞鼎爐
無中有
有中無

火候足
莫傷丹
天地靈
造化慳

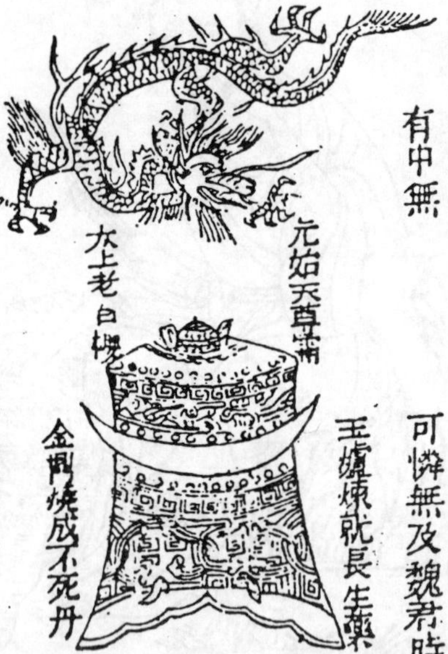

神仙不作參同契
火候工夫那得知
千載晦翁拈一語
可憐無及魏君時

有氣有爻皆是妄
無盈無昃亦成空
試且爲君通一線
看看日出嶺東紅

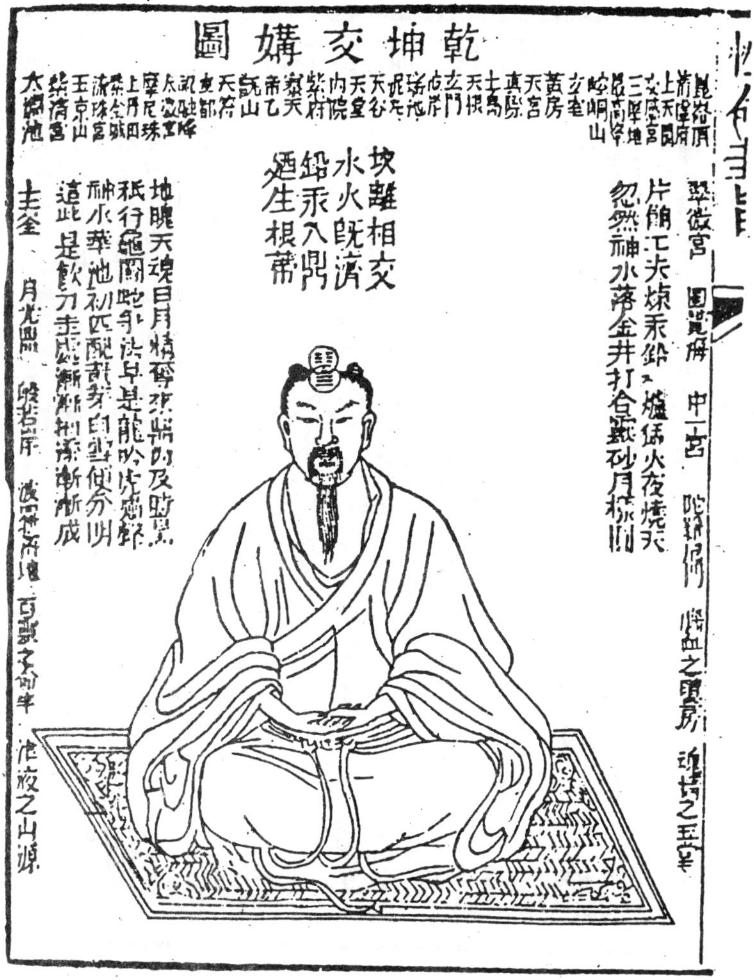
乾坤交媾圖
坎離相交
水火既濟
鉛汞入門

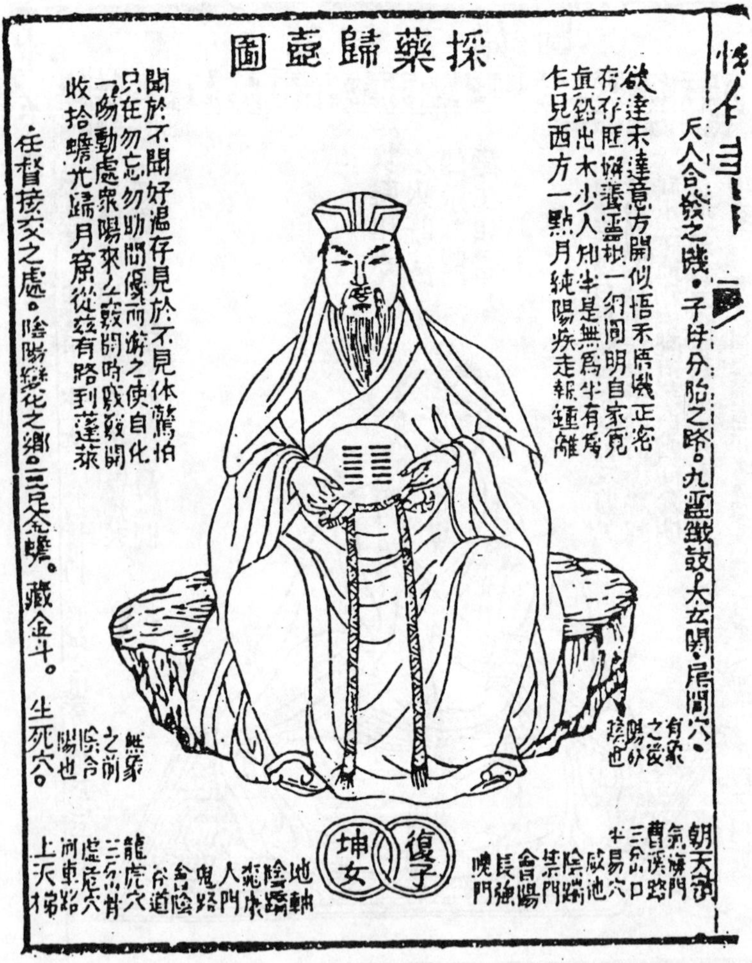
採藥歸壺圖
天人合發之機。子母分胎之路。九靈鐵鼓。太玄關。居間穴。
欲達未達意方開似悟未悟機正密
存存匪懈護靈根一竅同明自家覓
直到出木少人知半是無爲半有爲
乍見西方一點月純陽疾走報鍾離
聞於不聞好溫存見於不見休驚怕
只在勿忘勿助間優而游之使自化
一陽動處衆陽來玄竅開時竅竅開
收拾蟾光歸月窟從茲有路到蓬萊
任督接交之處。陰陽變化之鄉。三足金蟾。藏金斗。生死穴。
有象之後陽分陰也
無象之前陰含陽也
坤女
復子
上天梯

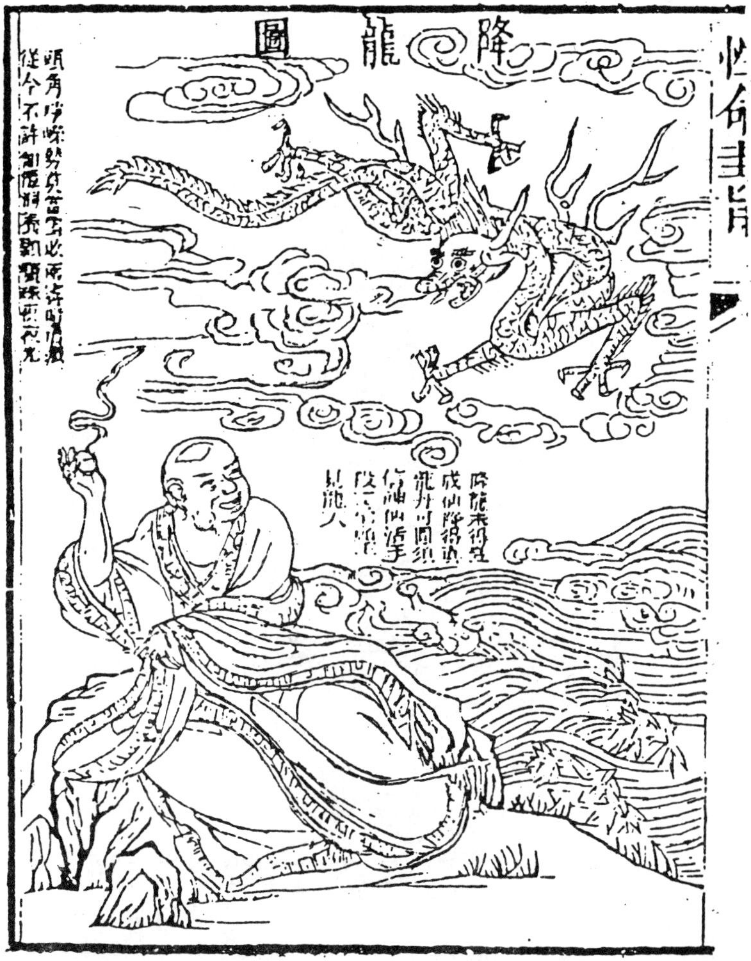
降龍圖

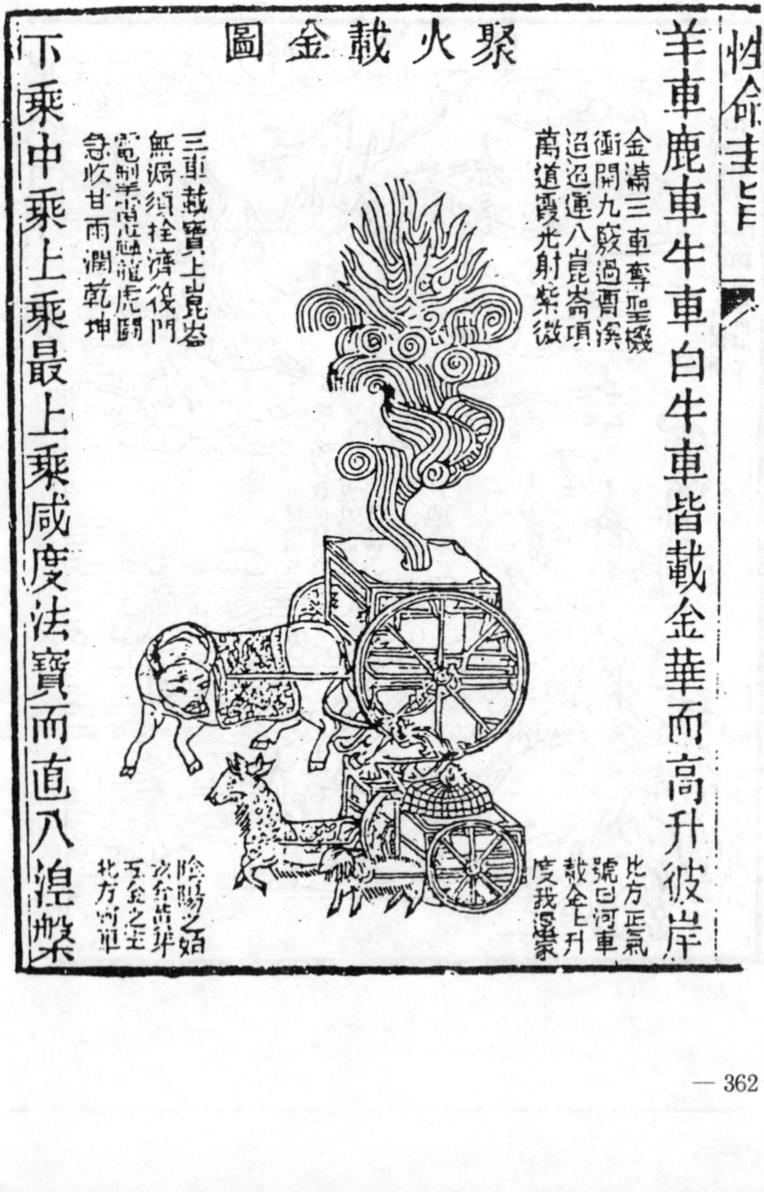
性命圭旨
聚火載金圖
羊車鹿車牛車白牛車皆載金華而高升彼岸
金满三車奪聖機
衝開九竅過曹溪
迢迢運入崑崙頂
萬道霞光射紫微
三車載寶上崑崙
無漏須拴濟後門
電制半霄龍虎鬪
急收甘雨潤乾坤
北方正氣
號曰河車
載金上升
度我還家
陰陽之始
玄含黃芽
五金之主
北方河車
下乘中乘上乘最上乘咸度法寶而直入涅槃

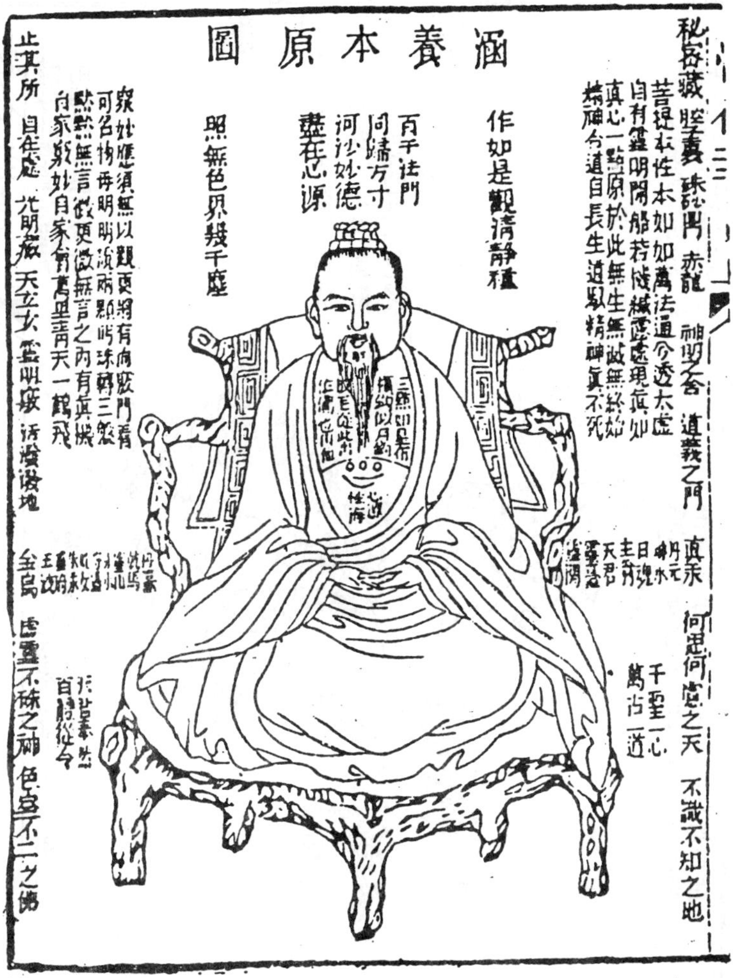
涵養本原圖
作如是觀清靜種
百千法門
同歸方寸
河沙妙德
盡在心源
照無色界幾千塵
真心一點原於此無生無滅無終始
精神兮道自長生道馭精神真不死
何思何慮之天
不識不知之地
千聖一心
萬古一道
默默無言微更微無言之內有真機
止其所
自在處
金烏
虛靈不昧之神
色空不二之佛

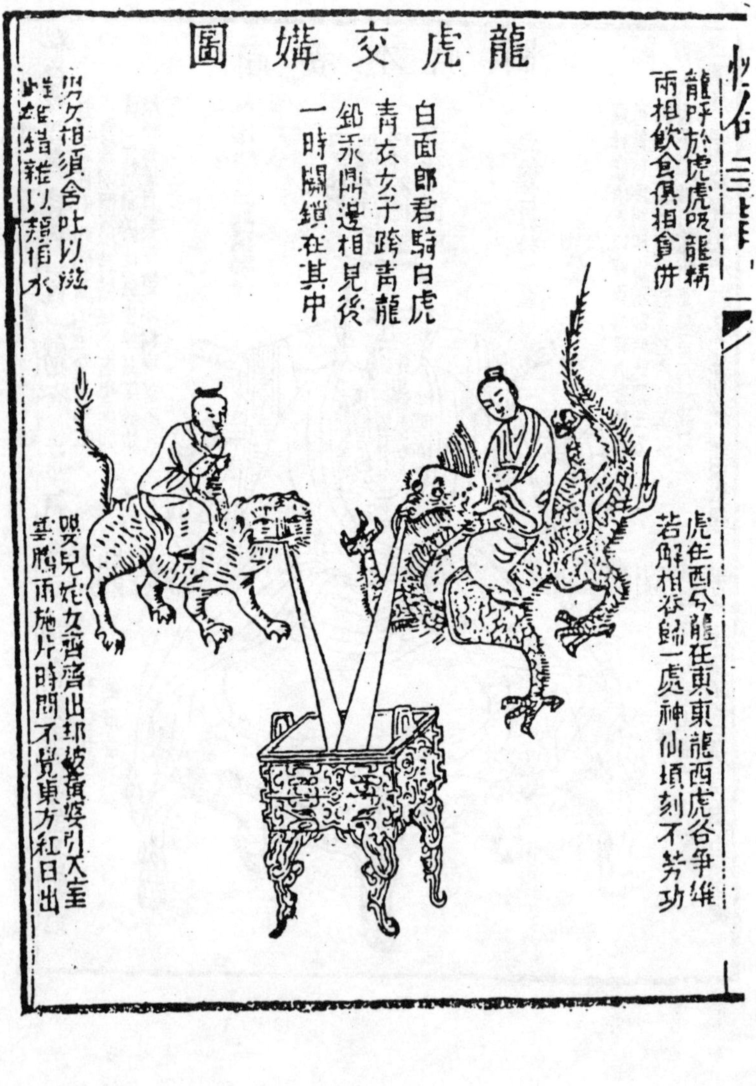
龍虎交媾圖
龍呼於虎虎吸龍精
兩相飲食俱相貪併
白面郎君騎白虎
青衣女子跨青龍
鉛汞鼎邊相見後
一時關鎖在其中
男女相須含吐以滋
雌雄錯雜以類相求
虎在西兮龍在東東龍西虎各爭雄
若解相交歸一處神仙頃刻不勞功
嬰兒姹女齊齊出却被黃婆引入室
霎時雨施片時間不覺東方紅日出

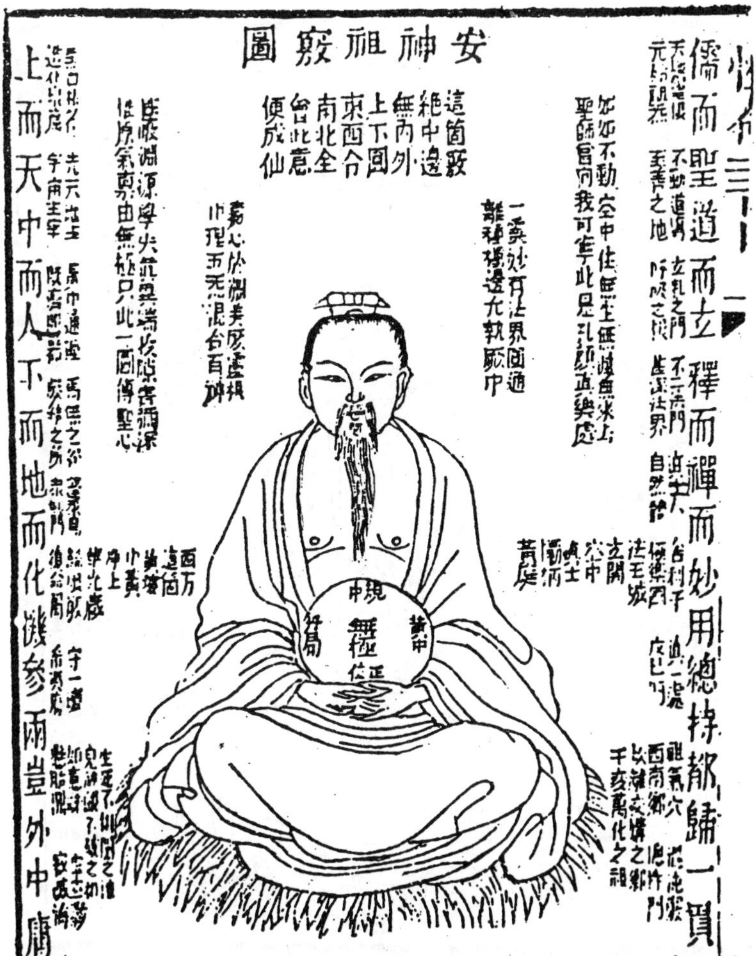
安神祖竅圖
儒而聖道而玄釋而禪而妙用總持都歸一貫
這箇竅絕中邊無內外上下圓東西合南北全會此意便成仙
上而天中而人下而地而化機參兩豈外中庸

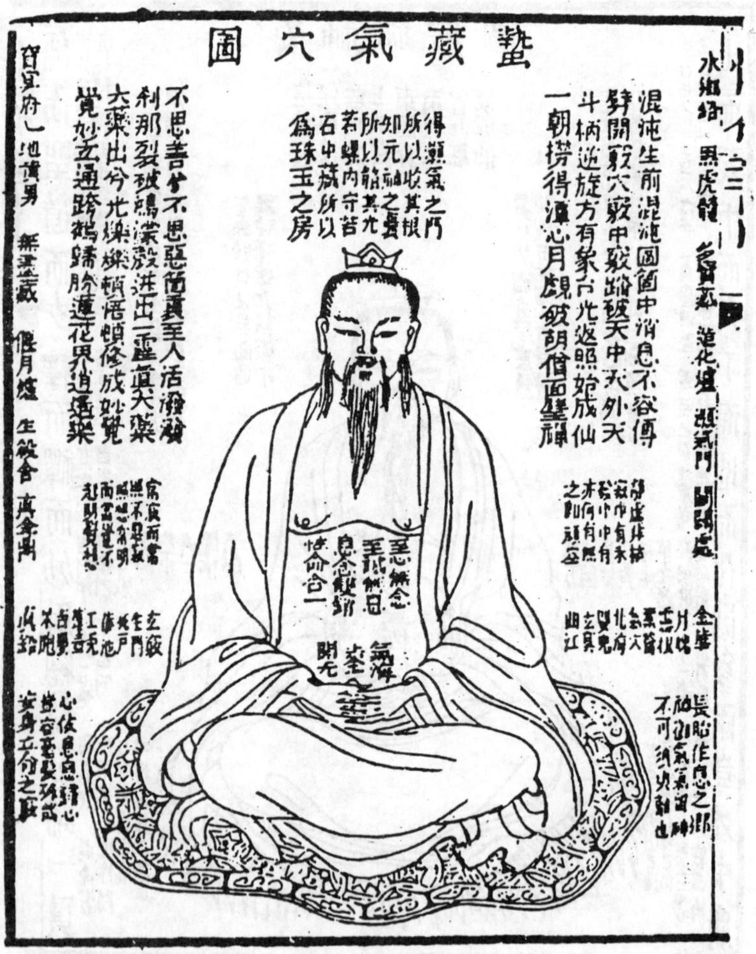
蟄藏氣穴圖
混沌生前混沌圖箇中消息不容傳
劈開竅穴竅中竅踏破天中天外天
斗柄逆旋方有象光返照始成仙
一朝撈得潭心月觀破胡僧面壁禪
得類氣之門所以收其根
知元神之囊所以韜其光
若蚌內守若石中藏所以為珠玉之房
不思善兮不思惡箇裡真至人活潑潑
剎那裂破鴻濛殼迸出一靈真大藥
大藥出兮光爍爍頓悟頓修成妙覺
覺妙五通跨鶴歸於蓮花界逍遙樂
氣海

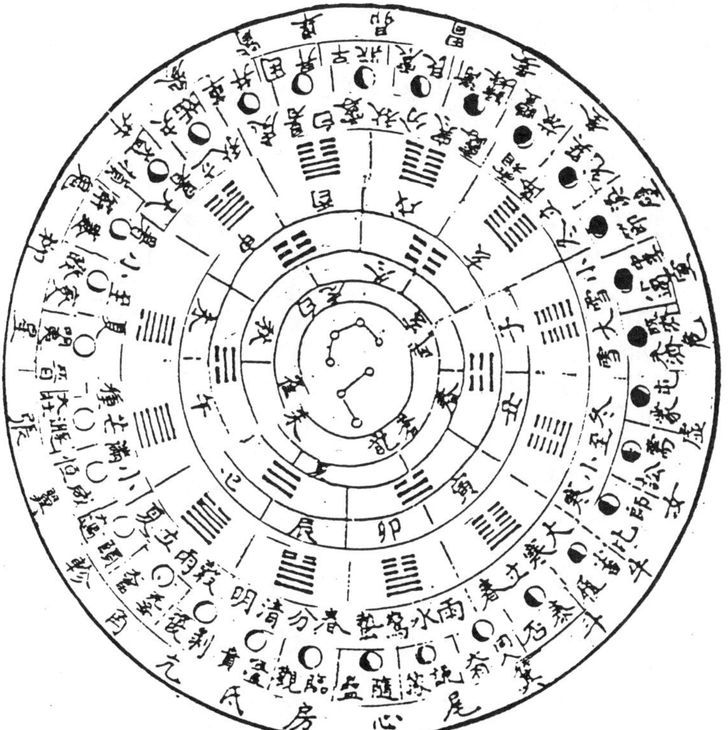

大展出版社有限公司	圖書目錄

地址：台北市北投區11204　　電話：(02) 8236031
致遠一路二段12巷1號　　8236033
郵撥： 0166955〜1　　傳眞：(02) 8272069

• 法律專欄連載 • 電腦編號 58

台大法學院　法律學系／策劃
　　　　　　法律服務社／編著

①別讓您的權利睡著了1	200元
②別讓您的權利睡著了2	200元

• 秘傳占卜系列 • 電腦編號 14

①手相術	淺野八郎著	150元
②人相術	淺野八郎著	150元
③西洋占星術	淺野八郎著	150元
④中國神奇占卜	淺野八郎著	150元
⑤夢判斷	淺野八郎著	150元
⑥前世、來世占卜	淺野八郎著	150元
⑦法國式血型學	淺野八郎著	150元
⑧靈感、符咒學	淺野八郎著	150元
⑨紙牌占卜學	淺野八郎著	150元
⑩ＥＳＰ超能力占卜	淺野八郎著	150元
⑪猶太數的秘術	淺野八郎著	150元
⑫新心理測驗	淺野八郎著	160元

• 趣味心理講座 • 電腦編號 15

①性格測驗１	探索男與女	淺野八郎著	140元
②性格測驗２	透視人心奧秘	淺野八郎著	140元
③性格測驗３	發現陌生的自己	淺野八郎著	140元
④性格測驗４	發現你的真面目	淺野八郎著	140元
⑤性格測驗５	讓你們吃驚	淺野八郎著	140元
⑥性格測驗６	洞穿心理盲點	淺野八郎著	140元
⑦性格測驗７	探索對方心理	淺野八郎著	140元
⑧性格測驗８	由吃認識自己	淺野八郎著	140元
⑨性格測驗９	戀愛知多少	淺野八郎著	160元

⑩性格測驗10	由裝扮瞭解人心	淺野八郎著	140元
⑪性格測驗11	敲開內心玄機	淺野八郎著	140元
⑫性格測驗12	透視你的未來	淺野八郎著	140元
⑬血型與你的一生		淺野八郎著	160元
⑭趣味推理遊戲		淺野八郎著	160元
⑮行爲語言解析		淺野八郎著	160元

・婦 幼 天 地・電腦編號16

①八萬人減肥成果	黃靜香譯	180元
②三分鐘減肥體操	楊鴻儒譯	150元
③窈窕淑女美髮秘訣	柯素娥譯	130元
④使妳更迷人	成　玉譯	130元
⑤女性的更年期	官舒妍編譯	160元
⑥胎內育兒法	李玉瓊編譯	150元
⑦早產兒袋鼠式護理	唐岱蘭譯	200元
⑧初次懷孕與生產	婦幼天地編譯組	180元
⑨初次育兒12個月	婦幼天地編譯組	180元
⑩斷乳食與幼兒食	婦幼天地編譯組	180元
⑪培養幼兒能力與性向	婦幼天地編譯組	180元
⑫培養幼兒創造力的玩具與遊戲	婦幼天地編譯組	180元
⑬幼兒的症狀與疾病	婦幼天地編譯組	180元
⑭腿部苗條健美法	婦幼天地編譯組	180元
⑮女性腰痛別忽視	婦幼天地編譯組	150元
⑯舒展身心體操術	李玉瓊編譯	130元
⑰三分鐘臉部體操	趙薇妮著	160元
⑱生動的笑容表情術	趙薇妮著	160元
⑲心曠神怡減肥法	川津祐介著	130元
⑳內衣使妳更美麗	陳玄茹譯	130元
㉑瑜伽美姿美容	黃靜香編著	150元
㉒高雅女性裝扮學	陳珮玲譯	180元
㉓蠶糞肌膚美顏法	坂梨秀子著	160元
㉔認識妳的身體	李玉瓊譯	160元
㉕產後恢復苗條體態	居理安・芙萊喬著	200元
㉖正確護髮美容法	山崎伊久江著	180元
㉗安琪拉美姿養生學	安琪拉蘭斯博瑞著	180元
㉘女體性醫學剖析	增田豐著	220元
㉙懷孕與生產剖析	岡部綾子著	180元
㉚斷奶後的健康育兒	東城百合子著	220元
㉛引出孩子幹勁的責罵藝術	多湖輝著	170元
㉜培養孩子獨立的藝術	多湖輝著	170元

㉝子宮肌瘤與卵巢囊腫	陳秀琳編著	180元
㉞下半身減肥法	納他夏・史達賓著	180元
㉟女性自然美容法	吳雅菁編著	180元
㊱再也不發胖	池園悅太郎著	170元
㊲生男生女控制術	中垣勝裕著	220元
㊳使妳的肌膚更亮麗	楊　皓編著	170元

・青 春 天 地・電腦編號 17

①A血型與星座	柯素娥編譯	120元
②B血型與星座	柯素娥編譯	120元
③O血型與星座	柯素娥編譯	120元
④AB血型與星座	柯素娥編譯	120元
⑤青春期性教室	呂貴嵐編譯	130元
⑥事半功倍讀書法	王毅希編譯	150元
⑦難解數學破題	宋釗宜編譯	130元
⑧速算解題技巧	宋釗宜編譯	130元
⑨小論文寫作秘訣	林顯茂編譯	120元
⑪中學生野外遊戲	熊谷康編著	120元
⑫恐怖極短篇	柯素娥編譯	130元
⑬恐怖夜話	小毛驢編譯	130元
⑭恐怖幽默短篇	小毛驢編譯	120元
⑮黑色幽默短篇	小毛驢編譯	120元
⑯靈異怪談	小毛驢編譯	130元
⑰錯覺遊戲	小毛驢編譯	130元
⑱整人遊戲	小毛驢編著	150元
⑲有趣的超常識	柯素娥編譯	130元
⑳哦！原來如此	林慶旺編譯	130元
㉑趣味競賽100種	劉名揚編譯	120元
㉒數學謎題入門	宋釗宜編譯	150元
㉓數學謎題解析	宋釗宜編譯	150元
㉔透視男女心理	林慶旺編譯	120元
㉕少女情懷的自白	李桂蘭編譯	120元
㉖由兄弟姊妹看命運	李玉瓊編譯	130元
㉗趣味的科學魔術	林慶旺編譯	150元
㉘趣味的心理實驗室	李燕玲編譯	150元
㉙愛與性心理測驗	小毛驢編譯	130元
㉚刑案推理解謎	小毛驢編譯	130元
㉛偵探常識推理	小毛驢編譯	130元
㉜偵探常識解謎	小毛驢編譯	130元
㉝偵探推理遊戲	小毛驢編譯	130元

㉞趣味的超魔術	廖玉山編著	150元
㉟趣味的珍奇發明	柯素娥編著	150元
㊱登山用具與技巧	陳瑞菊編著	150元

•健康天地• 電腦編號18

①壓力的預防與治療	柯素娥編譯	130元
②超科學氣的魔力	柯素娥編譯	130元
③尿療法治病的神奇	中尾良一著	130元
④鐵證如山的尿療法奇蹟	廖玉山譯	120元
⑤一日斷食健康法	葉慈容編譯	150元
⑥胃部強健法	陳炳崑譯	120元
⑦癌症早期檢查法	廖松濤譯	160元
⑧老人痴呆症防止法	柯素娥編譯	130元
⑨松葉汁健康飲料	陳麗芬編譯	130元
⑩揉肚臍健康法	永井秋夫著	150元
⑪過勞死、猝死的預防	卓秀貞編譯	130元
⑫高血壓治療與飲食	藤山順豐著	150元
⑬老人看護指南	柯素娥編譯	150元
⑭美容外科淺談	楊啟宏著	150元
⑮美容外科新境界	楊啟宏著	150元
⑯鹽是天然的醫生	西英司郎著	140元
⑰年輕十歲不是夢	梁瑞麟譯	200元
⑱茶料理治百病	桑野和民著	180元
⑲綠茶治病寶典	桑野和民著	150元
⑳杜仲茶養顏減肥法	西田博著	150元
㉑蜂膠驚人療效	瀨長良三郎著	150元
㉒蜂膠治百病	瀨長良三郎著	180元
㉓醫藥與生活	鄭炳全著	180元
㉔鈣長生寶典	落合敏著	180元
㉕大蒜長生寶典	木下繁太郎著	160元
㉖居家自我健康檢查	石川恭三著	160元
㉗永恒的健康人生	李秀鈴譯	200元
㉘大豆卵磷脂長生寶典	劉雪卿譯	150元
㉙芳香療法	梁艾琳譯	160元
㉚醋長生寶典	柯素娥譯	180元
㉛從星座透視健康	席拉•吉蒂斯著	180元
㉜愉悅自在保健學	野本二士夫著	160元
㉝裸睡健康法	丸山淳士等著	160元
㉞糖尿病預防與治療	藤田順豐著	180元
㉟維他命長生寶典	菅原明子著	180元

㊱維他命C新效果	鐘文訓編	150元
㊲手、腳病理按摩	堤芳朗著	160元
㊳AIDS瞭解與預防	彼得塔歇爾著	180元
㊴甲殼質殼聚糖健康法	沈永嘉譯	160元
㊵神經痛預防與治療	木下眞男著	160元
㊶室內身體鍛鍊法	陳炳崑編著	160元
㊷吃出健康藥膳	劉大器編著	180元
㊸自我指壓術	蘇燕謀編著	160元
㊹紅蘿蔔汁斷食療法	李玉瓊編著	150元
㊺洗心術健康秘法	竺翠萍編譯	170元
㊻枇杷葉健康療法	柯素娥編譯	180元
㊼抗衰血癒	楊啟宏著	180元
㊽與癌搏鬥記	逸見政孝著	180元
㊾冬蟲夏草長生寶典	高橋義博著	170元
㊿痔瘡・大腸疾病先端療法	宮島伸宜著	180元
51膠布治癒頑固慢性病	加瀨建造著	180元
52芝麻神奇健康法	小林貞作著	170元
53香煙能防止癡呆？	高田明和著	180元
54穀菜食治癌療法	佐藤成志著	180元
55貼藥健康法	松原英多著	180元
56克服癌症調和道呼吸法	帶津良一著	180元
57Ｂ型肝炎預防與治療	野村喜重郎著	180元
58青春永駐養生導引術	早島正雄著	180元
59改變呼吸法創造健康	原久子著	180元
60荷爾蒙平衡養生秘訣	出村博著	180元
61水美肌健康法	井戶勝富著	170元
62認識食物掌握健康	廖梅珠編著	170元
63痛風劇痛消除法	鈴木吉彥著	180元
64酸莖菌驚人療效	上田明彥著	180元
65大豆卵磷脂治現代病	神津健一著	200元
66時辰療法——危險時刻凌晨4時	呂建強等著	元
67自然治癒力提升法	帶津良一著	元
68巧妙的氣保健法	藤平墨子著	元

・實用女性學講座・電腦編號 19

①解讀女性內心世界	島田一男著	150元
②塑造成熟的女性	島田一男著	150元
③女性整體裝扮學	黃靜香編著	180元
④女性應對禮儀	黃靜香編著	180元

・校 園 系 列・電腦編號20

①讀書集中術	多湖輝著	150元
②應考的訣竅	多湖輝著	150元
③輕鬆讀書贏得聯考	多湖輝著	150元
④讀書記憶秘訣	多湖輝著	150元
⑤視力恢復！超速讀術	江錦雲譯	180元
⑥讀書36計	黃柏松編著	180元
⑦驚人的速讀術	鐘文訓編著	170元
⑧學生課業輔導良方	多湖輝著	170元

・實用心理學講座・電腦編號21

①拆穿欺騙伎倆	多湖輝著	140元
②創造好構想	多湖輝著	140元
③面對面心理術	多湖輝著	160元
④偽裝心理術	多湖輝著	140元
⑤透視人性弱點	多湖輝著	140元
⑥自我表現術	多湖輝著	150元
⑦不可思議的人性心理	多湖輝著	150元
⑧催眠術入門	多湖輝著	150元
⑨責罵部屬的藝術	多湖輝著	150元
⑩精神力	多湖輝著	150元
⑪厚黑說服術	多湖輝著	150元
⑫集中力	多湖輝著	150元
⑬構想力	多湖輝著	150元
⑭深層心理術	多湖輝著	160元
⑮深層語言術	多湖輝著	160元
⑯深層說服術	多湖輝著	180元
⑰掌握潛在心理	多湖輝著	160元
⑱洞悉心理陷阱	多湖輝著	180元
⑲解讀金錢心理	多湖輝著	180元
⑳拆穿語言圈套	多湖輝著	180元
㉑語言的心理戰	多湖輝著	180元

・超現實心理講座・電腦編號22

①超意識覺醒法	詹蔚芬編譯	130元
②護摩秘法與人生	劉名揚編譯	130元
③秘法！超級仙術入門	陸　明譯	150元

④給地球人的訊息	柯素娥編著	150元
⑤密教的神通力	劉名揚編著	130元
⑥神秘奇妙的世界	平川陽一著	180元
⑦地球文明的超革命	吳秋嬌譯	200元
⑧力量石的秘密	吳秋嬌譯	180元
⑨超能力的靈異世界	馬小莉譯	200元
⑩逃離地球毀滅的命運	吳秋嬌譯	200元
⑪宇宙與地球終結之謎	南山宏著	200元
⑫驚世奇功揭秘	傅起鳳著	200元
⑬啟發身心潛力心象訓練法	栗田昌裕著	180元
⑭仙道術遁甲法	高藤聰一郎著	220元
⑮神通力的秘密	中岡俊哉著	180元
⑯仙人成仙術	高藤聰一郎著	200元
⑰仙道符咒氣功法	高藤聰一郎著	220元
⑱仙道風水術尋龍法	高藤聰一郎著	200元
⑲仙道奇蹟超幻像	高藤聰一郎著	200元
⑳仙道鍊金術房中法	高藤聰一郎著	200元

・養 生 保 健・電腦編號23

①醫療養生氣功	黃孝寬著	250元
②中國氣功圖譜	余功保著	230元
③少林醫療氣功精粹	井玉蘭著	250元
④龍形實用氣功	吳大才等著	220元
⑤魚戲增視強身氣功	宮　嬰著	220元
⑥嚴新氣功	前新培金著	250元
⑦道家玄牝氣功	張　章著	200元
⑧仙家秘傳袪病功	李遠國著	160元
⑨少林十大健身功	秦慶豐著	180元
⑩中國自控氣功	張明武著	250元
⑪醫療防癌氣功	黃孝寬著	250元
⑫醫療強身氣功	黃孝寬著	250元
⑬醫療點穴氣功	黃孝寬著	250元
⑭中國八卦如意功	趙維漢著	180元
⑮正宗馬禮堂養氣功	馬禮堂著	420元
⑯秘傳道家筋經內丹功	王慶餘著	280元
⑰三元開慧功	辛桂林著	250元
⑱防癌治癌新氣功	郭　林著	180元
⑲禪定與佛家氣功修煉	劉天君著	200元
⑳顛倒之術	梅自強著	360元
㉑簡明氣功辭典	吳家駿編	元

㉒八卦三合功	張全亮著	230元

・社會人智囊・電腦編號24

①糾紛談判術	淸水增三著	160元
②創造關鍵術	淺野八郎著	150元
③觀人術	淺野八郎著	180元
④應急詭辯術	廖英迪編著	160元
⑤天才家學習術	木原武一著	160元
⑥猫型狗式鑑人術	淺野八郎著	180元
⑦逆轉運掌握術	淺野八郎著	180元
⑧人際圓融術	澀谷昌三著	160元
⑨解讀人心術	淺野八郎著	180元
⑩與上司水乳交融術	秋元隆司著	180元
⑪男女心態定律	小田晉著	180元
⑫幽默說話術	林振輝編著	200元
⑬人能信賴幾分	淺野八郎著	180元
⑭我一定能成功	李玉瓊譯	180元
⑮獻給青年的嘉言	陳蒼杰譯	180元
⑯知人、知面、知其心	林振輝編著	180元
⑰塑造堅強的個性	坂上肇著	180元
⑱爲自己而活	佐藤綾子著	180元
⑲未來十年與愉快生活有約	船井幸雄著	180元

・精 選 系 列・電腦編號25

①毛澤東與鄧小平	渡邊利夫等著	280元
②中國大崩裂	江戶介雄著	180元
③台灣・亞洲奇蹟	上村幸治著	220元
④7-ELEVEN高盈收策略	國友隆一著	180元
⑤台灣獨立	森　詠著	200元
⑥迷失中國的末路	江戶雄介著	220元
⑦2000年5月全世界毀滅	紫藤甲子男著	180元
⑧失去鄧小平的中國	小島朋之著	220元

・運 動 遊 戲・電腦編號26

①雙人運動	李玉瓊譯	160元
②愉快的跳繩運動	廖玉山譯	180元
③運動會項目精選	王佑京譯	150元
④肋木運動	廖玉山譯	150元

⑤測力運動	王佑宗譯	150元

・休閒娛樂・電腦編號27

①海水魚飼養法	田中智浩著	300元
②金魚飼養法	曾雪玫譯	250元

・銀髮族智慧學・電腦編號28

①銀髮六十樂逍遙	多湖輝著	170元
②人生六十反年輕	多湖輝著	170元
③六十歲的決斷	多湖輝著	170元

・飲食保健・電腦編號29

①自己製作健康茶	大海淳著	220元
②好吃、具藥效茶料理	德永睦子著	220元
③改善慢性病健康茶	吳秋嬌譯	200元

・家庭醫學保健・電腦編號30

①女性醫學大全	雨森良彥著	380元
②初爲人父育兒寶典	小瀧周曹著	220元
③性活力強健法	相建華著	200元
④30歲以上的懷孕與生產	李芳黛編著	元

・心靈雅集・電腦編號00

①禪言佛語看人生	松濤弘道著	180元
②禪密教的奧秘	葉逯謙譯	120元
③觀音大法力	田口日勝著	120元
④觀音法力的大功德	田口日勝著	120元
⑤達摩禪106智慧	劉華亭編譯	220元
⑥有趣的佛教研究	葉逯謙編譯	170元
⑦夢的開運法	蕭京凌譯	130元
⑧禪學智慧	柯素娥編譯	130元
⑨女性佛教入門	許俐萍譯	110元
⑩佛像小百科	心靈雅集編譯組	130元
⑪佛教小百科趣談	心靈雅集編譯組	120元
⑫佛教小百科漫談	心靈雅集編譯組	150元
⑬佛教知識小百科	心靈雅集編譯組	150元

⑭佛學名言智慧	松濤弘道著	220元
⑮釋迦名言智慧	松濤弘道著	220元
⑯活人禪	平田精耕著	120元
⑰坐禪入門	柯素娥編譯	150元
⑱現代禪悟	柯素娥編譯	130元
⑲道元禪師語錄	心靈雅集編譯組	130元
⑳佛學經典指南	心靈雅集編譯組	130元
㉑何謂「生」　阿含經	心靈雅集編譯組	150元
㉒一切皆空　般若心經	心靈雅集編譯組	150元
㉓超越迷惘　法句經	心靈雅集編譯組	130元
㉔開拓宇宙觀　華嚴經	心靈雅集編譯組	130元
㉕真實之道　法華經	心靈雅集編譯組	130元
㉖自由自在　涅槃經	心靈雅集編譯組	130元
㉗沈默的教示　維摩經	心靈雅集編譯組	150元
㉘開通心眼　佛語佛戒	心靈雅集編譯組	130元
㉙揭秘寶庫　密教經典	心靈雅集編譯組	130元
㉚坐禪與養生	廖松濤譯	110元
㉛釋尊十戒	柯素娥編譯	120元
㉜佛法與神通	劉欣如編著	120元
㉝悟（正法眼藏的世界）	柯素娥編譯	120元
㉞只管打坐	劉欣如編著	120元
㉟喬答摩・佛陀傳	劉欣如編著	120元
㊱唐玄奘留學記	劉欣如編著	120元
㊲佛教的人生觀	劉欣如編譯	110元
㊳無門關（上卷）	心靈雅集編譯組	150元
㊴無門關（下卷）	心靈雅集編譯組	150元
㊵業的思想	劉欣如編著	130元
㊶佛法難學嗎	劉欣如著	140元
㊷佛法實用嗎	劉欣如著	140元
㊸佛法殊勝嗎	劉欣如著	140元
㊹因果報應法則	李常傳編	140元
㊺佛教醫學的奧秘	劉欣如編著	150元
㊻紅塵絕唱	海　若著	130元
㊼佛教生活風情	洪丕謨、姜玉珍著	220元
㊽行住坐臥有佛法	劉欣如著	160元
㊾起心動念是佛法	劉欣如著	160元
㊿四字禪語	曹洞宗青年會	200元
51妙法蓮華經	劉欣如編著	160元
52根本佛教與大乘佛教	葉作森編	180元
53大乘佛經	定方晟著	180元
54須彌山與極樂世界	定方晟著	180元

⑮阿闍世的悟道	定方晟著	180元
⑯金剛經的生活智慧	劉欣如著	180元

・經 營 管 理・電腦編號 01

◎創新經營六十六大計（精）	蔡弘文編	780元
①如何獲取生意情報	蘇燕謀譯	110元
②經濟常識問答	蘇燕謀譯	130元
④台灣商戰風雲錄	陳中雄著	120元
⑤推銷大王秘錄	原一平著	180元
⑥新創意・賺大錢	王家成譯	90元
⑦工廠管理新手法	琪 輝著	120元
⑨經營參謀	柯順隆譯	120元
⑩美國實業24小時	柯順隆譯	80元
⑪撼動人心的推銷法	原一平著	150元
⑫高竿經營法	蔡弘文編	120元
⑬如何掌握顧客	柯順隆譯	150元
⑭一等一賺錢策略	蔡弘文編	120元
⑯成功經營妙方	鐘文訓著	120元
⑰一流的管理	蔡弘文編	150元
⑱外國人看中韓經濟	劉華亭譯	150元
⑳突破商場人際學	林振輝編著	90元
㉑無中生有術	琪輝編著	140元
㉒如何使女人打開錢包	林振輝編著	100元
㉓操縱上司術	邑井操著	90元
㉔小公司經營策略	王嘉誠著	160元
㉕成功的會議技巧	鐘文訓編譯	100元
㉖新時代老闆學	黃柏松編著	100元
㉗如何創造商場智囊團	林振輝編譯	150元
㉘十分鐘推銷術	林振輝編譯	180元
㉙五分鐘育才	黃柏松編譯	100元
㉚成功商場戰術	陸明編譯	100元
㉛商場談話技巧	劉華亭編譯	120元
㉜企業帝王學	鐘文訓譯	90元
㉝自我經濟學	廖松濤編譯	100元
㉞一流的經營	陶田生編著	120元
㉟女性職員管理術	王昭國編譯	120元
㊱ＩＢＭ的人事管理	鐘文訓編譯	150元
㊲現代電腦常識	王昭國編譯	150元
㊳電腦管理的危機	鐘文訓編譯	120元
㊴如何發揮廣告效果	王昭國編譯	150元

㊵最新管理技巧	王昭國編譯	150元
㊶一流推銷術	廖松濤編譯	150元
㊷包裝與促銷技巧	王昭國編譯	130元
㊸企業王國指揮塔	松下幸之助著	120元
㊹企業精銳兵團	松下幸之助著	120元
㊺企業人事管理	松下幸之助著	100元
㊻華僑經商致富術	廖松濤編譯	130元
㊼豐田式銷售技巧	廖松濤編譯	180元
㊽如何掌握銷售技巧	王昭國編著	130元
㊿洞燭機先的經營	鐘文訓編譯	150元
(52)新世紀的服務業	鐘文訓編譯	100元
(53)成功的領導者	廖松濤編譯	120元
(54)女推銷員成功術	李玉瓊編譯	130元
(55)ＩＢＭ人才培育術	鐘文訓編譯	100元
(56)企業人自我突破法	黃琪輝編著	150元
(58)財富開發術	蔡弘文編著	130元
(59)成功的店舗設計	鐘文訓編著	150元
(61)企管回春法	蔡弘文編著	130元
(62)小企業經營指南	鐘文訓編譯	100元
(63)商場致勝名言	鐘文訓編譯	150元
(64)迎接商業新時代	廖松濤編譯	100元
(66)新手股票投資入門	何朝乾　編	200元
(67)上揚股與下跌股	何朝乾編譯	180元
(68)股票速成學	何朝乾編譯	200元
(69)理財與股票投資策略	黃俊豪編著	180元
(70)黃金投資策略	黃俊豪編著	180元
(71)厚黑管理學	廖松濤編譯	180元
(72)股市致勝格言	呂梅莎編譯	180元
(73)透視西武集團	林谷燁編譯	150元
(76)巡迴行銷術	陳蒼杰譯	150元
(77)推銷的魔術	王嘉誠譯	120元
(78)60秒指導部屬	周蓮芬編譯	150元
(79)精銳女推銷員特訓	李玉瓊編譯	130元
(80)企劃、提案、報告圖表的技巧	鄭　汶　譯	180元
(81)海外不動產投資	許達守編譯	150元
(82)八百伴的世界策略	李玉瓊譯	150元
(83)服務業品質管理	吳宜芬譯	180元
(84)零庫存銷售	黃東謙編譯	150元
(85)三分鐘推銷管理	劉名揚編譯	150元
(86)推銷大王奮鬥史	原一平著	150元
(87)豐田汽車的生產管理	林谷燁編譯	150元

・成功寶庫・電腦編號02

①上班族交際術	江森滋著	100元
②拍馬屁訣竅	廖玉山編譯	110元
④聽話的藝術	歐陽輝編譯	110元
⑨求職轉業成功術	陳　義編著	110元
⑩上班族禮儀	廖玉山編著	120元
⑪接近心理學	李玉瓊編著	100元
⑫創造自信的新人生	廖松濤編著	120元
⑭上班族如何出人頭地	廖松濤編著	100元
⑮神奇瞬間瞑想法	廖松濤編譯	100元
⑯人生成功之鑰	楊意苓編著	150元
⑲給企業人的諍言	鐘文訓編著	120元
⑳企業家自律訓練法	陳　義編譯	100元
㉑上班族妖怪學	廖松濤編著	100元
㉒猶太人縱橫世界的奇蹟	孟佑政編著	110元
㉓訪問推銷術	黃靜香編著	130元
㉕你是上班族中強者	嚴思圖編著	100元
㉖向失敗挑戰	黃靜香編著	100元
㉙機智應對術	李玉瓊編著	130元
㉚成功頓悟100則	蕭京凌編譯	130元
㉛掌握好運100則	蕭京凌編譯	110元
㉜知性幽默	李玉瓊編譯	130元
㉝熟記對方絕招	黃靜香編譯	100元
㉞男性成功秘訣	陳蒼杰編譯	130元
㊱業務員成功秘方	李玉瓊編著	120元
㊲察言觀色的技巧	劉華亭編著	180元
㊳一流領導力	施義彥編譯	120元
㊴一流說服力	李玉瓊編著	130元
㊵30秒鐘推銷術	廖松濤編譯	150元
㊶猶太成功商法	周蓮芬編譯	120元
㊷尖端時代行銷策略	陳蒼杰編著	100元
㊸顧客管理學	廖松濤編著	100元
㊹如何使對方說Yes	程　羲編著	150元
㊺如何提高工作效率	劉華亭編著	150元
㊼上班族口才學	楊鴻儒譯	120元
㊽上班族新鮮人須知	程　羲編著	120元
㊾如何左右逢源	程　羲編著	130元
㊿語言的心理戰	多湖輝著	130元
51扣人心弦演說術	劉名揚編著	120元

㊿如何增進記憶力、集中力	廖松濤譯	130元
㊵性惡企業管理學	陳蒼杰譯	130元
㊶自我啟發200招	楊鴻儒編著	150元
㊷做個傑出女職員	劉名揚編著	130元
㊸靈活的集團營運術	楊鴻儒編著	120元
⑥⓪個案研究活用法	楊鴻儒編著	130元
⑥①企業教育訓練遊戲	楊鴻儒編著	120元
⑥②管理者的智慧	程 義編譯	130元
⑥③做個佼佼管理者	馬筱莉編譯	130元
⑥④智慧型說話技巧	沈永嘉編譯	130元
⑥⑥活用佛學於經營	松濤弘道著	150元
⑥⑦活用禪學於企業	柯素娥編譯	130元
⑥⑧詭辯的智慧	沈永嘉編譯	150元
⑥⑨幽默詭辯術	廖玉山編譯	150元
⑦⓪拿破崙智慧箴言	柯素娥編譯	130元
⑦①自我培育・超越	蕭京凌編譯	150元
⑦④時間即一切	沈永嘉編譯	130元
⑦⑤自我脫胎換骨	柯素娥譯	150元
⑦⑥贏在起跑點—人才培育鐵則	楊鴻儒編譯	150元
⑦⑦做一枚活棋	李玉瓊編譯	130元
⑦⑧面試成功戰略	柯素娥編譯	130元
⑦⑨自我介紹與社交禮儀	柯素娥編譯	150元
⑧⓪說NO的技巧	廖玉山編譯	130元
⑧①瞬間攻破心防法	廖玉山編譯	120元
⑧②改變一生的名言	李玉瓊編譯	130元
⑧③性格性向創前程	楊鴻儒編譯	130元
⑧④訪問行銷新竅門	廖玉山編譯	150元
⑧⑤無所不達的推銷話術	李玉瓊編譯	150元

・處 世 智 慧・電腦編號 03

①如何改變你自己	陸明編譯	120元
⑥靈感成功術	譚繼山編譯	80元
⑧扭轉一生的五分鐘	黃柏松編譯	100元
⑩現代人的詭計	林振輝譯	100元
⑫如何利用你的時間	蘇遠謀譯	80元
⑬口才必勝術	黃柏松編譯	120元
⑭女性的智慧	譚繼山編譯	90元
⑮如何突破孤獨	張文志編譯	80元
⑯人生的體驗	陸明編譯	80元
⑰微笑社交術	張芳明譯	90元

⑱幽默吹牛術	金子登著	90元
⑲攻心說服術	多湖輝著	100元
⑳當機立斷	陸明編譯	70元
㉑勝利者的戰略	宋恩臨編譯	80元
㉒如何交朋友	安紀芳編著	70元
㉓鬥智奇謀（諸葛孔明兵法）	陳炳崑著	70元
㉔慧心良言	亦　奇著	80元
㉕名家慧語	蔡逸鴻主編	90元
㉗稱霸者啟示金言	黃柏松編譯	90元
㉘如何發揮你的潛能	陸明編譯	90元
㉙女人身態語言學	李常傳譯	130元
㉚摸透女人心	張文志譯	90元
㉛現代戀愛秘訣	王家成譯	70元
㉜給女人的悄悄話	妮倩編譯	90元
㉞如何開拓快樂人生	陸明編譯	90元
㉟驚人時間活用法	鐘文訓譯	80元
㊱成功的捷徑	鐘文訓譯	70元
㊲幽默逗笑術	林振輝著	120元
㊳活用血型讀書法	陳炳崑譯	80元
㊴心　燈	葉于模著	100元
㊵當心受騙	林顯茂譯	90元
㊶心・體・命運	蘇燕謀譯	70元
㊷如何使頭腦更敏銳	陸明編譯	70元
㊸宮本武藏五輪書金言錄	宮本武藏著	100元
㊺勇者的智慧	黃柏松編譯	80元
㊼成熟的愛	林振輝譯	120元
㊽現代女性駕馭術	蔡德華著	90元
㊾禁忌遊戲	酒井潔著	90元
㊾摸透男人心	劉華亭編譯	80元
㊿如何達成願望	謝世輝著	90元
(54)創造奇蹟的「想念法」	謝世輝著	90元
(55)創造成功奇蹟	謝世輝著	90元
(56)男女幽默趣典	劉華亭譯	90元
(57)幻想與成功	廖松濤譯	80元
(58)反派角色的啟示	廖松濤編譯	70元
(59)現代女性須知	劉華亭編著	75元
(61)機智說話術	劉華亭編譯	100元
(62)如何突破內向	姜倩怡編譯	110元
(64)讀心術入門	王家成編譯	100元
(65)如何解除內心壓力	林美羽編著	110元
(66)取信於人的技巧	多湖輝著	110元

⑥⑦如何培養堅強的自我	林美羽編著	90元
⑥⑧自我能力的開拓	卓一凡編著	110元
⑦⓪縱橫交涉術	嚴思圖編著	90元
⑦①如何培養妳的魅力	劉文珊編著	90元
⑦②魅力的力量	姜倩怡編著	90元
⑦⑤個性膽怯者的成功術	廖松濤編譯	100元
⑦⑥人性的光輝	文可式編著	90元
⑦⑨培養靈敏頭腦秘訣	廖玉山編著	90元
⑧⓪夜晚心理術	鄭秀美編譯	80元
⑧①如何做個成熟的女性	李玉瓊編著	80元
⑧②現代女性成功術	劉文珊編著	90元
⑧③成功說話技巧	梁惠珠編譯	100元
⑧④人生的真諦	鐘文訓編譯	100元
⑧⑤妳是人見人愛的女孩	廖松濤編著	120元
⑧⑦指尖・頭腦體操	蕭京凌編譯	90元
⑧⑧電話應對禮儀	蕭京凌編著	120元
⑧⑨自我表現的威力	廖松濤編譯	100元
⑨⓪名人名語啟示錄	喬家楓編著	100元
⑨①男與女的哲思	程鐘梅編譯	110元
⑨②靈思慧語	牧　風著	110元
⑨③心靈夜語	牧　風著	100元
⑨④激盪腦力訓練	廖松濤編譯	100元
⑨⑤三分鐘頭腦活性法	廖玉山編譯	110元
⑨⑥星期一的智慧	廖玉山編譯	100元
⑨⑦溝通說服術	賴文琇編譯	100元
⑨⑧超速讀超記憶法	廖松濤編譯	140元

・健康與美容・電腦編號 04

③媚酒傳（中國王朝秘酒）	陸明主編	120元
④藥酒與健康果菜汁	成玉主編	150元
⑤中國回春健康術	蔡一藩著	100元
⑥奇蹟的斷食療法	蘇燕謀譯	110元
⑧健美食物法	陳炳崑譯	120元
⑨驚異的漢方療法	唐龍編著	90元
⑩不老強精食	唐龍編著	100元
⑫五分鐘跳繩健身法	蘇明達譯	100元
⑬睡眠健康法	王家成譯	80元
⑭你就是名醫	張芳明譯	90元
⑮如何保護你的眼睛	蘇燕謀譯	70元
⑲釋迦長壽健康法	譚繼山譯	90元

國家圖書館出版品預行編目資料

簡明氣功辭典／吳家駿編
——初版——臺北市，大展，民86
面； 公分——（養生保健；21）
ISBN 957-557-686-1（平裝）

1. 氣功——字典、辭典

411.1204 86001141

行政院新聞局局版臺陸字第100266號核准
北京人民體育出版社授權中文繁體字版

ISBN 957-557-686-1

簡明氣功辭典

編著者／吳 家 駿
發行人／蔡 森 明
出版者／大展出版社有限公司
社 址／台北市北投區（石牌）致遠一路二段12巷1號
電 話／(02) 8236031・8236033
傳 眞／(02) 8272069
郵政劃撥／0166955－1
登記證／局版臺業字第2171號
承印者／國順圖書印刷公司
裝 訂／嶸興裝訂有限公司
排版者／千兵企業有限公司
電 話／(02) 8812643
初 版／1997年（民86年）3月

定 價／360元

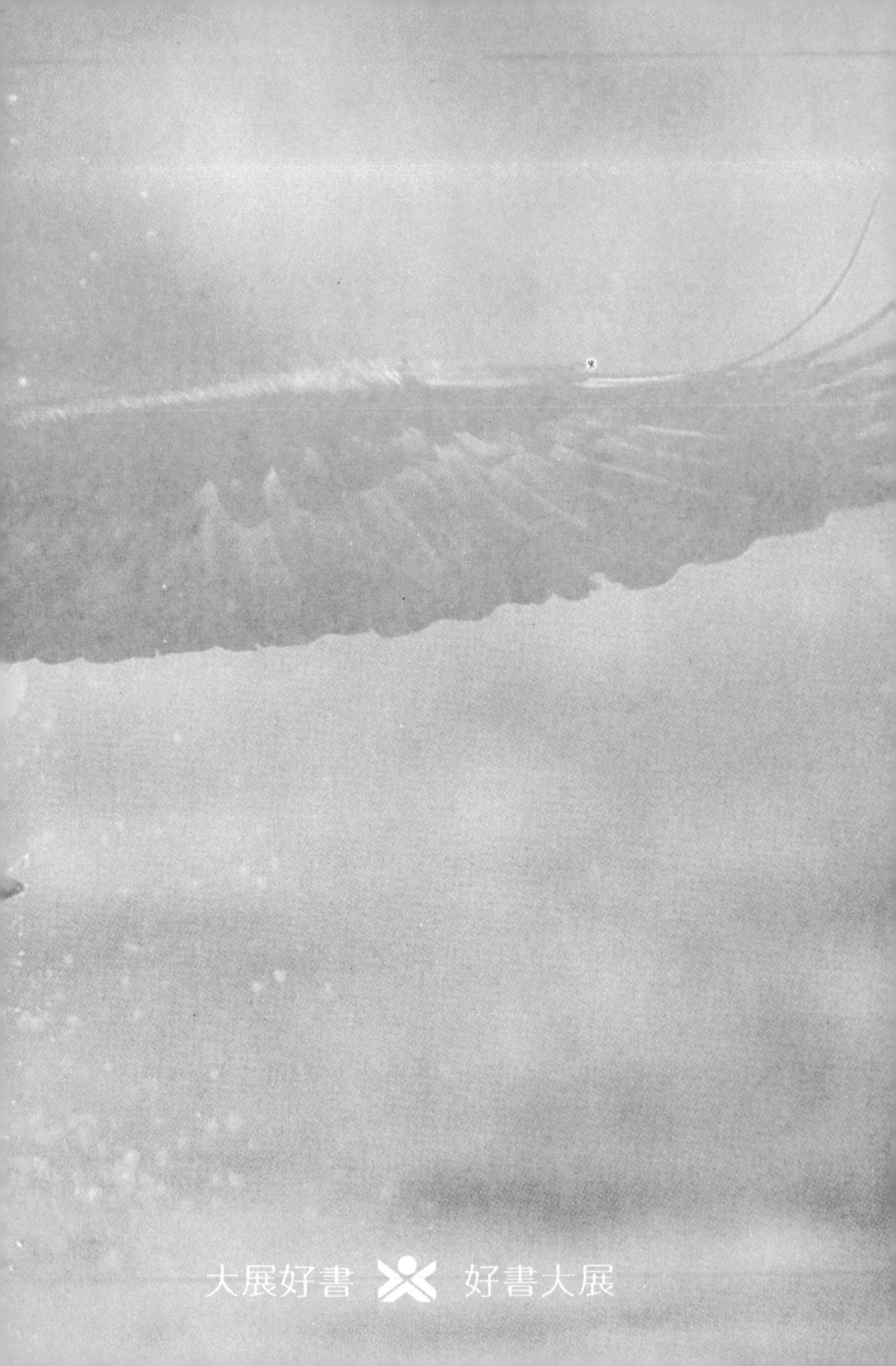
大展好書 好書大展

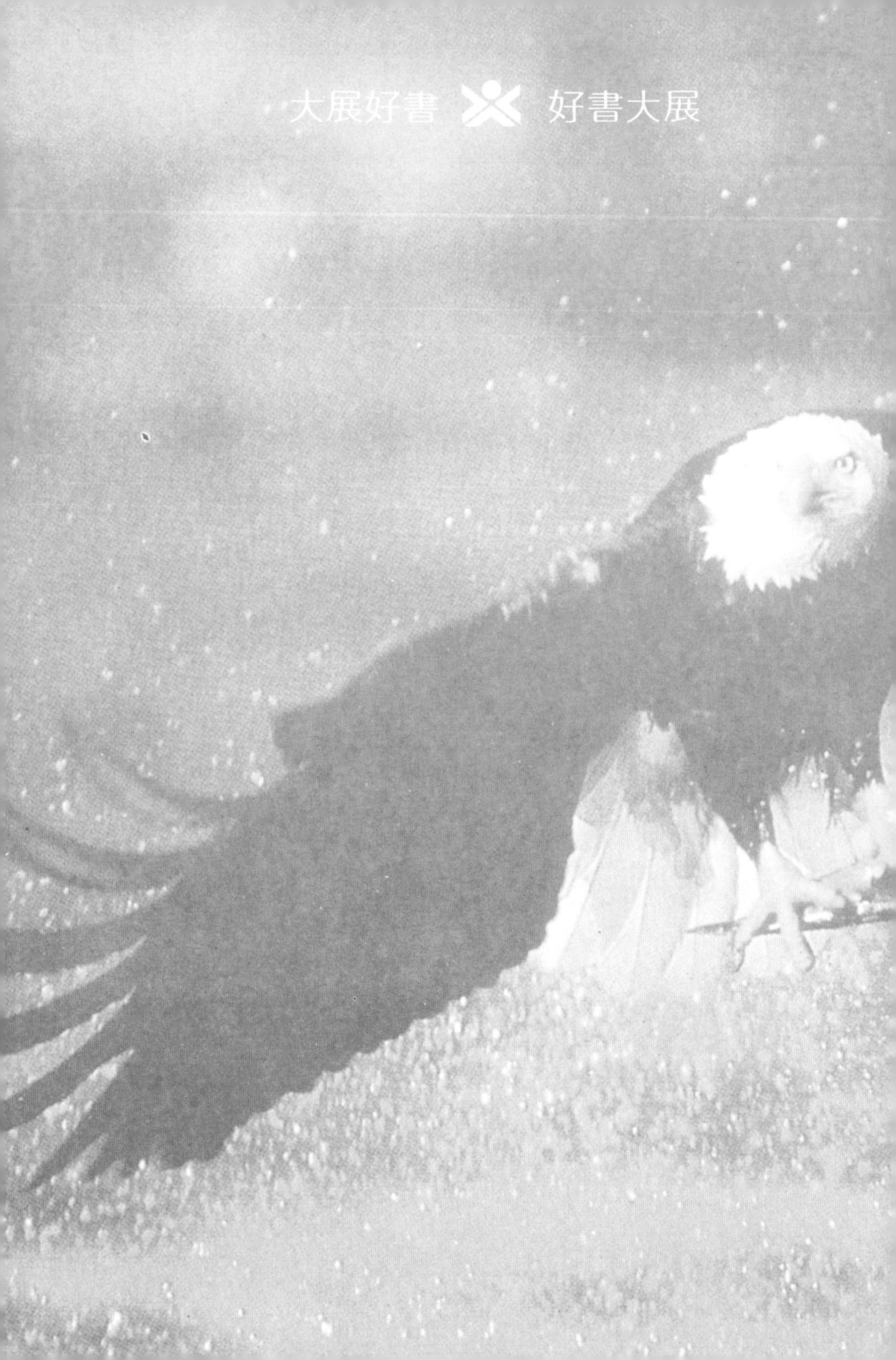
大展好書 好書大展